オーラル ヘルス アトラス

—世界の口腔健康関連地図—

Roby Beaglehole　Habib Benzian
Jon Crail　Judith Mackay

監訳　神原　正樹　　井上　　孝
訳　　日本歯科医師会国際学術交流委員会

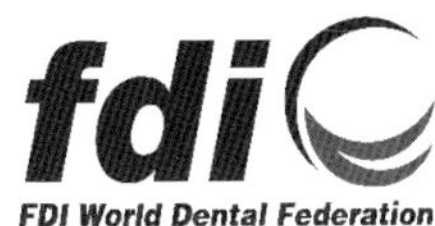

財団法人　口腔保健協会

“Now set the teeth, and stretch the nostril wide;
Hold hard the breath, and bend up every spirit ...”

（ウイリアム・シェークスピア、ヘンリー五世、
第3幕 第1場）

The ORAL HEALTH Atlas

MAPPING A NEGLECTED GLOBAL HEALTH ISSUE

Roby Beaglehole
Habib Benzian
Jon Crail
Judith Mackay

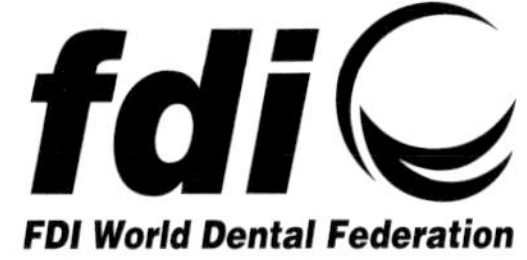

With contributions from:

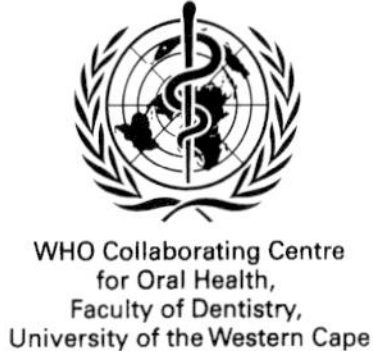

WHO Collaborating Centre for Oral Health, Faculty of Dentistry, University of the Western Cape

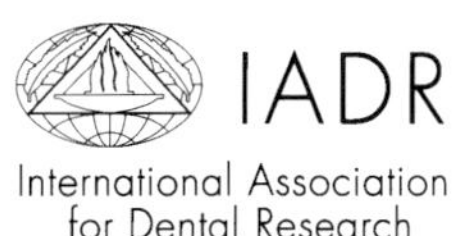

International Association for Dental Research

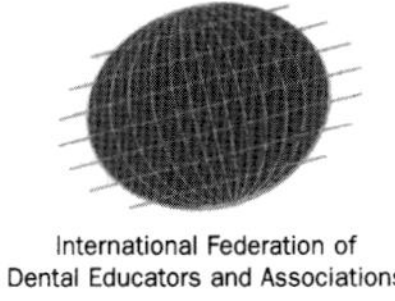

International Federation of Dental Educators and Associations

First published by FDI World Dental Federation in 2009

Text and illustrations copyright © FDI World Dental Education 2009
Maps, graphics and original concept copyright © Myriad Editions 2009

All rights reserved

The moral rights of the authors have been asserted

ISBN: 978-0-9539261-6-9

Produced for the FDI World Dental Federation by
Myriad Editions
59 Lansdowne Place
Brighton, BN3 1FL, UK
www.MyriadEditions.com

Edited and coordinated by Jannet King, Candida Lacey and Elizabeth Wyse
Designed by Isabelle Lewis and Corinne Pearlman
Maps and graphics created by Isabelle Lewis

Printed on paper produced from sustainable sources.
Printed and bound in Hong Kong through Lion Production
under the supervision of Bob Cassels, The Hanway Press, London

No part of this publication may be reproduced, stored in a retrieval system or transmitted in any form or by any means without the written permission of FDI World Dental Federation. Requests for permission to reproduce any material and other enquiries should be directed to
FDI World Dental Federation,
Tour Cointrin, Avenue Louis Casaï 84,
1216 Cointrin, Switzerland,
info@oralhealthatlas.org

The views expressed in this document do not necessarily represent the official views of the FDI World Dental Federation or any other organisation mentioned. The authors have done their utmost to ensure accuracy of all information; however, the inclusion of links and references does not entail recognition or endorsement of information given under these links nor can they be held liable for any wrong information. The use of specific product names does not imply endorsement or recommendation of these products in any way.

The designations employed and the presentation of the material in this publication do not imply the expression of any opinion whatsoever concerning the legal status of any country, territory, city or area or of its authorities, or concerning the delimitation of its frontiers or boundaries. Dotted lines on maps represent approximate border lines for which there may not yet be full agreement.

The terms "low-income", "middle-income" or "high-income" country used in this report follow the definitions of the World Bank Group.

目　次

発刊に寄せて　日本歯科医師会会長　大久保満男　7
序文　FDI 理事・大阪歯科大学教授　神原　正樹　9
FORWORD　FDI 2007-2009 会長　Burton Conrod　11

第1章　イントロダクション　12

1　口腔の健康　14
口腔の健康は、well-being のための基本です。口腔の病気は、個人に、集団に、そして健康システムに重要な影響を与えます。

2　生きるための歯　16
乳歯と永久歯は、生涯を通じて健康な口腔を保つために重要です。

3　口腔の健康と全身の健康　18
口は全身の健康状態を反映しています。逆にいえば、口腔の病気は、全身の健康に影響を与えます。

第2章　疾患と不平等　20

4　う蝕　22
う蝕は地球上で最も普遍的な慢性疾患ですが、予防することが可能です。

5　世界う蝕地図　24
う蝕は未処置のまま多く残っており、国家間や国の内部でも不平等が広がっています。

6　歯周疾患　26
歯周病は広範囲に広がり、歯の喪失を招く要因となります。

7　口腔癌　28
口腔癌は世界的に患者数の多い 10 の癌の一つであり、アルコールやタバコの消費を減らすことにより予防できます。

8　水ガン　30
水ガンは、貧困の中で放置され、致死的で変形を伴う疾患であり、主に子供に発症します。

9　HIV/AIDS　32
HIV/AIDS は重篤な口腔疾患の原因となります。口腔保健の専門家は口腔内の兆候から早期発見することが可能です。

10　先天異常　34
先天異常は、生活の質への重篤な影響を避けるために早期の治療介入を必要とします。

11　外傷　35
頭部と歯の外傷は、世界的な公衆衛生問題です。

12　経済　36
口腔ケア製品はほとんどの国において重要な産業ですが、高価で手が届きません。

13　口腔疾患の影響　38
口腔疾患と口腔内の痛みは個人、集団、医療制度、さらに社会に大きな影響を与えます。

第3章　リスクファクター　40

14　リスクファクター　42
口腔疾患に関連し、その鍵となるリスクファクターに注意が向けられた時、口腔およびその他の慢性疾患の範囲を減少させ、予防さえすることができます。

15　砂糖　44
砂糖を過剰に消費することは、う蝕や他の多くの健康問題の鍵となるリスク因子です。

16　タバコ　46
どんな形であれ、喫煙は全身と口腔の健康にとって危険なものです。歯科医師やそのチームは、患者がタバコをやめるよう支援することができます。

17　社会経済状況　48
社会経済的状況は、多くの口腔疾患に対して、そして、全身と口腔の健康状態を決定する鍵となるリスクファクターです。

第 4 章　解決策—行動を起こす　50

18　行動と選択　52
口腔疾患は適切な行動によって予防可能です。それは公的な健康政策や健康増進によって強化され、促進されます。

19　フッ化物　54
歯の健康におけるフッ化物への世界的活用（ユニバーサルアクセス）は、健康に対する基本的な権利の一つです。

20　フッ化物配合歯磨剤　56
フッ化物配合歯磨剤の広範な利用は、う蝕を減少させる最も重要な方法です。

21　治療　58
現代の歯科治療は、ほとんどすべての機能や、健康な歯列の審美性をも回復させることができます。

22　口腔保健とプライマリ・ヘルスケア　60
初期治療と予防処置は、費用対効果の手法とエビデンスに基づく介入を行うことによって、資源が限られていたとしても実施可能です。

23　宣言と目標　62
国際的政策と国際連合の 21 世紀の発展目標は、世界的なヘルスシステムにおける適切な口腔保健サービスを統合し、提供することです。

第 5 章　口腔の健康に従事する人々　64

24　歯科医療チーム　66
歯科医療チームは、先端技術を備えた診療所から小さな地域社会あるいはさまざまな環境下の社会において、変化に富んだ多くの役割を果たしています。

25　歯科医師　68
世界中には歯科医師が 100 万人以上います。しかし、歯科医師は均等にいるのではなく、多くの貧しい国々では資格を有する歯科医師が不足しています。

26　ワークフォースチャレンジ　70
世界中で口腔の健康管理に携わっている者は、絶えざる変化の中にいます。革新的な解決策が必要とされています。

第 6 章　歯科に働く人々とその組織　72

27　歯科医学教育　74
歯科医学教育では、口腔の健康に関する専門家が患者や国民の要求を満たすために、確実に必要な技能を修得することが求められます。

28　歯科医学研究　76
研究は健全で有効な方策の基礎であり、その成果は個人から国家まで応用できるものです。

29　FDI 国際歯科連盟　78
FDI は、適切な口腔の健康を世界全体に提供することを目指す、190 以上の歯科医師会組織によって構成されている連盟です。

30　WHO 世界保健機関　80
WHO は国際的な健康増進の仕事を国際連合のもとで行っています。その世界的な口腔健康計画は、加盟国に方策の指導と技術的な支援を行うものです。

第 7 章　過去、現在、未来　82

31　歴史：歯科学 7000BCE － AD 1699　84

32　歴史：歯科学 1700 － 1899　86

33　歴史：歯科学 1900 － 2009　88

34　現在：スコアカード　90
世界的、特に低・中所得国においては、健康問題において口腔疾患が無視されています。

35　未来　92
科学技術が発達しても、口腔の健康における不均衡に対するチャレンジは続きます。

第 8 章　添付—世界の一覧表　94
世界の一覧表　96
データに対するコメント　104
参考文献　108
用語解説　116
参照項目　118

発刊に寄せて

今日、口腔の健康が全身の健康と密接に結びついていることが広く知られるようになりました。しかし、これは生物のありようを考えれば当然のことだと思います。口は身体の一部であり、さらに身体は部分としての器官の単なる寄せ集めではない以上、口の健康が全身の健康に結びつくのは当然のことでしょう。つまり問題は、身体の健康の EBM に比して歯科の EBM が少なかったことだと思います。そしてやっと最近、長期間のコホート研究の結果、機能する残存歯数の多少や機能する補綴物の有無が寿命に影響することが判明したことから、急速に口腔の健康が注目され始めたといえるのではないでしょうか。

日本歯科医師会では、このような事実を踏まえ、歯科医療を「生きる力を支える生活の医療」と意義づけ、国民に良質で安全、安心できる歯科医療を提供するため、日々努力を続けています。全ての人々が生きがいのある人生を送れることを目的に、FDI や WHO 等との連携強化を図り、国際的視野に立脚した口腔保健の普及・向上に努めております。

このような状況の中、本書『オーラル ヘルス アトラス』は第 97 回 FDI 年次世界歯科大会において発刊されて以来、世界各国の歯科関係者から多くの支持を得ています。本書は健康に感心を寄せる世界中の読者に資するに限らず、健康・医学の専門家や政策立案者にとっても、貴重な文献であります。

具体的内容としては、口腔保健を主軸に、「疾患と不平等」「リスクファクター」「解決策―行動を起こす」、といったテーマを扱い、世界各国の「現状」を視覚的に表現し、現在そして将来に向けて行動を起こすことの重要性が込められています。重要なのは、口腔疾患が他の健康分野と異なり、その多くは予防可能であり治療できるということです。

本書が、歯科医師および歯科関係者、そして口腔保健の重要性に関心のある人々に幅広く活用され、世界の歯科事情の理解と、より良き未来の口腔保健の一助になることを期待いたします。

日本歯科医師会会長

大久保満男

序　文

ここに『The Oral Health Atlas』の日本語版を出版できることを、編者、翻訳者を代表してお礼申し上げます。これもひとえに、日本歯科医師会の大久保満男会長をはじめ、学術担当理事の江理口先生、会員の皆様方、FDIのDr Roberto Vianna会長、理事、担当者の方々のご支援の賜物と感謝申し上げます。

この本は、2009年の第97回FDI大会、総会がシンガポールで開催されました際に、お披露目されました。これほど多岐にわたる口腔保健項目を地図に表現された本は、おそらく初めてのことだと思います。これに携われたDr Burton Conrod元会長はじめ、Dr Roly Beaglehole、Dr Habib Benzian、Mr Jon Crail、Dr Judith Mackayの各位の努力に敬意を表します。

巻末の歯科の歴史年表に示されていますように、歯科医療の歴史は古く、先人達が人々を苦しめる歯科疾患に立ち向かってきた様子がよくわかります。近代歯科医療は、19世紀末にDr Millerが、う蝕の発生を化学細菌説で説明したのに端を発しており、100数年の歴史であります。しかし、この間に近代歯科医療は飛躍的に発展しました。その結果として、う蝕地図にも示されているように、20世紀のう蝕の洪水時期を経て、12歳児の1人平均のう蝕数は減少してきています。日本では、2010年には12歳児のう蝕は、1本に到達すると予測されています。また、日本では、80歳で20本の歯を残そうとの「8020運動」が展開されており、現在8010の状態で、歯が残ってきております。

これこそが、これまでの日本の歯科医療界が日本人の口腔を守ってきた証であります。このように、日本人の口腔が改善してきたのは、日本が世界に誇る国民皆保険制度、学校健診を含む学校歯科保健、産業歯科保健、高齢者口腔保健制度、さらには日々の臨床に携わってこられた歯科医師の日々の研鑽による歯科医療の進展が大きく貢献してきた賜物であります。世界における、日本の口腔保健の置かれている状況を、本書の世界地図でご覧いただけると、日本人の口腔保健状態がいかに素晴らしいかが、ご理解いただけるものと思っています。

しかし、地図でもお分かりのように、まだまだこの素晴らしい歯科医療を享受できない国もたくさん見られます。そのため、今後は日本の歯科界は、この優れた歯科保健システムを世界の人々にいきわたるよう、手を差し伸べる努力をする必要があることをこの本は教えてくれます。

病気も、医者も、患者も国境を簡単に超えて行き来する時代、世界的視野をもって考えることが、人類の口腔の健康を獲得するのに必要なことになるように思います。

最後に、この翻訳本がFDI（国際歯科連盟）の活動や存在意義をご理解いただける一助になれば幸いです。

FDI理事
大阪歯科大学口腔衛生学講座教授
神原　正樹

FOREWORD

口腔の健康がいかに重要か、口腔疾患が日々の仕事ぶりや社会生活、快適な暮らし全般にいかにマイナスの影響をもたらすか、そのことに気づいている人たちが増えてきています。口腔疾患というのはかなりの程度予防できる病気ですが、いったんかかってしまうと、その治療や治癒に最も費用のかかる病気のひとつです。口は身体の入り口、そして身体の状態を映す鏡として中心的な役割を果たしているのですが、その割には、口腔疾患の予防についての全般的な知識が貧弱です。国民の保健に関わる計画立案者も政治家も往々にして口腔疾患の重要性や影響には無頓着で、それどころか虫歯の治療や予防は自分の意志で選ぶ一種の贅沢だとさえ思いこんでいるのです。医療制度にとっては口腔ケアなどコストがかかりすぎるだけだと思っている人たちもおり、この分野に予算をまったく配分しないこともよくあります。ところが、国の貧富を問わず、口腔疾患の負担を大幅に軽減するのに役立つ科学的根拠に基づいた単純かつ有効的な対応があるのです。

「口腔の健康は世界の保健活動でないがしろにされてきた分野です」―― 世界保健機関（WHO）の事務局長マーガレット・チャンが、2007年に開かれたWHOにとって画期的な第120回執行理事会で語ったこの言葉は、世界の国民の保健に携わる人々の目を覚まさせる警鐘となりました。この言葉はまた、FDI（国際歯科連盟）が長年取り組んできた主張・活動を継続していく大きな励ましともなりました。

虫歯はこの世で最もありふれた非伝染性の慢性疾患ですが、そのことを理解している人は、公衆衛生の分野でさえ、皆無に近いのです。本書『The Oral Health Atlas』の狙いは、図を使って、世界規模で口腔疾患のもたらす巨大な負担に注意を喚起することにあります。特に、主要リスク要因、労働人口問題、利害関係者、そして解決策に重点をおいているので、さまざまな問題点を実証するとともに、ヘルスケアの担い手、政府機関、さらには一般の人々に行動を起こす気にさせるひとつの手段として、本書を利用していただけることを願ってやみません。

口腔の健康はいくつもの主要リスク要因に晒されています。幸いなことに、例えば糖分の摂りすぎ、栄養不良、不十分な衛生観念、喫煙といったリスク要因を回避すれば、口腔疾患以外の健康上の多くの重大な問題も防ぐことができます。良好な口腔の健康状態は当然の常識だと軽視してよいものではありません。口腔の健康を人間の基本的権利と認識することは、歯科医師はいうまでもなく私たちすべてが、質の高いケアと予防のプログラムを活用する機会をふやすために最善をつくす端緒となります。これは世界中のすべての人々にとって益になることです。

本書はその書名に「アトラス（世界地図）」とあるように、世界規模で口腔の健康の現状と課題の概略を示しています。その地図からは、口腔の健康にとって重要な多くの分野で現在のデータがいかに欠如しているかということがくっきりと浮かび上がってきます。本書は、世界の口腔保健の刻々と変わっていく状況を捉えて伝えてくれる重要な書物の初版にほかならず、今後定期的に改版されることになるでしょう。FDIの加盟団体をはじめその他の機関にはぜひとも『The Oral Health Atlas』を他の言語に翻訳して、情報を広める手助けをしていただきたいと思います。

「最良の口腔の健康に向けて世界をリードする」がFDIのモットーですから、私としても本書を世界の読者にご紹介できるのを光栄に思っています。本書をよく読んで活用し、アルマ・アタ宣言の「すべての人々に（口腔の）健康を」という夢を実現する一助としていただきたいと思います。

国際歯科連盟（FDI）2007－2009年会長
Burton Conrod 博士（カナダ）

“ 市民の仕事は口を開けていることである。”
（グンター・グラス、ドイツのノーベル賞受賞作家、*1999*）

第1章 イントロダクション

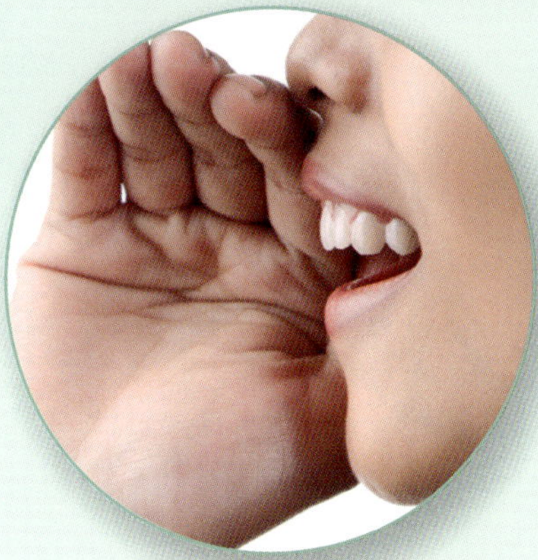

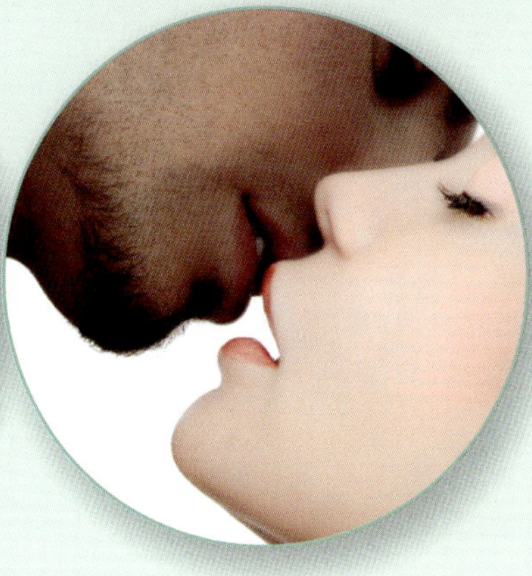

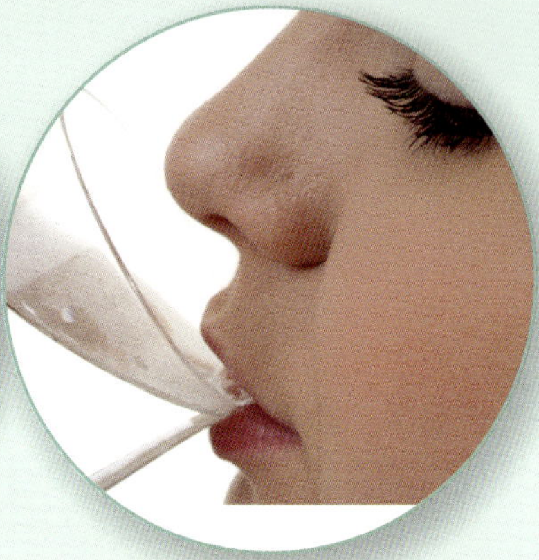

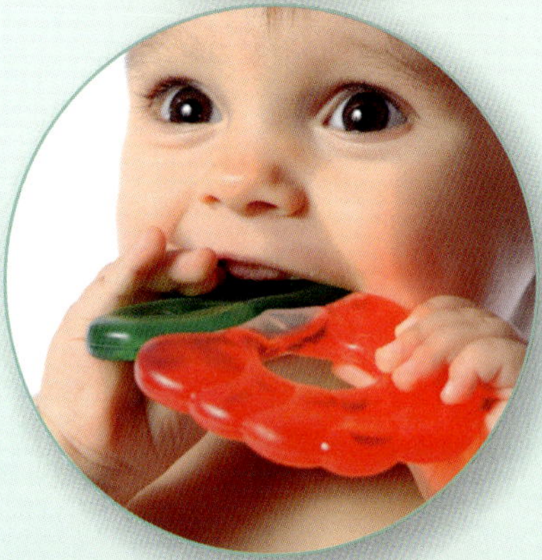

口の機能

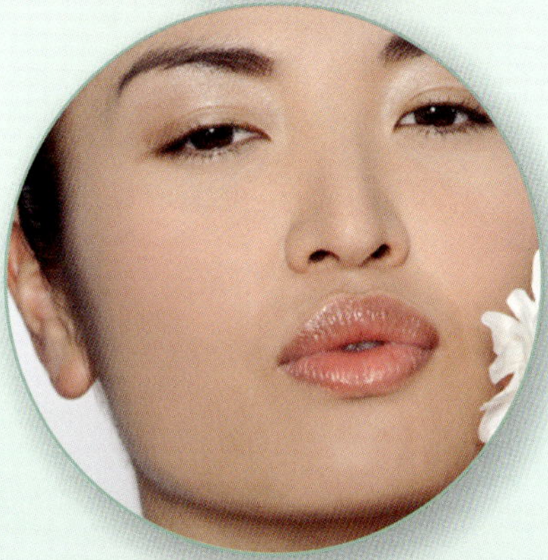

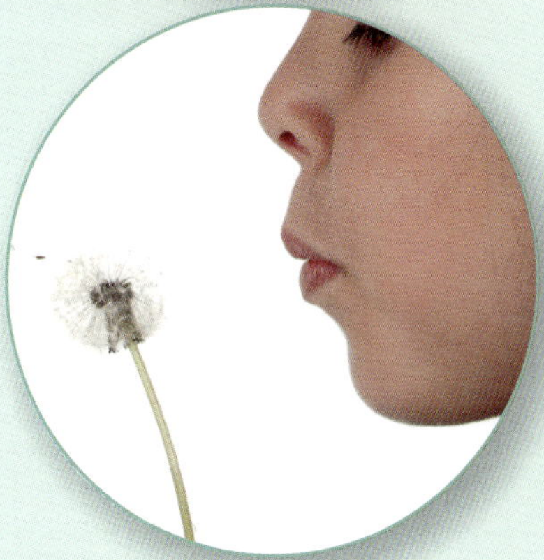

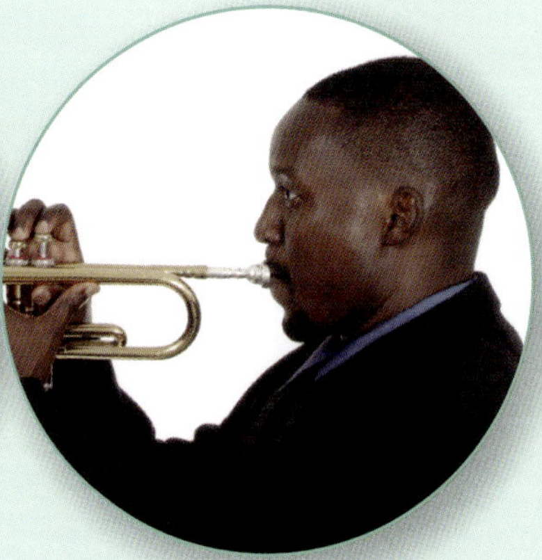

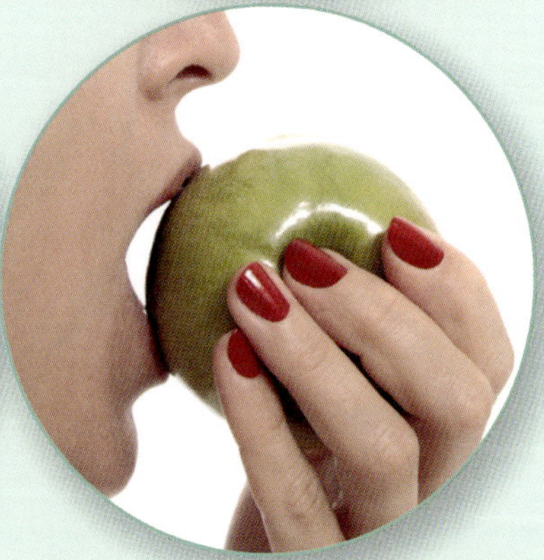

> **一人の人間のひと揃いの歯は、一粒のダイヤモンドより貴重である。**
> （*Don Quixote* より
> ミゲル・デ・セルバンデス
> スペインの作家
> *1547–1616*）

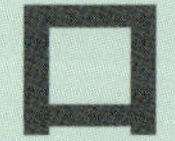

口腔の健康は、重要な国際的公衆衛生の問題です。口腔の病気は、個人に、集団に、健康システムに、経済に、そして社会に大きな影響を与えます。

口腔の健康は、歯のみでなく、口腔全体に関係します。それは歯肉、硬口蓋、軟口蓋、口と咽頭の被覆物、舌、口唇、唾液腺、咀嚼筋、そして上顎と下顎を含んでいます。

WHOは口腔の健康を「肉体的、精神的そして社会的に完全なwell-beingの状態であり、単に口腔、歯そして顎顔面組織に影響を与えるような、歯の欠損、口腔と咽頭の癌、歯周病、慢性疼痛、口腔病変、奇形などの病気がないことではない」と定義しています。

Copyright © Myriad Editions

1 口腔の健康

口腔の健康は、well-beingのための基本です。口腔の病気は、個人に、集団に、そして健康システムに重要な影響を与えます。

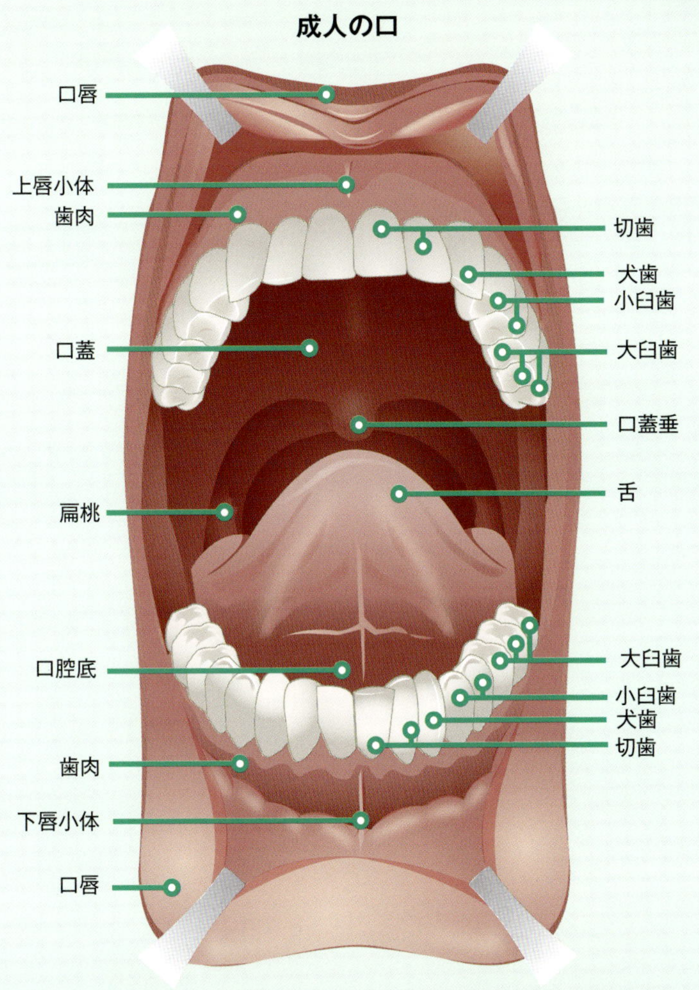

口の機能
息をする
話す
表現する
魅了する
味わう
飲む
噛む
食べる
なめる
吸う
吐く
キスをする
口笛を吹く
音楽を奏でる

口腔の健康は、全身の健康と関連しています。口腔の病気は、全身の健康と全身の病気に影響を及ぼし、口腔組織に症状をあらわします。不健康な口腔と歯は、食物の摂取を制限し、それゆえ勉強や仕事の能力にも影響を与えます。それは、社会的にも影響を与えることになります。

歯の損傷（う蝕）と歯肉の病気（歯周病）は、ほとんど予防可能であるにもかかわらず、実際にはすべての人に生涯にわたって影響を及ぼします。

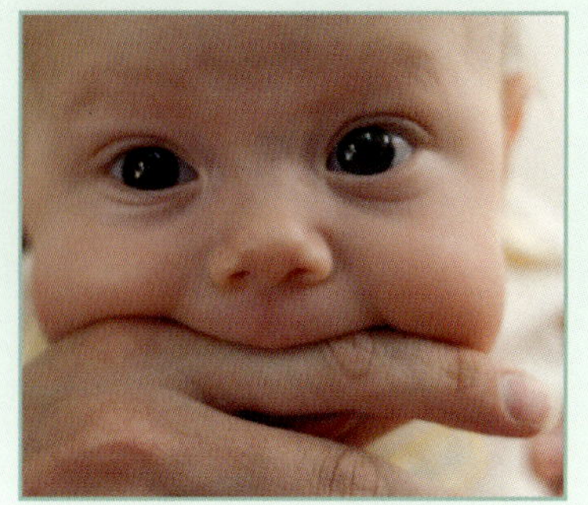

「歯の妖精」は、抜け落ちる乳歯のために生え代わる歯をプレゼントするという、人気のある西洋の神話がある。

いくつかのアジアの国では、幸運のために抜け落ちた乳歯を屋根の上か、縁の下に投げ入れるという古くからの習わしがある。

乳歯

上顎

	萌出時期	脱落時期
中切歯	8-12カ月	6-7歳
側切歯	9-13カ月	7-8歳
犬歯	16-22カ月	10-12歳
第一乳臼歯	13-19カ月	9-11歳
第二乳臼歯	25-33カ月	10-12歳

2,000人の内の1人の幼児には、出生時に1本以上の歯がすでに生えている。

下顎

	萌出時期	脱落時期
第二乳臼歯	23-31カ月	10-12歳
第一乳臼歯	14-18カ月	9-11歳
犬歯	17-23カ月	9-12歳
側切歯	10-16カ月	7-8歳
中切歯	6-10カ月	6-7歳

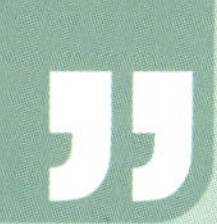

アダムとイヴはいろいろ得をしたが、その第一は、歯が生えずにすんだことだ。

（マーク・トウェイン
アメリカの作家
1835-1910）

人間の歯の成長は、20本の乳歯列と32本の永久歯列を伴う複雑な過程を経ます。時として、過剰の歯が存在する場合もあります。乳歯（baby teeth, milk teeth, deciduous teeth, primary teeth）は子宮の中で6-8週目に形成が開始され、永久歯（代生歯）は子宮の中で20週ころに形成が開始されます。

乳児は最初の歯を生後およそ6-8カ月で獲得し、通常は下顎の2本の中切歯から生え始めます。残りの乳歯は間隔をあけて萌出を始め、通常すべての20本の乳歯は2年半で生え揃います。永久歯と同じように、乳歯は食事と外見のために重要ですが、顎と顔面の成長を刺激する働きももち、さらに下から生えてくる永久歯のスペースを確保する働きもあります。事故やう蝕による乳

Copyright © Myriad Editions

2 生きるための歯

乳歯と永久歯は、生涯を通じて健康な口腔を保つために重要です。

噛むためには、8つの筋肉が必要であり、それらの最大咬合力は200kg/cm²（ライオンの咬合力は350kg/cm²）である。

正常な唾液分泌は、1日0.75-1.5Lである。

個人の歯列は、ユニークで個性的である。これは、重大な事故や死亡時に個人を同定する時にも使うことができる。

永久歯

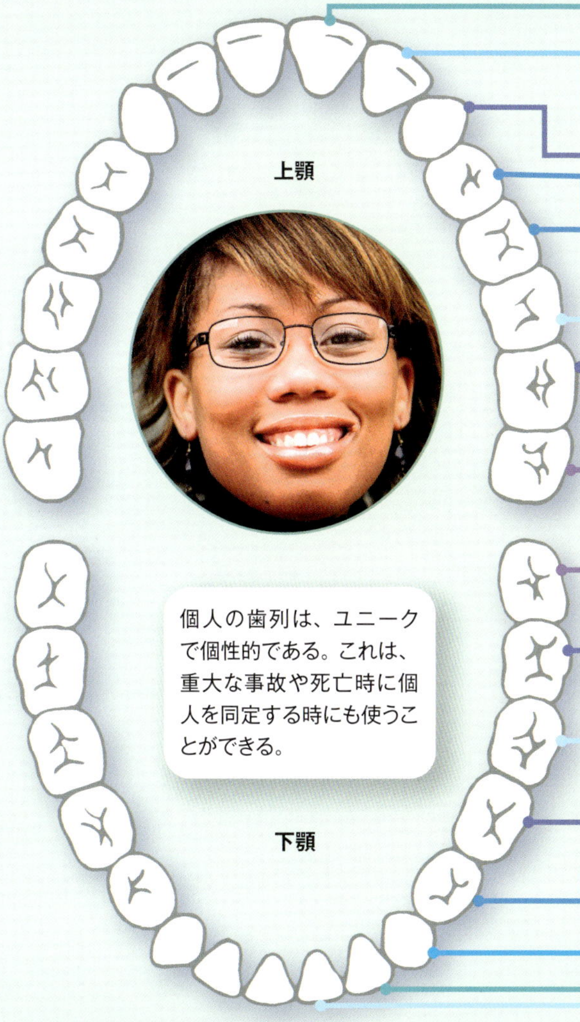

		萌出時期
上顎	中切歯	7-8歳
	側切歯	8-9歳
	犬歯	11-12歳
	第一小臼歯	10-11歳
	第二小臼歯	10-12歳
	第一大臼歯	6-7歳
	第二大臼歯	12-13歳
	第三大臼歯（智歯）	17-21歳
下顎	第三大臼歯（智歯）	17-21歳
	第二大臼歯	11-13歳
	第一大臼歯	6-7歳
	第二小臼歯	11-12歳
	第一小臼歯	10-12歳
	犬歯	9-10歳
	側切歯	7-8歳
	中切歯	6-7歳

歯の早期喪失は、しばしば永久歯の叢生（永久歯の生えるスペースが不足し、歯が重なり合っている状態）を導きます。

永久歯はおよそ6-8歳で生え始め、下顎の前歯（切歯）が通常最初に現れます。人間の体の中で、歯を覆うエナメルが最も硬いのですが、歯の内部には血管神経を入れた軟組織である歯髄があります。生涯を通じて、歯は、エナメル質やその下の象牙質を失っていきます。しかし、歯周組織の病気や他の理由で歯を失うことがなければ、生涯すべての歯の機能を残すことが可能なのです。

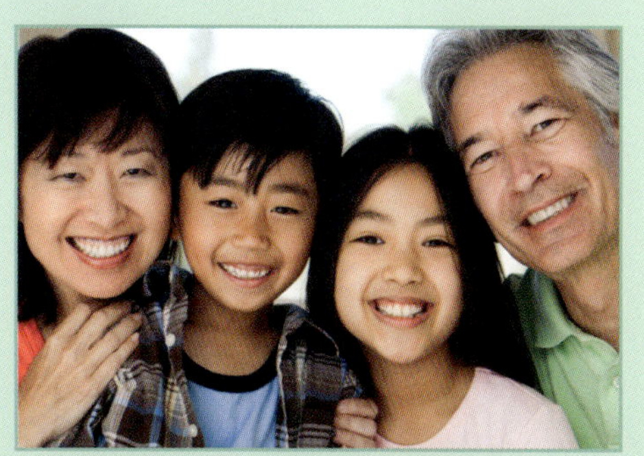

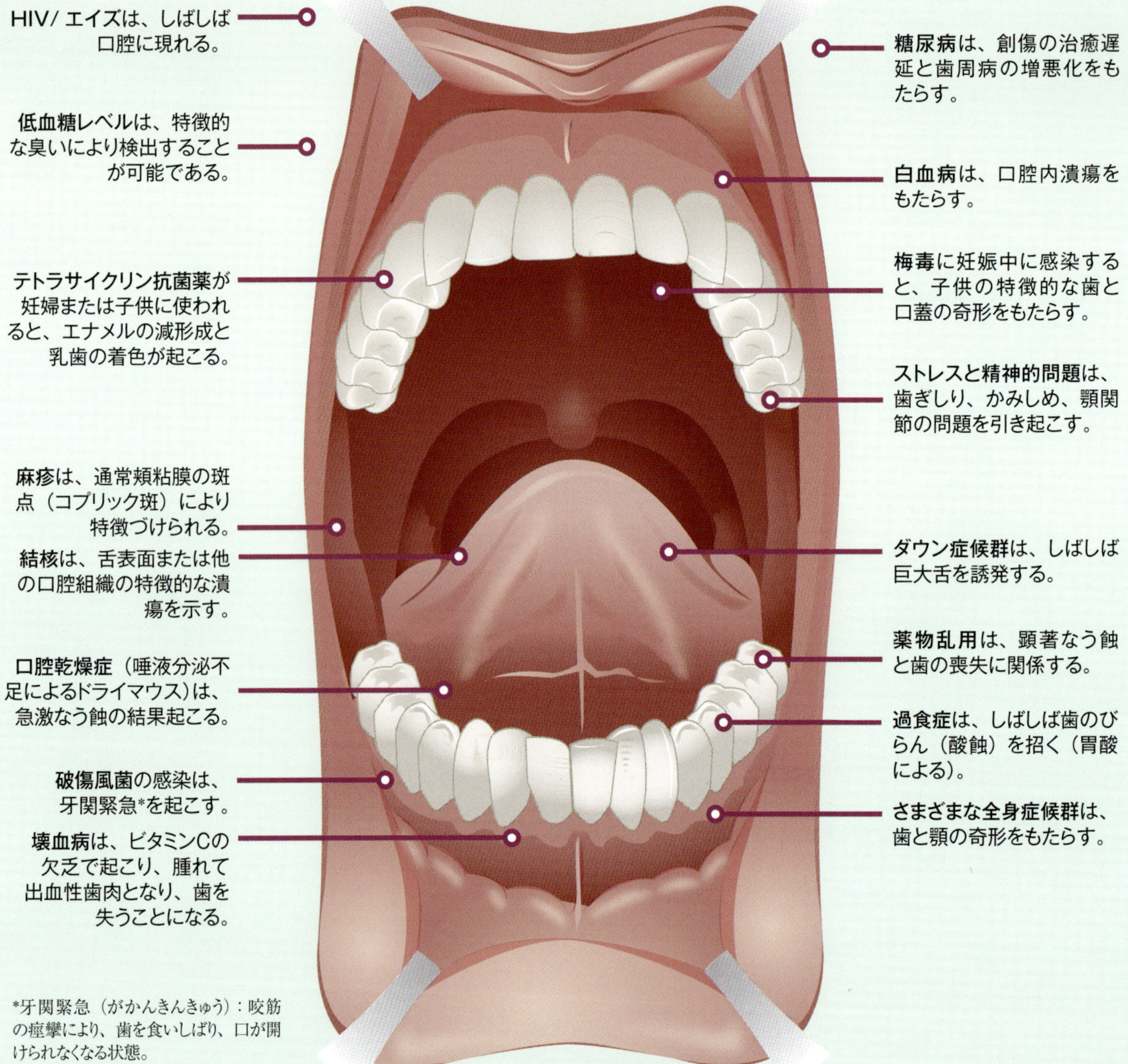
全身の健康が
口腔状態に現れる
いくつかの変化
HIV/ エイズは、しばしば口腔に現れる。
低血糖レベルは、特徴的な臭いにより検出することが可能である。
テトラサイクリン抗菌薬が妊婦または子供に使われると、エナメルの減形成と乳歯の着色が起こる。
麻疹は、通常頬粘膜の斑点（コプリック斑）により特徴づけられる。
結核は、舌表面または他の口腔組織の特徴的な潰瘍を示す。
口腔乾燥症（唾液分泌不足によるドライマウス）は、急激なう蝕の結果起こる。
破傷風菌の感染は、牙関緊急*を起こす。
壊血病は、ビタミンCの欠乏で起こり、腫れて出血性歯肉となり、歯を失うことになる。
糖尿病は、創傷の治癒遅延と歯周病の増悪化をもたらす。
白血病は、口腔内潰瘍をもたらす。
梅毒に妊娠中に感染すると、子供の特徴的な歯と口蓋の奇形をもたらす。
ストレスと精神的問題は、歯ぎしり、かみしめ、顎関節の問題を引き起こす。
ダウン症候群は、しばしば巨大舌を誘発する。
薬物乱用は、顕著なう蝕と歯の喪失に関係する。
過食症は、しばしば歯のびらん（酸蝕）を招く（胃酸による）。
さまざまな全身症候群は、歯と顎の奇形をもたらす。
*牙関緊急（がかんきんきゅう）：咬筋の痙攣により、歯を食いしばり、口が開けられなくなる状態。

> 口腔は身体の状態を反映し、病気の番人であり、そしてすべての健康と幸せにとって重要であるということを、われわれは50年かけて認識した。
>
> （デイヴィッド・サッチャー
> アメリカの公衆衛生局長官
> *1998–2002*）

口は身体への入り口で、健康をみる開業医にとって初期の警告システムとして使うことができます。口に現れるサインは身体の他の部位の障害を示すからです。たとえば、口腔内病変と他の口腔内症状は、HIV感染の初期のサインであり、エイズの経過観察の指標として使うことができます。口腔検診により、他の病気、全身の健康状態とタバコや他の薬剤などの習慣性を知ることができます。

口腔の病気は、多くの他の慢性疾患、たとえば糖尿病や心臓疾患などと関連しています。口は、身体と深く関連する一部分であるとみるべきです。全身と口腔の健康はまた大変よく似ており、この類似性が、口腔と全身の健康の間の関連性を示しています。

Copyright © Myriad Editions

3 口腔の健康と全身の健康

口は全身の健康状態を反映しています。逆にいえば、口腔の病気は、全身の健康に影響を与えます。

心臓の手術の前に、歯科からの感染を避けるために、歯科治療が必要である。

口腔の健康に対する全身疾患の影響

高齢者の無歯顎（歯の喪失）は、噛むことを害し、栄養失調をもたらす。

歯周の病気は、水ガンの出発点である。

歯科感染症は、肺炎のリスクを高い確率で増やすことに関連している。

口腔細菌は、感染性心内膜炎と関連する。

歯周の病気は、心臓血管病の高い発症リスクと関連している。

口は、胃潰瘍を伴う細菌の貯蔵庫である。

歯周の病気は、糖尿病と関連する。

歯周の病気は、出産前の赤ちゃんの異常リスクと関連している。

歯周の病気は、低体重児の高い発生リスクと関連している。

口腔細菌は、感染性関節炎と関連する。

唾液と口腔から拭いとった物は、成分、遺伝子、病気、体調を特定するために用いられ、DNA を通して個人の特定が行われる。

Castillo-Morales Manual 神経筋療法（先天的、後天的脳障害や言語障害に対する療法）は、ダウン症の小児の口腔機能の増進と顔面の成長にとって重要である。

虚構 母親はすべての赤ちゃんのために歯をとられてしまう。

事実 妊娠中のホルモン的変化があっても、もしも、よい口腔衛生管理がなされていれば、歯は喪失しない。

口腔と全身の健康は関係していて、ストレスなどの心因的要因、ダイエットや喫煙などの習慣、そして広く社会環境的要因が影響しています。将来的に、口腔健康の予防プログラムが全身の健康増進活性によりつながるようなエビデンスを作ることが必要です。

健康行動

もし、何らかの口腔問題（痛み、腫れ、出血、疼痛など）が 2 週間以上あれば、健康の専門家に相談する。

“どんなに私たちが合理的に努力し、私たちの指導と管理の下にあったとしても、口腔衛生の大きな格差と口腔疾患のさまざまな影響が報告され続けている。この格差の幅と大きさは、私たちの悩みの種である。

（キャスウェル・A・エヴァンス、イリノイ大学歯学部、シカゴ、*2006*）”

第2章　疾患と不平等

う蝕の主な要因

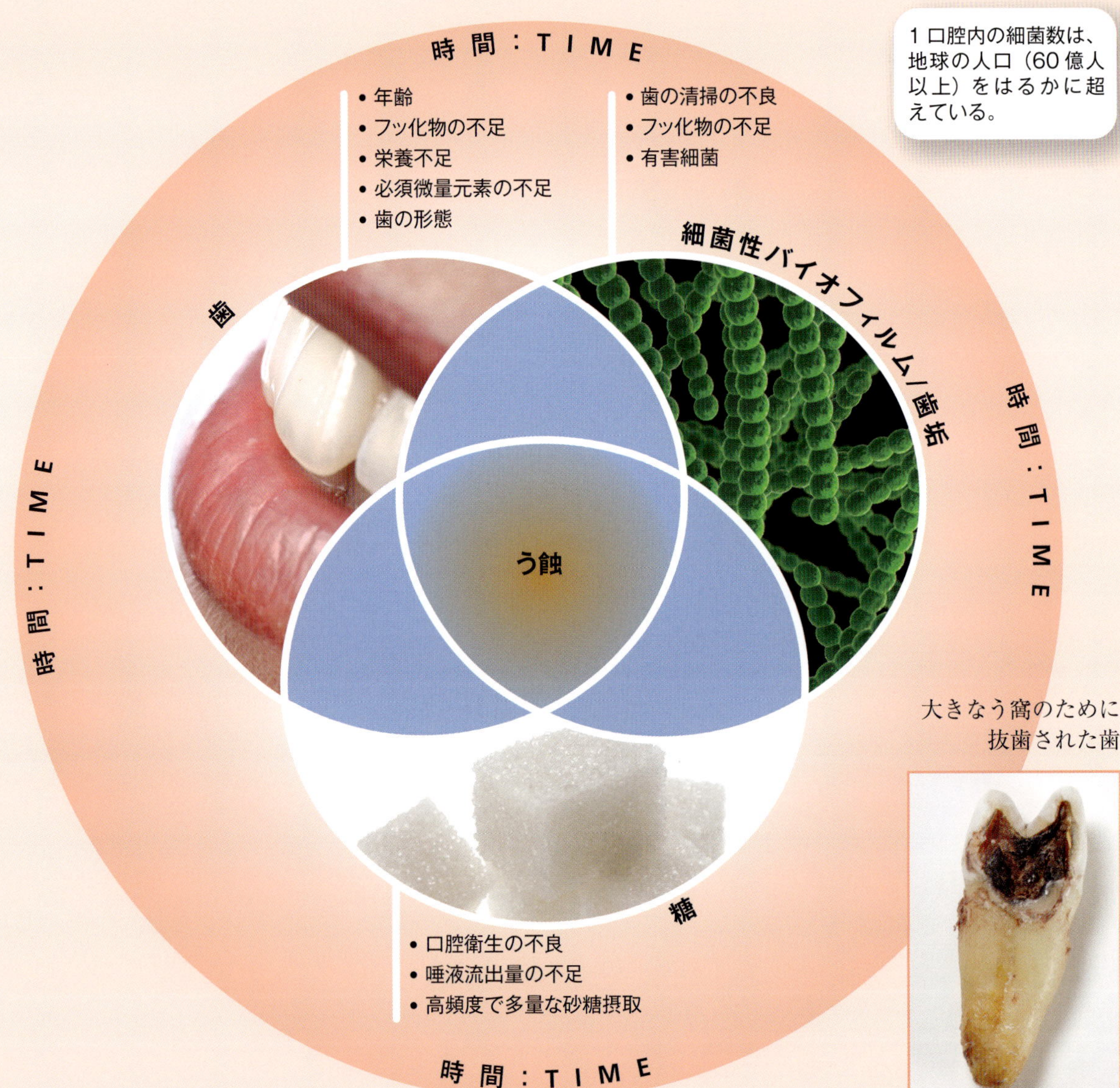

1口腔内の細菌数は、地球の人口（60億人以上）をはるかに超えている。

大きなう窩のために抜歯された歯

> **歯痛のある者は、「健康な歯をもつ者は皆幸せである」と考える。**
> （*Man and Superman* より
> ジョージ・バーナード・ショー
> アイルランドの劇作家
> *1856-1950*）

う蝕は世界的に重要な健康問題です。う蝕性の疾患は世界的に最も普遍的な小児期の疾患で、地球上で最も一般的な非伝染病です。う蝕は少なくとも主な３つの要因、食事による糖質（炭水化物を含む）、口腔細菌、時間をもつ多因子性の疾患です。細菌は糖を代謝し酸を産生します。この酸は時間とともに歯のエナメル質を破壊します。未処置のままでいると、この過程の結果として歯の硬組織の破壊、痛み、膿瘍、歯の喪失となる可能性があります。

う蝕は視診、探針、X線（放射線）、その他先進技術により診断することができます。う蝕はたいてい歯の裂溝や歯間部の狭い空間といった、見えない部分から始まります。根面う蝕は成人にしばしば起こります。歯の機能を回復させ

Copyright © Myriad Editions

4 う蝕

う蝕は地球上で最も普遍的な慢性疾患ですが、予防することが可能です。

早期小児う蝕

乳歯が萌出してすぐの生後６ヵ月頃のう蝕は、特異的で急速な虫歯の進行を起こしやすく、早期小児う蝕（ECC）と呼ばれる。砂糖を含む液体の人工栄養を、特に夜中頻繁に摂取することは、哺乳瓶症候群の重要な原因となる。可能であれば、人工栄養の代わりに母乳で育てることが推奨される。

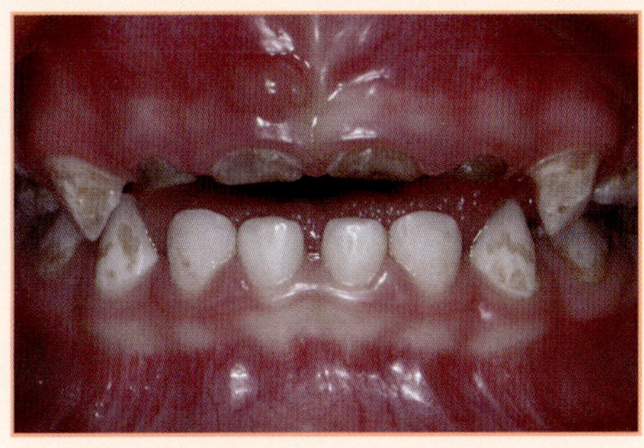

両親は、乳児や幼児には食間に水のみを与え、フッ素入り歯磨剤を塗布し、１日２回ブラッシングをしなければならない。

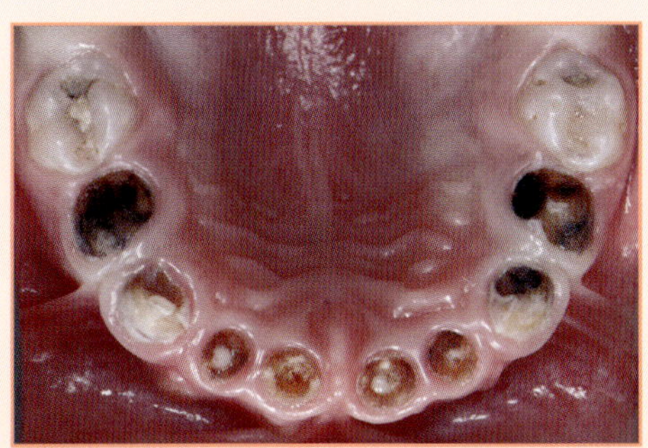

フィリピンや他の多くの国々において、歯痛は学校を休む一番の理由となっている。

アメリカ合衆国では、う蝕は喘息よりも５倍、花粉症よりも７倍多くみられる。

2000 年、アメリカ合衆国において、歯の問題のために、5100 万時間もの教育の時間が失われた。

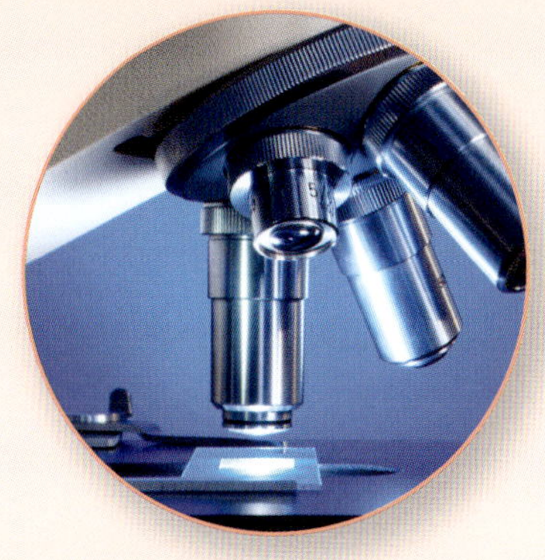

歯垢

歯垢はおよそ１万種に及ぶさまざまな細菌により構成されたバイオフィルムであるが、問題となる細菌種はわずかであり、主にう蝕と関係があるのは唯一、ストレプトコッカス・ミュータンス（*Streptococcus mutans*）である。

唾液は細菌や糖を希釈・除去し、細菌による酸を緩衝させてう蝕を防止し、傷ついた歯の表面を再石灰化させる。口腔乾燥症の患者（Xerostomia）は一般的に、重度のう蝕に罹患する。

るためにう蝕により破壊された組織を取り除き、窩洞に充填するといった治療が行われます。

世界的にみると、口腔ケアサービスが行われないか不適切なために、う蝕は未処置のまま残っています。１日２回のフッ素入り歯磨剤を用いたブラッシング、フッ素塗布、臼歯の小窩や裂溝の充填、糖質炭水化物の消費頻度を減らすこと、歯垢（歯面に形成された、細菌のフィルム）を除去することにより、う蝕を予防することができます。個人の行動に介入したり集団全体に対する対策を立てることにより、世界的なう蝕という苦しみの改善に効果的に取り組むことができます。

健康のための行動

- 粘着性のある甘い食品、ソフトドリンクを減らす。
- 不健康な間食をやめる。
- フッ素入り歯磨剤を用いたブラッシングを１日２回励行する。
- 間食後、無糖ガムを噛む。
- 定期的に歯医者へ通う。

世界的なう蝕

12 歳児における永久歯のう蝕歯、欠損歯、処置歯の 1 人平均(DMFT)数(本)

2008 年

- 高度；3.5 以上
- 中等度；2.6–3.5
- 低度；1.2–2.5
- 超低度；0.0–1.1
- データなし

世界平均：2.0
最高：クロアチア 6.7
最低：ルワンダ、タンザニア、トーゴ 0.3

> 国のモラルは歯と似ている。崩壊すればするほど、それ自身に痛みが及ぶ。
> (ジョージ・バーナード・ショー
> アイルランドの劇作家
> *1856-1950*)

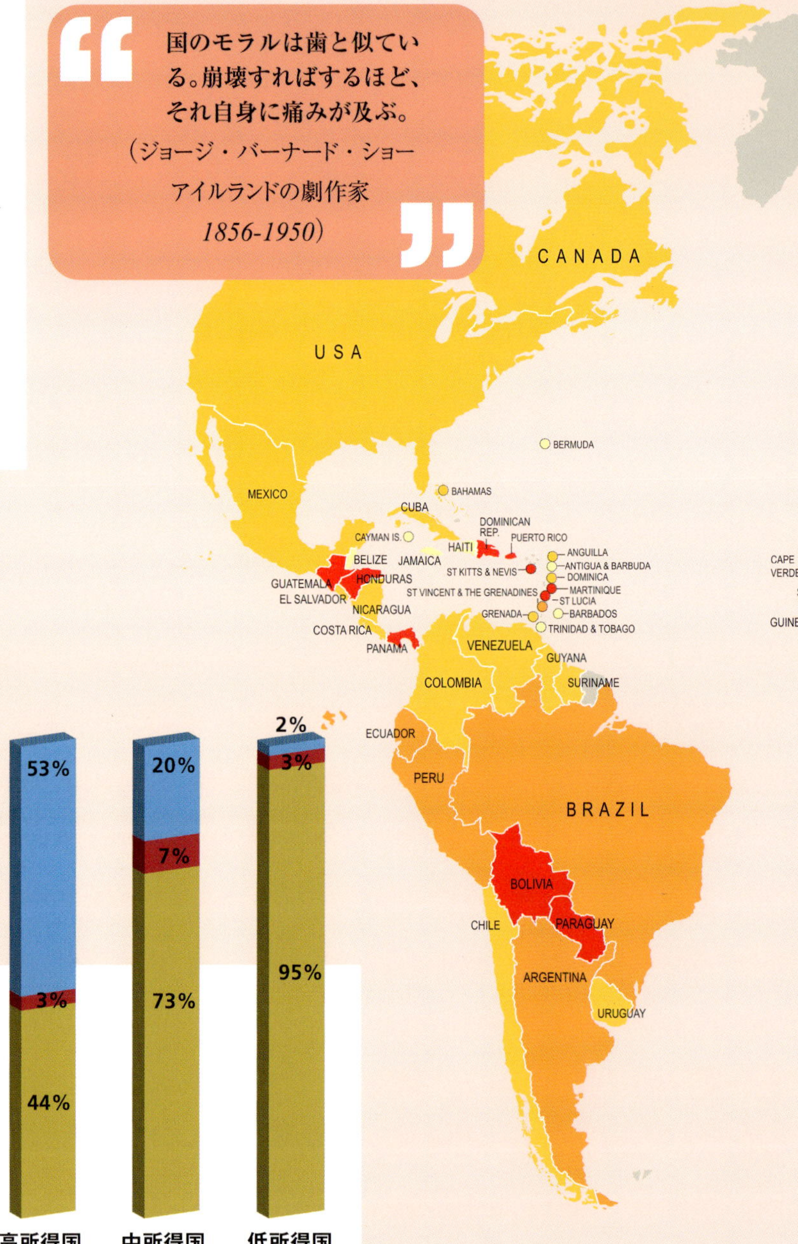

過去 40 年間において、先進国の 12 歳児におけるう蝕を減少させるために行われた歯科治療は、3% しか効果をあげていない。主にフッ素入り歯磨剤と社会経済の発達により減少したのである。

う蝕の構造

国グループ別 11–14 歳児のう蝕歯、欠損歯、処置歯（DMFT）数の割合

1991–2004 年

- 処置歯(FT)
- う蝕による欠損歯(MT)
- う蝕歯(DT)

> う蝕は社会の貧困を原因とする疾患であり、正に粗悪な食事による疾患である。
> (オレ・フェジェルスコフ
> & エドウィーナ・キッド
> *2008*)

う蝕は古くから存在する疾患です。う蝕の罹患数は 17 世紀に上昇し、19–20 世紀に大流行しました。国際歯科連盟（FDI）と世界保健機関（WHO）は、2000 年までの口腔保健の世界的目標を設定し、過去 30 年にわたって、う蝕の割合は高所得国では低下しました。科学者たちはこの改善はフッ化物の普及によるものであると考えています。

低所得国の人々は、より豊かな生活様式を取り入れ、砂糖を多く含んだものを消費するため、う蝕の割合は上昇します。一般的にう蝕の割合は、砂糖の消費が高く、予防とケアをあまり行わない中所得国で最も高くなります。

1938 年から、う蝕は DMFT として知られる指標によって測定・評価されてきています。DMFT とは、う蝕歯(D)、欠損歯(M)、処置歯(F)を合計した数です。

Copyright © Myriad Editions

5 世界う蝕地図

う蝕は未処置のまま多く残っており、国家間や国の内部でも不平等が広がっています。

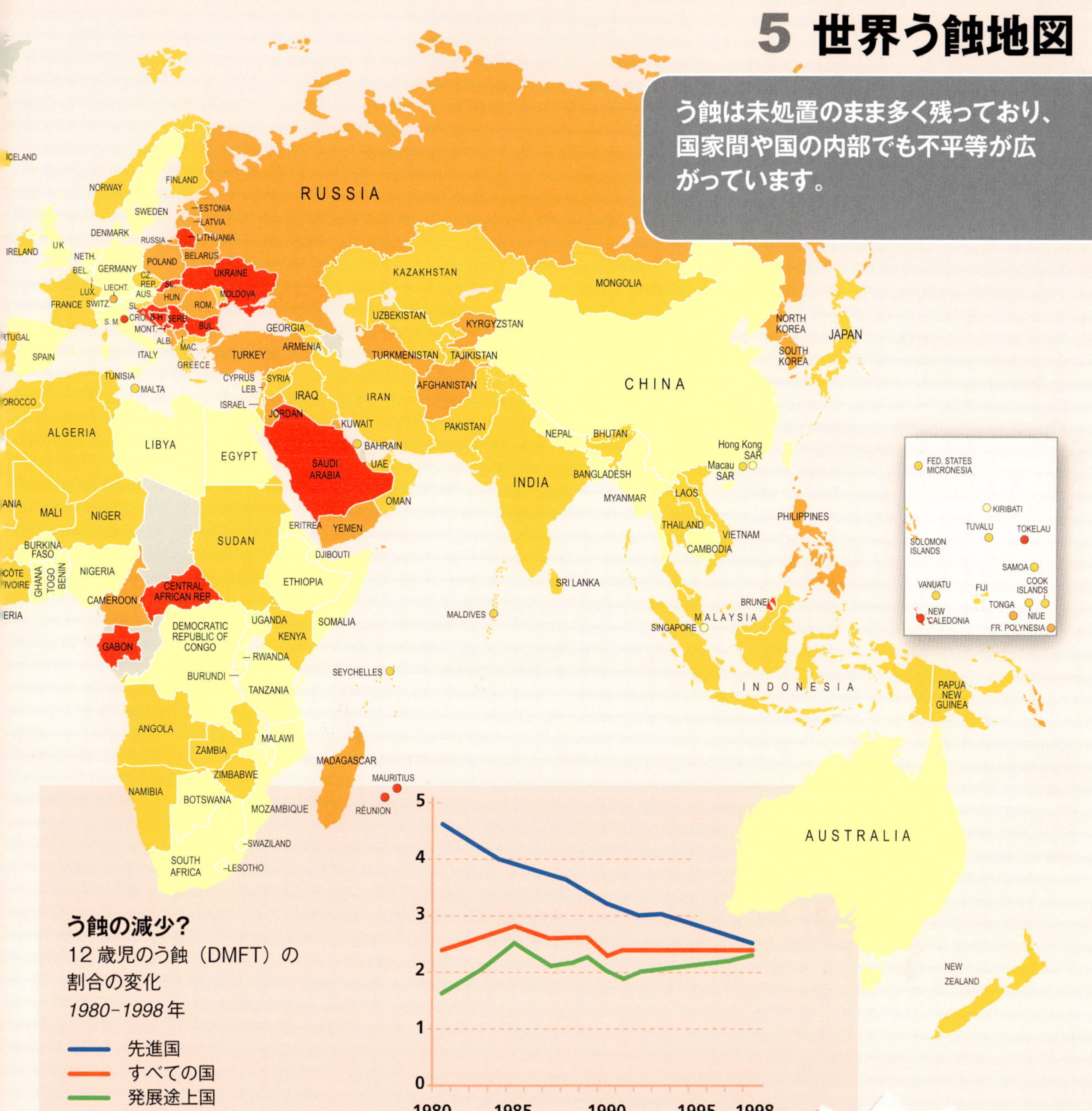

DMFTだけが唯一の測定方法ではなく、また限界があるものの、集団の口腔衛生状況はDMFT指数によりしばしば要約されます(通常は12歳児のDMFT指数を用います)。

DMFT指数1.0は、32本中1本がう蝕歯、欠損歯、処置歯のいずれかであることを意味しています。個人の指数は整数ですが、集団では小数となります。世界保健機関はう蝕レベルの世界的なデータベースをもっています。しかし、全数調査することは困難であり、保健制度の優先順位もそれぞれ異なるため、データ収集は不完全で、最新ではありません。う蝕の正確なデータは将来的な疾患状況を予測するのに重要です。

健康のための行動

砂糖消費の頻度と量を減らし、適度にフッ化物を応用することは、う蝕を予防するうえで最良の方法である。

歯の喪失

65歳以上の無歯顎者の割合。最新のデータ *1986-2008* 年

- 50% 以上
- 30-49%
- 10-29%
- 10% 未満
- データなし

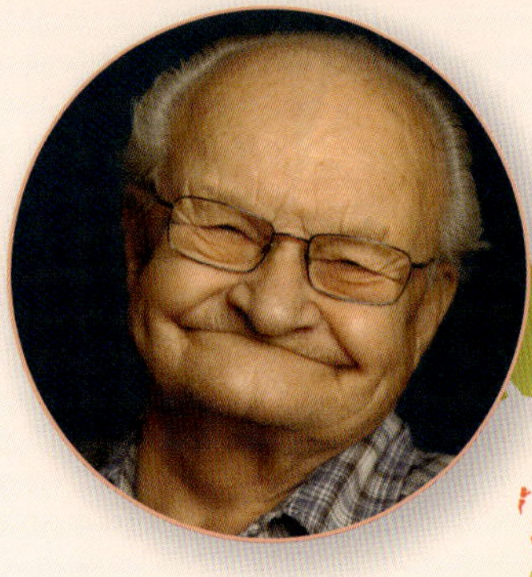

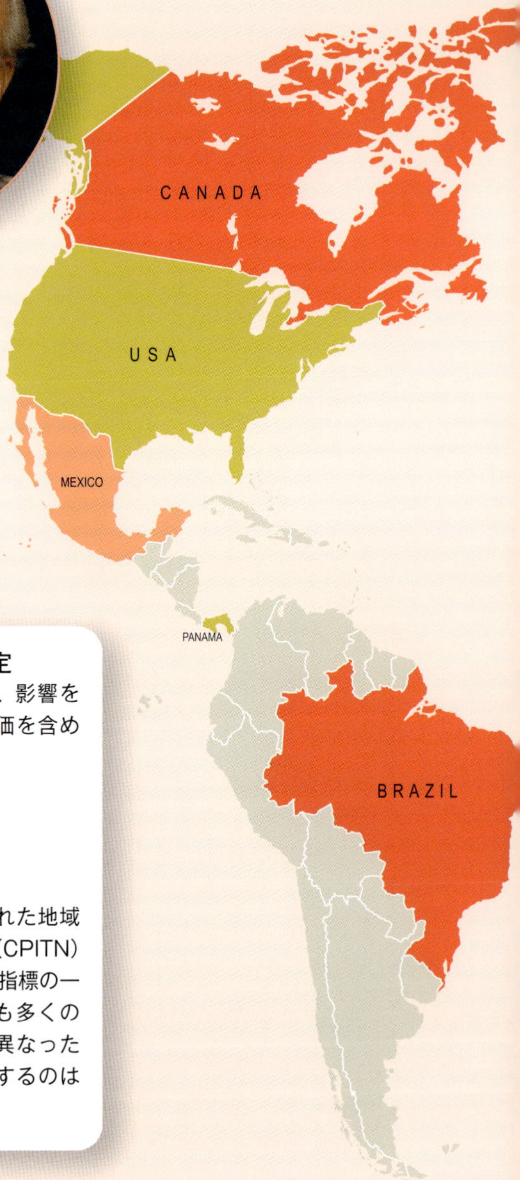

歯の完全な喪失（無歯顎）

世界的に、歯周病は歯の喪失を引き起こす原因となる。すべての歯を失うことは個人にとって深刻な結果をもたらす。

- ・咀嚼能力の喪失
- ・会話の困難
- ・口唇と頬の支持の喪失
- ・顎骨支持の喪失

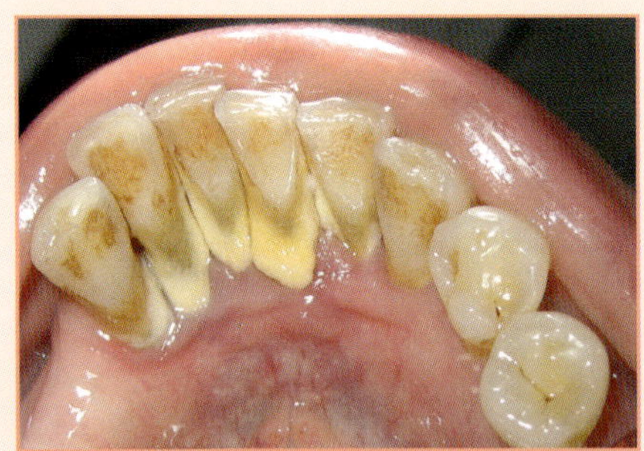

歯石は歯面上の硬い沈着物で、主に下顎前歯部の内面に認められる。歯石は歯垢が元となり、唾液中のミネラルにより固くなり、歯ブラシで除去できないほどまで硬化する。歯石自身は歯肉炎の原因とはならないが、歯石上あるいは内部に存在する細菌が原因となる。歯石の沈着は通常のブラッシングでコントロール、予防できるが、一度形成されると口腔保健の専門家でなければ除去できなくなる。

歯周病と口腔衛生の測定

歯周病の有病率、重症度、影響を測定する方法は以下の評価を含めていくつか存在する。

- ・出血
- ・ポケット深さ
- ・動揺の有無
- ・歯垢の存在と付着量

世界保健機関により作られた地域歯周疾患治療必要度指数（CPITN）は、集団の特徴を測定する指標の一つである。しかし、他にも多くの指標が使用されており、異なった調査方法間の結果を比較するのは困難である。

> **歯周病を含む慢性炎症のある人は、その後の人生において動脈硬化や冠動脈性心疾患のリスクが高まる。**
>
> （リチャード・ステイン
> アメリカ心臓協会代表
> *2005*）

歯周病には歯の支持組織（歯周組織）の幅広い炎症性疾患が含まれています。歯肉のみに罹患した場合、歯肉炎と呼ばれます。さらに深い結合組織や支持骨まで罹患すると、歯周炎と呼ばれます。歯肉炎の症状は歯の周囲の腫脹、発赤、出血であり、良好な口腔衛生と歯垢の除去により治癒します。一方、歯周炎はアタッチメントの喪失（歯周ポケット）の進行を止めることは可能ですが、修復することは不可能です。治療せずに放置すると、歯の動揺が大きくなり、膿瘍、歯の喪失を招きます。

歯垢に含まれる細菌は歯周病の原因となります。他の要因としては喫煙、糖尿病、白血病とHIV、妊娠によるホルモンの変化、ストレス、社会経済学的要因があります。歯石や不良充填物、歯列不正のような歯垢の蓄積を誘発する因

Copyright © Myriad Editions

6 歯周疾患

歯周病は広範囲に広がり、歯の喪失を招く要因となります

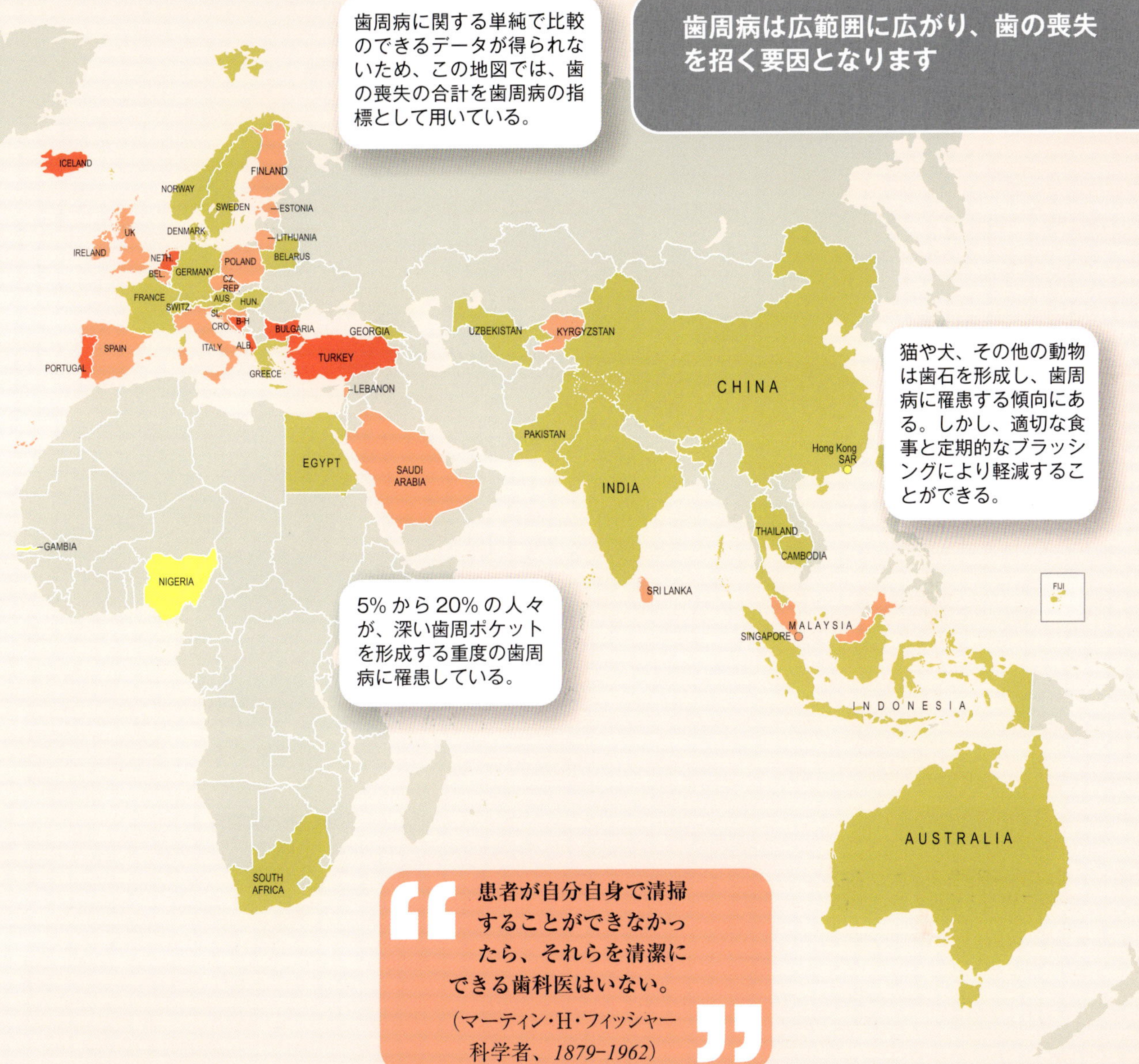

歯周病に関する単純で比較のできるデータが得られないため、この地図では、歯の喪失の合計を歯周病の指標として用いている。

猫や犬、その他の動物は歯石を形成し、歯周病に罹患する傾向にある。しかし、適切な食事と定期的なブラッシングにより軽減することができる。

5% から 20% の人々が、深い歯周ポケットを形成する重度の歯周病に罹患している。

“患者が自分自身で清掃することができなかったら、それらを清潔にできる歯科医はいない。”

（マーティン・H・フィッシャー 科学者、*1879–1962*）

子も原因となります。

歯肉炎は成人の５人に４人が罹患している世界的に罹患率の高い疾患です。歯周病には特徴的なさまざまな疾患があります。一般的に、歯周病はすべての口腔疾患の中で最も全身健康状態と強く関連します。世界的調査が集中的に行われ、歯周病は心疾患や早産・低体重児出産のリスクを高めることと関連し、糖尿病の重症度に影響することが明らかになりました。

健康のための行動

- フッ素入り歯磨剤を用いた、１日２回のブラッシング。
- 減煙または禁煙。
- 口腔保健の専門家のもとへ定期的に通う。

2002年には、世界で40万症例以上が口腔癌と診断された。

口腔癌の発生は、主な2つのリスクファクターであるタバコとアルコールを共に使用すると15倍高くなる。

口腔癌

10 万人に対する男女別発生率

2002 年

- 10.0 以上
- 7.5–9.9
- 5.0–7.4

男性の口腔癌発生率

世界平均：6.3

最高：パプアニューギニア 40.9

最低：エルサルバドル 0.4

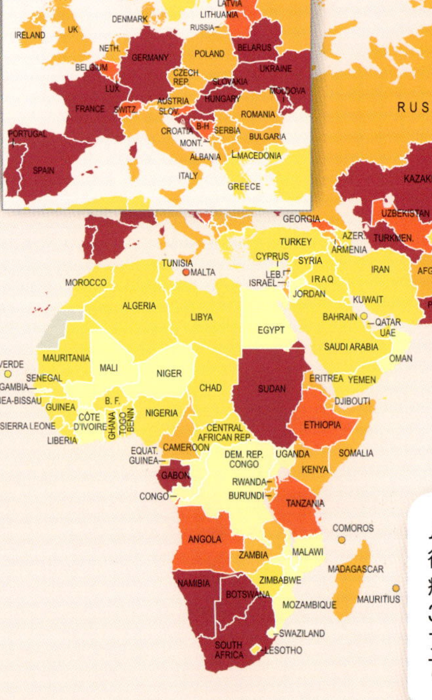

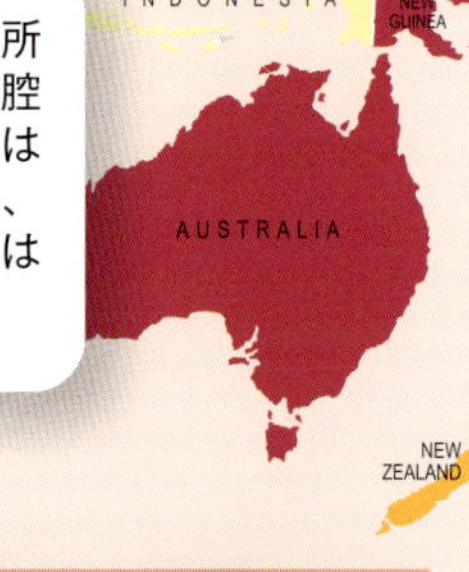

ムンバイにおける高所得の白人男性の、口腔癌の平均５年生存率は30% である。一方、アメリカ合衆国では70% となる。

同じ口腔癌発生率であっても、人口規模によって症例の数は大幅に異なる。

2002 年

インド：男性の発生率
12.8=52,008 症例

トルクメニスタン：男性の発生率
12.9=172 症例

パーンはビンロウの葉、ライム、ビンロウの実、タバコを含有した発癌性の高い混合物である。東南アジアで清涼剤、伝統的な多くの病に対する薬、儀式に用いるために噛まれている。

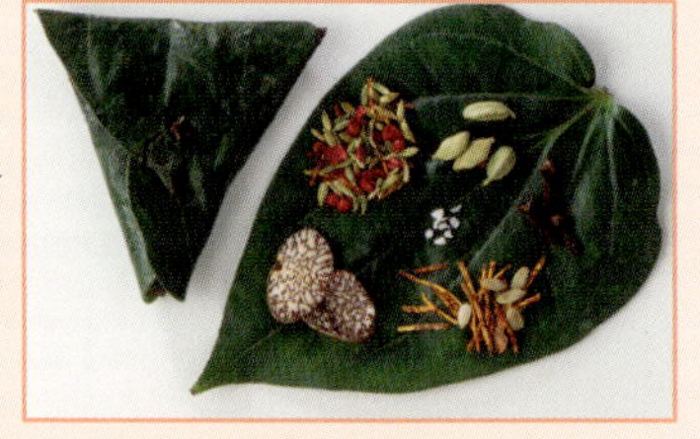

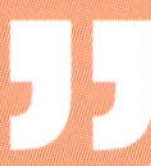

> **病について考えるとき、私は治療法ではなく、むしろ予防について考える。**
>
> （ルイス・パスツール
> フランスの科学者
> *1822–95*）

口腔癌は口の中のすべての部位における悪性腫瘍（癌）です。口腔癌は口唇、舌、咽喉（咽頭）、口腔軟組織に明瞭に明白に出現します。疼痛、嚥下困難、腫脹、出血、潰瘍形成がみられます。栄養の偏った食事、ビタミン欠乏、ウイルス感染、遺伝的素因、その他のリスクファクターと同様に、タバコの使用は、特にアルコールの消費も同時にある場合には、口腔癌進行の主なリスクファクターとなります。喫煙は 75% の口腔癌と関連しています。口腔癌は主に扁平上皮癌で占められています。

臨床的診断は病変部位の生体組織検査により行われます。可能であれば、その癌病変は外科的に切除されます。進行した症例では放射線療法や化学療法が用いられます。歯科医や医療専門家は５分以内に、無痛で視認可能な口腔癌の

Copyright © Myriad Editions

7 口腔癌

口腔癌は世界的に患者数の多い 10 の癌の一つであり、アルコールやタバコの消費を減らすことにより予防できます。

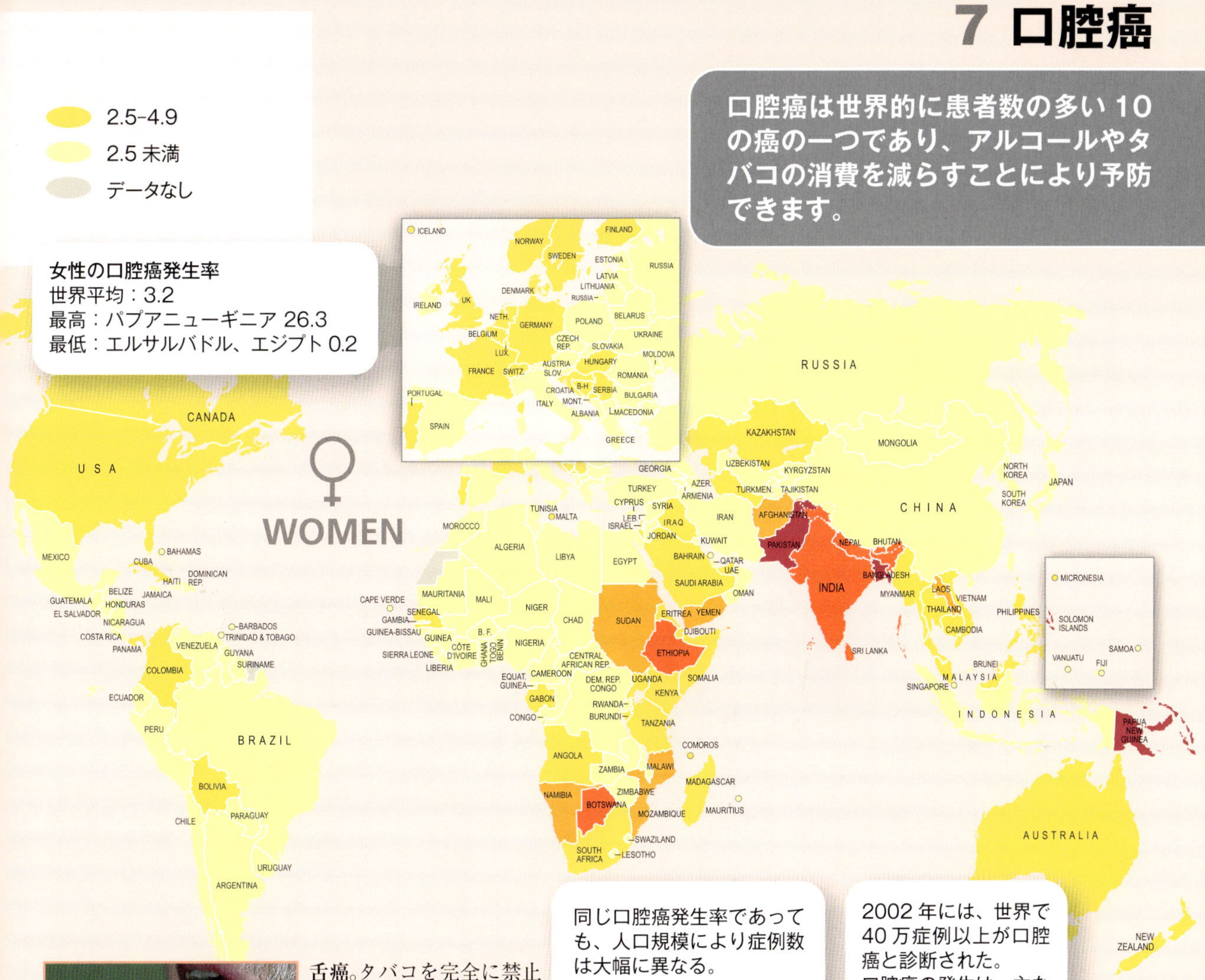

2.5-4.9
2.5 未満
データなし

女性の口腔癌発生率
世界平均：3.2
最高：パプアニューギニア 26.3
最低：エルサルバドル、エジプト 0.2

WOMEN

同じ口腔癌発生率であっても、人口規模により症例数は大幅に異なる。
2002 年
インド：女性の発生率 7.5=20,609 症例
ナミビア：女性の発生率 7.2=40 症例

2002 年には、世界で 40 万症例以上が口腔癌と診断された。
口腔癌の発生は、主な 2 つのリスクファクターであるタバコとアルコールを共に使用すると 15 倍高くなる。

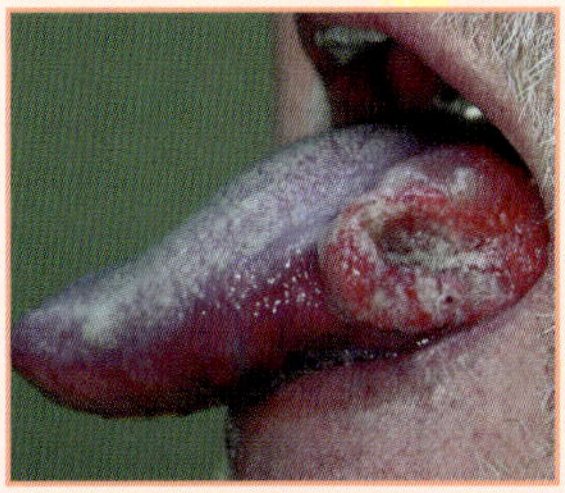

舌癌。タバコを完全に禁止することにより、口腔癌の進行のリスクは大幅に減らすことができる。歯科医や他の口腔衛生の専門家は、禁煙をすすめることにより支援することができる。

スクリーニングをすることができます。きわめて初期に癌を発見すれば生存率は高くなりますが、末期に診断された場合、口腔癌の平均 5 年生存率は 50% に過ぎません。

健康のための行動

- タバコやアルコールを控えることによって、口腔癌のリスクは低くなる。
- もし口の中や首に、ただれ、白や黒の斑点、異常出血、痛みの症状が 2 週間以上続くようであれば、歯科医に診せよう。早期発見は生存のチャンスを高める。

世界的な水ガン

報告症例
1981–2006 年

● 1 症例以上の水ガンが報告された国 *1981–2000* 年

アフリカ 21 カ国の 2006 年の報告に基づく新たな水ガン症例数

- 10,000 以上
- 1,000–5,200
- 1,000 未満
- データなし

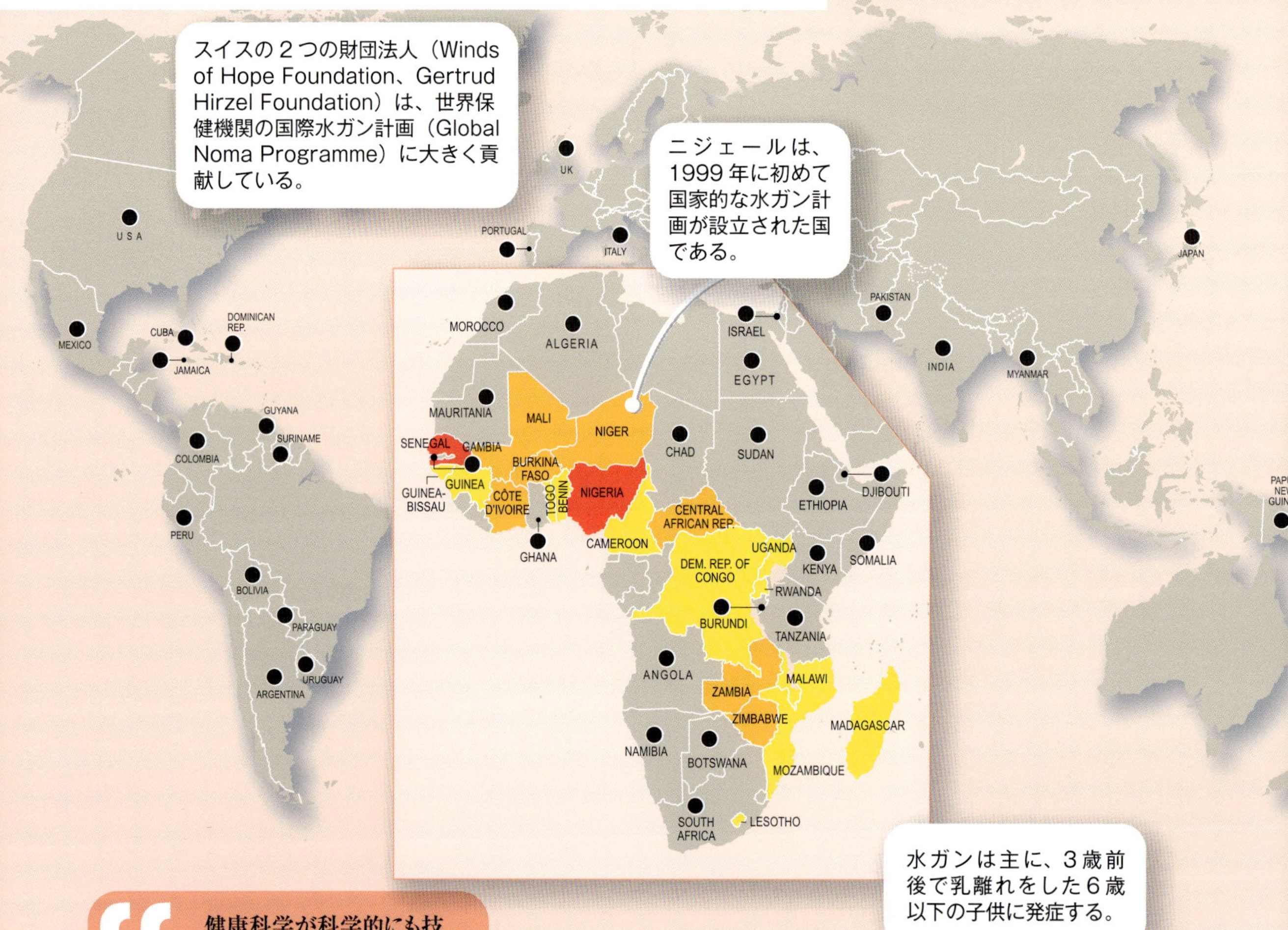

> **健康科学が科学的にも技術的にも大きく進歩した 21 世紀、世界はこの病に対して消極的なままでいるわけにはいかない。水ガン撲滅のために行動し、宣言する時である。**
>
> （ルイス・ゴメス・サンボ
> WHO/AFRO 地区総支配人
> 世界水ガンデー（*World Noma Day*）
> *May 2008*）

水ガンは口腔内に原発する急速に進行する壊疽であり、顔面を変形させ、時には数日で軟組織と骨を破壊します。

この疾患は主に子供に発症し、治療されずにいると、80% の症例において致命的となります。水ガンの子供の多くは社会的な非難を恐れてその家族によって隠されます。たとえ生き残ったとしても一生、重度の変形とハンディキャップを背負っていきます。

世界保健機関では、サハラ以南のアフリカ最貧地域のほとんど、アジア、南アメリカで 14 万人の人々が発症していると推測しています。新しい症例数を推測するのは困難ですが、最近の WHO/AFRO の調査では、最悪の場合、サハラ以南のアフリカ 21 カ国において、1 年で 4 万 2800 人が新たに発症してい

Copyright © Myriad Editions

8 水ガン

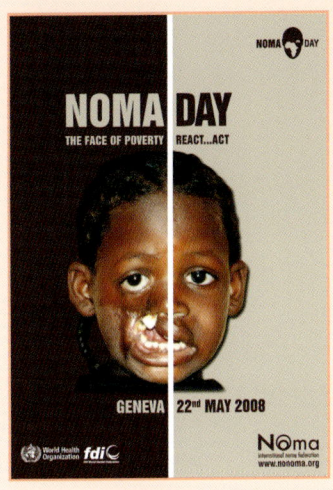

水ガン撲滅連盟（NoNoma Federation）は、水ガンと戦うための30以上の民間組織の連合である。世界保健機関や国際歯科連盟とともに、疾患に対する認知度を向上させるために、2008年5月22日を初めての世界水ガンデーとした。

世界保健機関の水ガン撲滅連盟（NoNoma Federation）と国際歯科連盟は、今の世代でこの疾患を排除しようと計画している。

水ガンは、貧困の中で放置され、致死的で変形を伴う疾患であり、主に子供に発症します。

世界保健機関の対水ガン戦略	
予　防	プライマリ・ヘルスケア従事者による教育と早期発見
疫学調査	疾患の傾向を記録、監視する
研　究	水ガンの原因を明らかにする研究の促進
プライマリ・ヘルスケア	応急処置、必要な薬の入手を確実にする
外科手術と再建	専門治療センターへの症例の委託、地域の医療従事者への治療法の指導

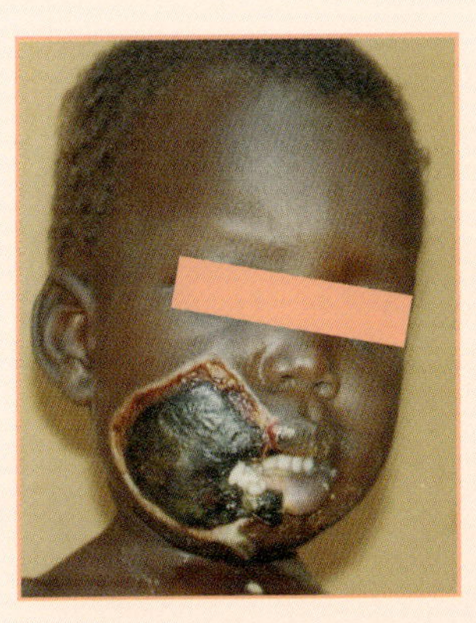
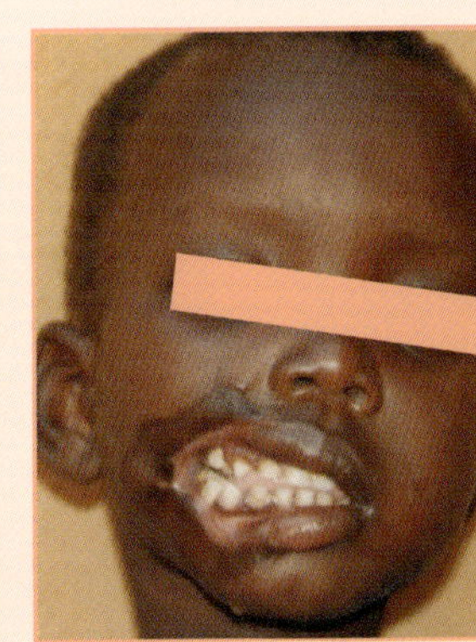
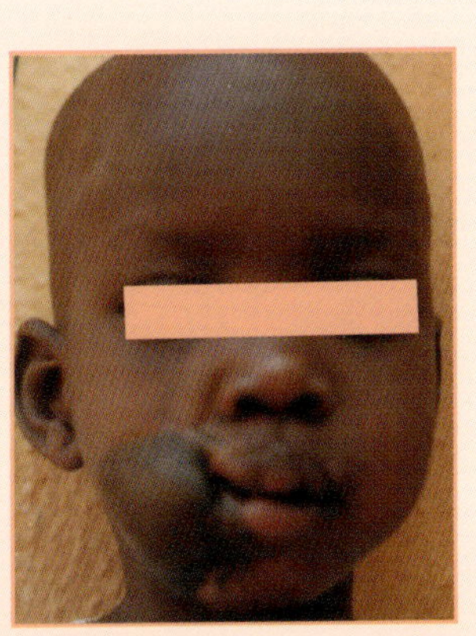

左から右：水ガンの急性症例；水ガンによる崩壊；同患者再建手術後

ると計算しました。

水ガンは極度の貧困による疾患で、放置、低栄養状態、衛生状態の不良が原因となります。近年、東および南アフリカ各国のHIV感染の子供や成人の中から新しい症例が報告され、疾患の進行過程において、免疫系の不全が注目されるようになりました。

1998年、世界保健機関により水ガンに対する世界的行動計画が策定され、この死に至る病と対峙している国々を支援しています。水ガンの治療は可能ですが、水分補給・栄養の改善から始まり、続いて抗生物質の投与、必要であれば形成外科手術を行うといった、複雑な治療介入が必要です。そのため、予防に重点が置かれるべきです。

> **これまで以上に、共通のリスクファクターへの取り組みが水ガンをなくす鍵となる。水ガンと戦うことは、低栄養状態、麻疹や他の感染、衛生の改善、そして最も重要な貧困と戦うことを意味する。**
>
> （シャーロット・ファティ・ンディアイ
> 口腔衛生の地域顧問
> WHO/AFRO）

HIV：世界的流行

HIV 陽性の 15-49 歳の人口の割合
2007 年推定

最高：スワジランド 26.1%；
ボツワナ 23.9%；レソト 23.2%

15.0-26.1%
10.0-14.9%
5.0-9.9%
1.0-4.9%
0.9 以下
データなし

虚構 歯科治療中は HIV 感染のリスクがある。
事実 すべての歯科治療は、適切な滅菌や消毒といったスタンダードな感染予防措置が行われていれば安全である。

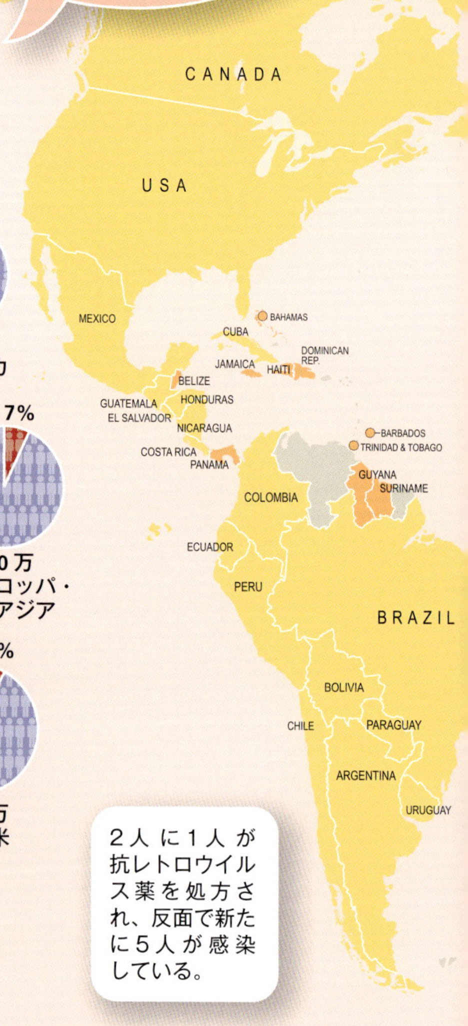

11%
38 万
中東・
北アフリカ

4%
73 万
西・
中央ヨーロッパ

9%
23 万
カリブ

7%
74 万
東アジア

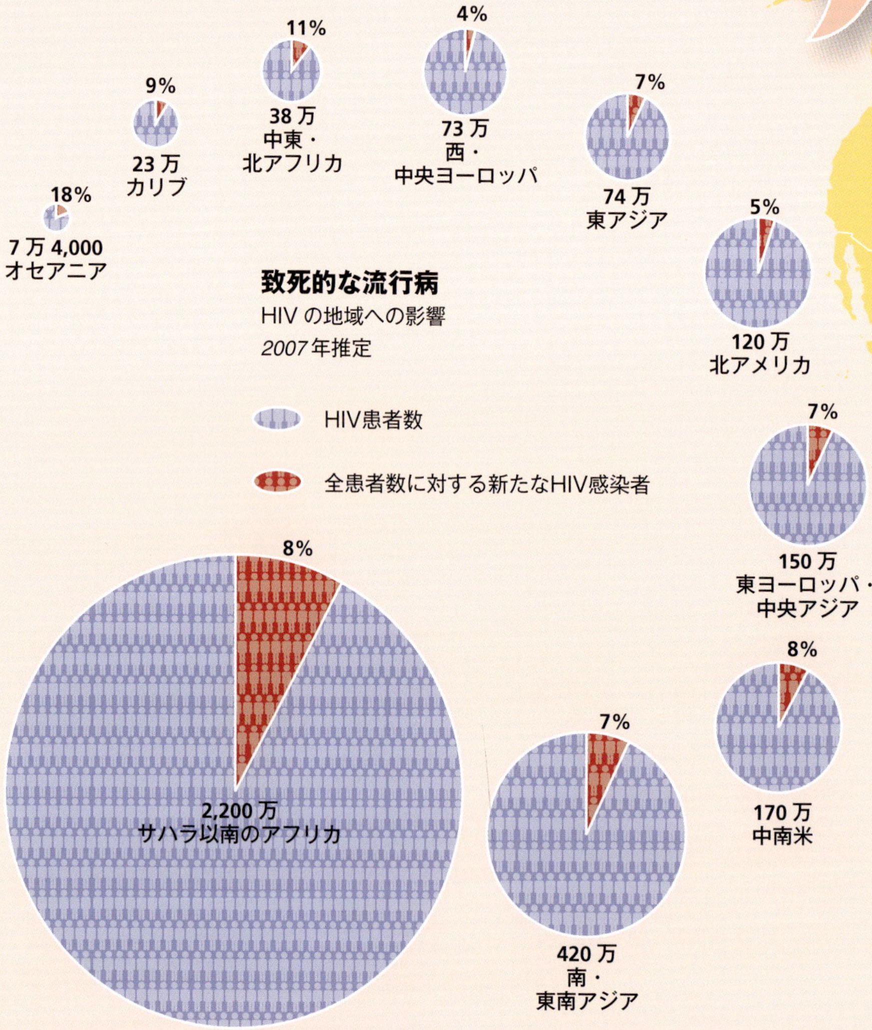

18%
7 万 4,000
オセアニア

5%
120 万
北アメリカ

CANADA
USA
MEXICO
CUBA
BAHAMAS
DOMINICAN REP.
JAMAICA
HAITI
BELIZE

致死的な流行病

HIV の地域への影響
2007 年推定

HIV患者数
全患者数に対する新たなHIV感染者

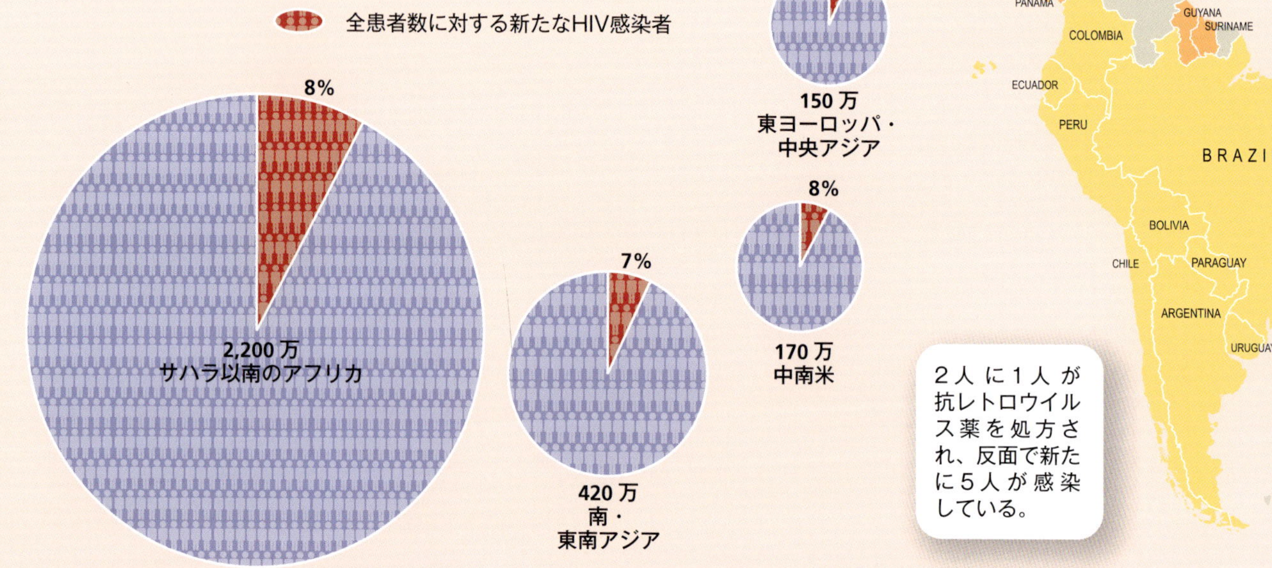

> **もし私たちが HIV/AIDS と戦うための行動と支援に力を入れて対応しなかったなら、歴史は間違いなくわれわれを糾弾するだろう。**
> （ネルソン・マンデラ
> 南アフリカ元大統領、*2002*）

HIV 陽性の人々の約半数で、疾患の進行経過の初期に口腔内真菌、細菌、ウイルス感染が起こります。カンジダ症、ヘルペス性潰瘍、カポジ肉腫（HIV 感染に関連してたびたびみられる癌で、その他では珍しい）のような口腔病変が、HIV 感染における初期症状です。これらの症状はすべて痛み、不快感、食事の制限を招き、日和見感染の持続的な原因となります。

HIV/AIDS の世界的流行に対する有望な進歩と世界的な取り組みにもかかわらず、HIV 感染者の数は増加し続けています。最も著しい増加は、東アジア、東ヨーロッパ、中央アジアにみられます。世界の多くの地域で、新たな HIV 感染は 15 - 24 歳に集中しています。サハラ以南のアフリカでは、3 分の 2 の成人と子供が HIV 陽性であり、世界的な流行に直面し続けています。

Copyright © Myriad Editions

9 HIV/AIDS

HIV/AIDS は重篤な口腔疾患の原因となります。口腔保健の専門家は口腔内の兆候から早期発見することが可能です。

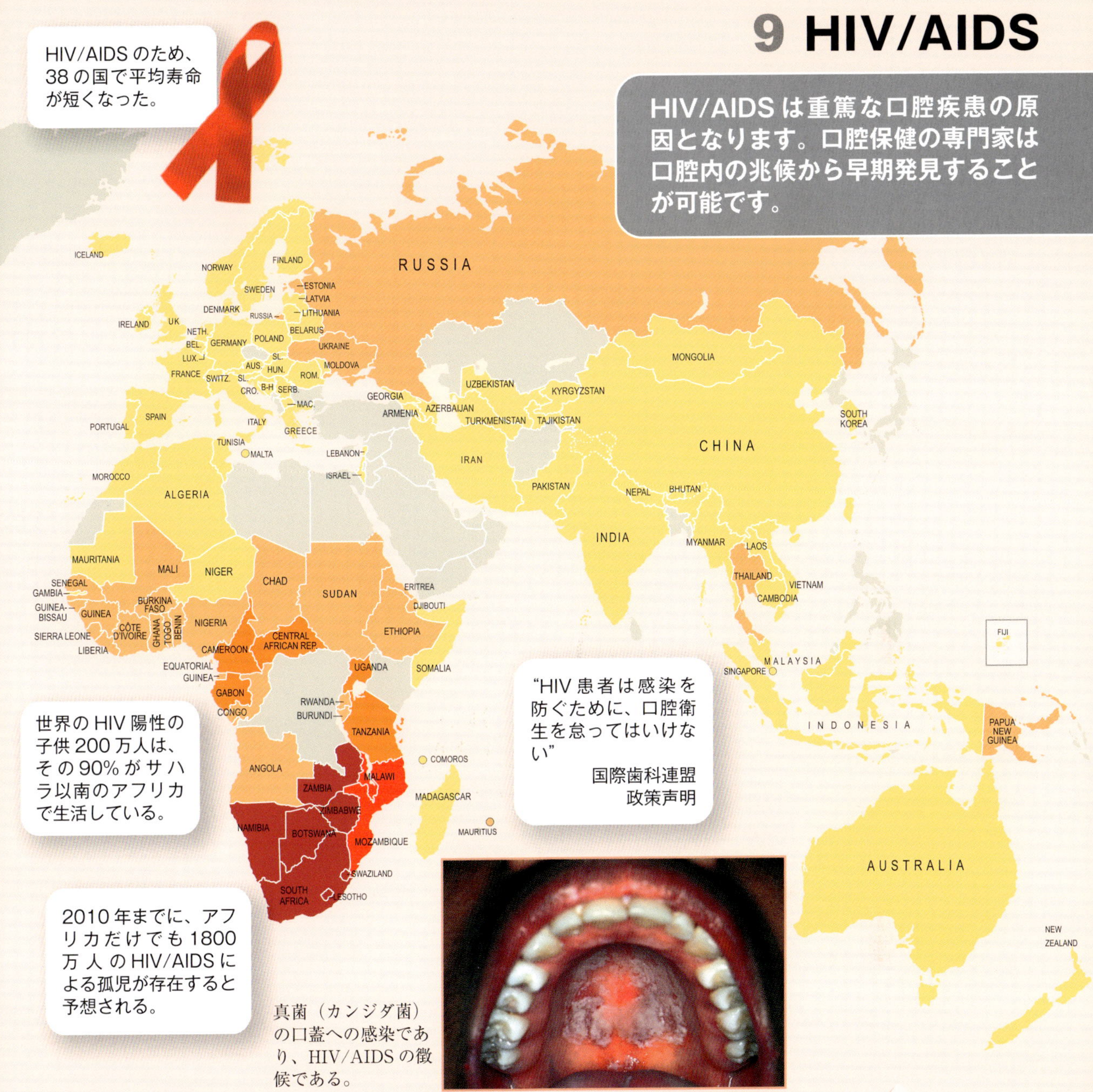

HIV/AIDS のため、38 の国で平均寿命が短くなった。

世界の HIV 陽性の子供 200 万人は、その 90% がサハラ以南のアフリカで生活している。

2010 年までに、アフリカだけでも 1800 万人の HIV/AIDS による孤児が存在すると予想される。

"HIV 患者は感染を防ぐために、口腔衛生を怠ってはいけない"
国際歯科連盟
政策声明

真菌（カンジダ菌）の口蓋への感染であり、HIV/AIDS の徴候である。

HIV 関連の口腔内病変を早期に発見することにより、HIV 感染、進行のモニター、免疫状態の予測が可能となり、適切な治療介入が可能となります。口腔内の HIV 疾患の治療と管理によって、大幅に健康が改善されます。口腔内検査は時間もかからず安価です。その上、口腔衛生サービスそのものとその専門家は健康教育、健康増進、患者管理、効果的な感染制御、観察を行うことにより、HIV/AIDS のコントロールに効果的に貢献します。しかし、HIV 患者のほとんどは、たとえ勧められてもそのようなサービスを受け入れません。

健康のための行動

- かかりつけの歯科医や医師が適切な健康管理を提供できるように、自身の HIV の状態を知るようにしよう。

10 先天異常

先天異常は、生活の質への重篤な影響を避けるために早期の治療介入を必要とします。

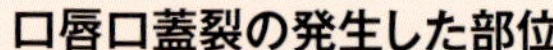

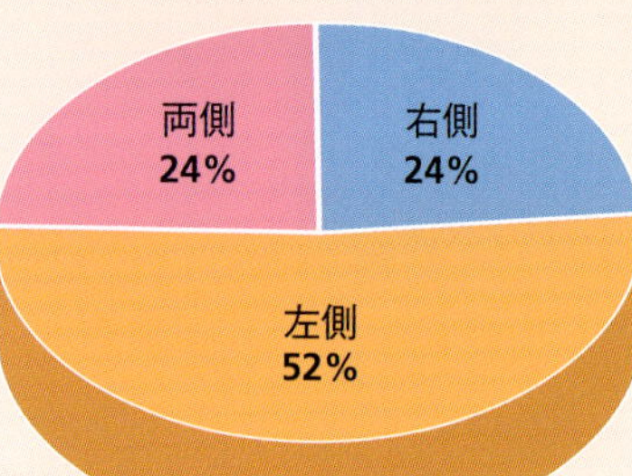

妊娠初期のマルチビタミン、葉酸のサプリメントの摂取により、先天性の顔面欠損を予防することができるが、さらなる研究が必要である。

先天異常

17カ国の異なる民族集団の、10万人の出生児における口唇口蓋裂の平均発生率
*2006*年

000　標準偏差

先天性の顔面欠損の3分の2は口唇口蓋裂である。

民族集団	発生率
アフリカ系アメリカ人	50
白色人種	152
モンゴロイド（黄色人種）とアメリカンインディアン	153
アジア人	225

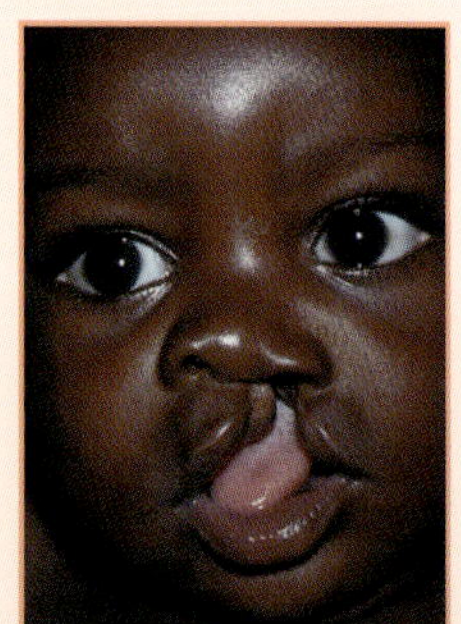

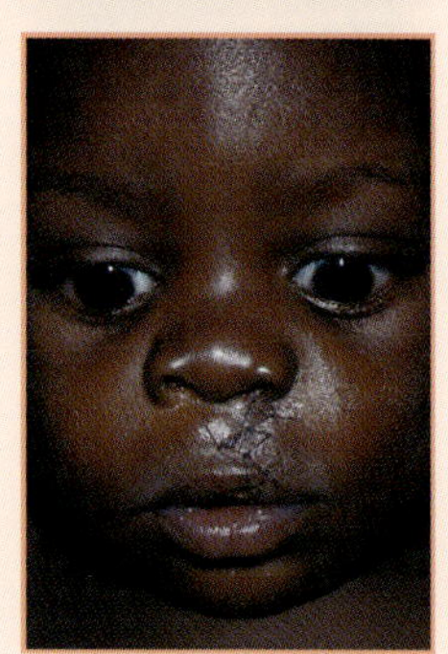

口唇口蓋裂に対して、適切に外科的な治療を行えば、完全な再建が可能である。

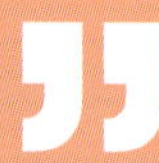

外科手術が行われない場合、他は健全であるにもかかわらず、教育的、社会的排除の他に、生涯にわたる変形と機能障害を与えてしまう。

（サラ・ホッジス
小児科の麻酔医
ウガンダ、*2009*）

口唇口蓋裂は先天異常の中で最も一般的です。遺伝的素因、栄養不足、喫煙、アルコール、妊娠中の肥満のような因子は先天異常のリスクを高め、多様な裂形態の原因となります。

奇形の治療は正常な食事、会話、容姿の回復と社会的不名誉を避けるために必要となります。治療されずにいると、重篤な合併症を引き起こし、死さえも招来します。罹患した子供は、多様な外科処置、頻回な経過観察、適切な設備が必要ですが、低・中所得国の多くの子供はこれらのほとんどを容易に利用することはできません。時には、専門の非政府組織がこれらを提供できるよう、支援することがあります。

Copyright © Myriad Editions

11 外傷

頭部と歯の外傷は、世界的な公衆衛生問題です。

毎年、アメリカ合衆国ではスポーツ中に、子供や十代の若者の口腔内から500万本の歯が失われる。

男子は女子の約2倍、歯科外傷を経験する。

歯科外傷
イギリスにおいて、前歯部の外傷を経験する人口の割合
*1993*年

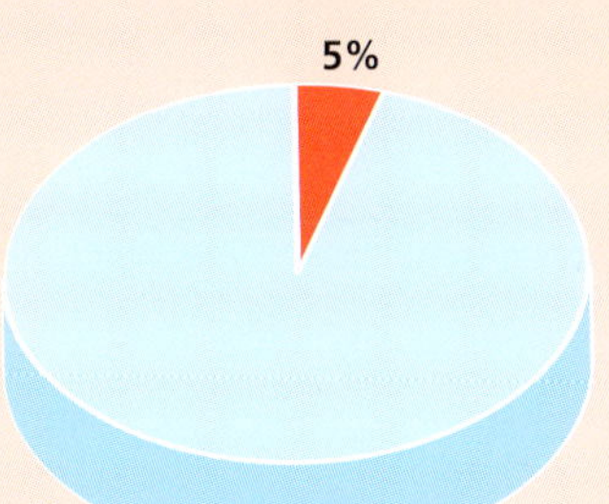

7–10歳

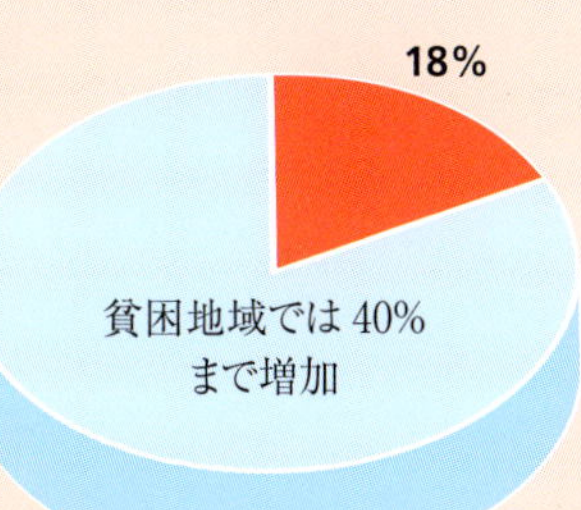

15–18歳

スウェーデンでは、歯科外傷の治療に1人当たり、年3.3–4.1ドルかかると推測されている。

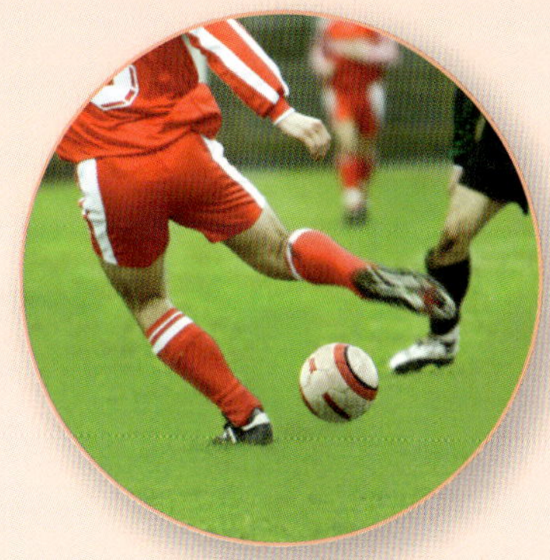

フットボール（サッカー）、ハンドボール、アイスホッケーは歯科外傷の高いリスクとなる。

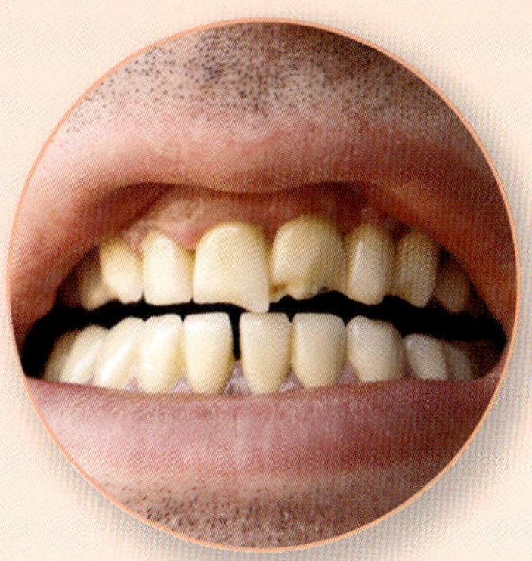

もし歯が完全に脱落したら、牛乳の中か自分の舌下に保存すれば、移植の可能性を最大限に高めることができる。すぐに歯科医に診せよう。

歯の損傷の危険因子

- 大きな過蓋咬合（前歯の突出）
- 交通事故、自転車事故
- コンタクトスポーツ
- 暴力
- 転倒
- 舌や唇のピアス
- 身体的虐待（子供／高齢者）

顎と歯の外傷のほとんどはスポーツ、危険な環境（学校や公園）、交通事故、暴力と関連しています。外傷患者の治療、経過観察にかかる費用は大きいため、外傷は世界的に重要な公衆衛生問題です。

頭部の外傷は歯の喪失や脱臼と同様に、歯のチッピング、歯や支持骨の破折を招きます。多くの場合、歯を長期的に保存することが危うくなります。

交通事故や暴力は顎顔面骨の破折の重要な危険因子です。通常、外科的にチタン板を挿入して固定します。

健康のための行動

- コンタクトスポーツを行う時は、マウスガードを装着する。
- 危険な交通手段を利用するときや、事故の多発するスポーツ（バイクやスケートなど）をするときは、ヘルメットを装着する。
- 常にシートベルトを装着する。

健康管理の提供

健康管理に充てられる国内総生産の割合
2005年

- 4.0% 未満
- 4.0–5.9%
- 6.0–7.9%
- 8.0–9.9%
- 10% 以上
- データなし

世界平均：6.3%
最高：マーシャル諸島 15.4%
最低：ギニア 1.7%

歯科治療費

総医療費に対する割合
最新の有効データ
2004–2007年

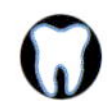 6–12%

 6% 未満

CANADA 8.0%

USA 4.5%

BRAZIL 5.0%

2004年、アメリカ合衆国民のうち、44%しか歯科医の診察を受けていない。治療は平均2.1回行われ、平均560ドルかかった。

2000年、アメリカ合衆国では200万を超える仕事が、直接あるいは間接的に歯科医療に関与していた。

2009年、アメリカ合衆国での歯科治療に充てられる医療費は1000億ドルを上回ると見積もられた。

世界的な歯科用品市場

支出の内訳
2007年

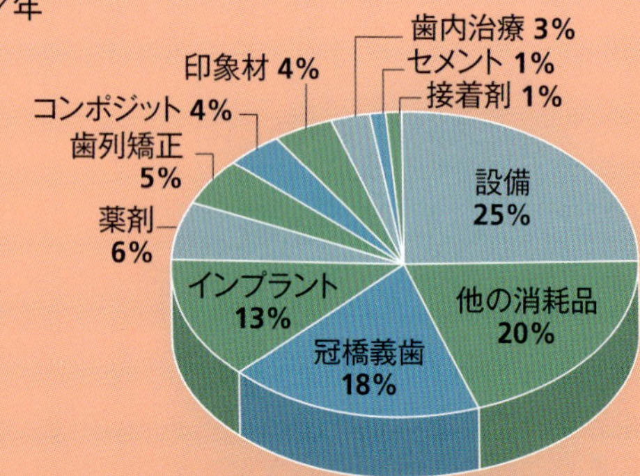

世界的な歯科用品市場:160億ドル

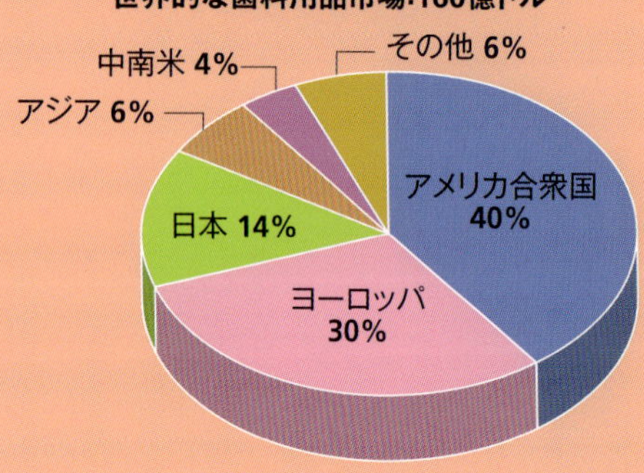

イギリス	スペイン	コスタリカ	トルコ	マレーシア	スロバキア
$744	$327	$270	$161	$91	$81

智歯抜歯（外科的）

> 多くの人は500ドル支払って外科手術は受けるが、5ドル支払って歯を抜こうとはしない。
> （マーティン・H・フィッシャー
> アメリカの医師・作家
> *1879–1962*）

口腔疾患は、個人、共同体、社会、医療制度、経済に影響を与えます。口腔疾患の経済的影響を完全に計算することは難しく、包括的な国際的統計がありません。

世界保健機関は口腔疾患の治療費は、疾病治療費の中で4番目に高いと推定しています。他の研究では、口腔疾患の治療を行うと、子供のう蝕治療費だけでも低・中所得国の健康管理の総予算を超えるとされています。しかし、予防と早期の治療を行うと実質上総合的なコストの削減となります。

さらに、治療にかかる直接的な負担に加えて、間接的な負担があります。1996年のアメリカ合衆国だけで、240万日分の仕事と160万日分の教育が口腔疾患によって失われました。さらに、学校や仕事の常習的欠席（欠勤）に

Copyright © Myriad Editions

12 経済

口腔ケア製品はほとんどの国において重要な産業ですが、高価で手が届きません。

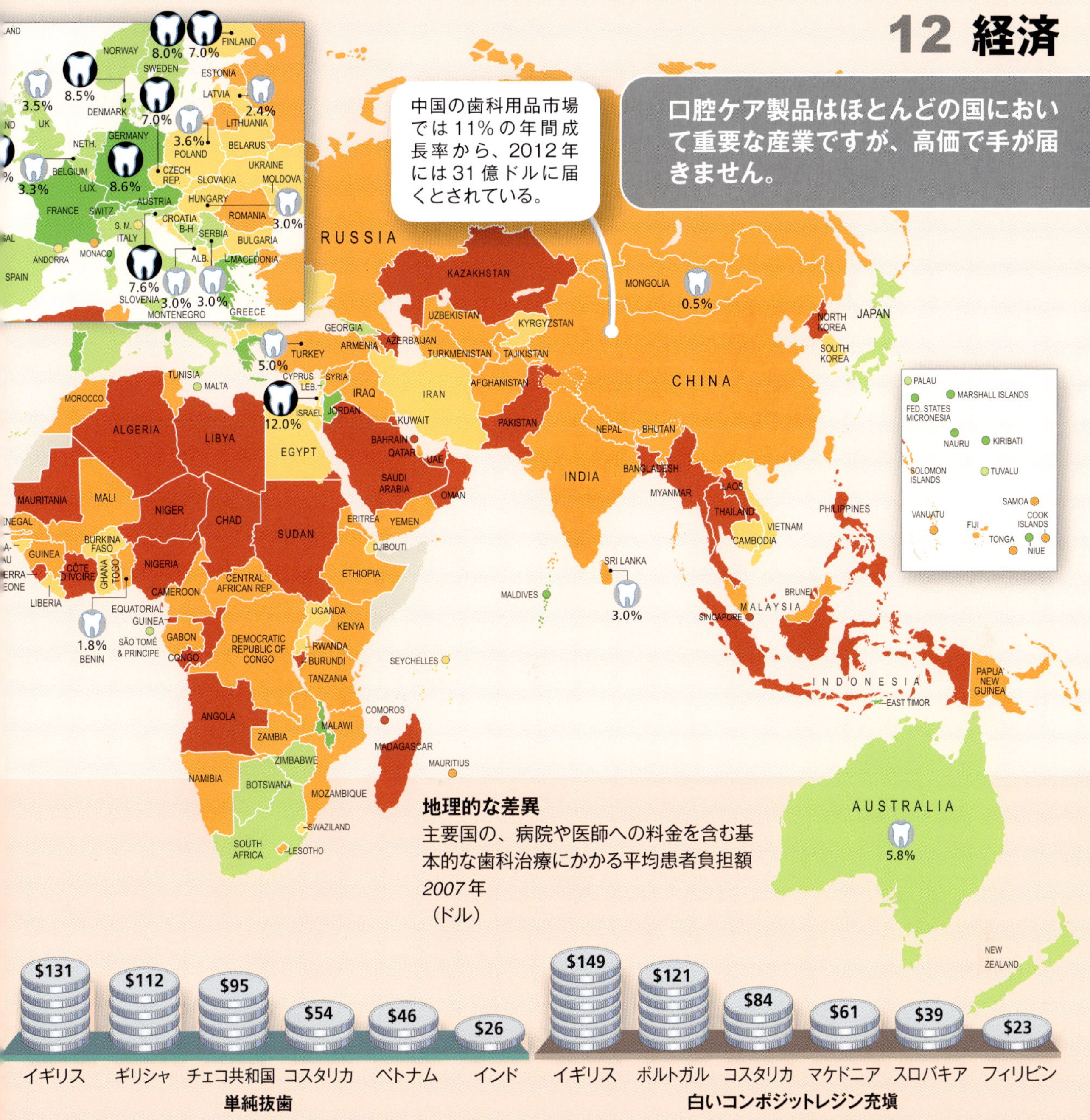

より学力が制限され、雇用の機会が縮小されます。一方、歯科やそれに関連した健康管理の産業は、国の雇用市場や経済の利益に全体として大きく貢献しています。

メディカルツーリズムの理由としてはデンタルケアが最も多く、患者はより安い治療のために他国へ出かけて行きます。しかし世界のほとんどの医療制度にとっては、健康に対する支出が少なく、また優先順位が低いため、全人口を対象として適切なデンタルケアを行うことは現実的ではありません。

歯科サービスに対する支出
主要国の合計ドル
2005–2007年

アメリカ合衆国	950億ドル
ドイツ	150億ドル
カナダ	100億ドル

う蝕

う蝕のある 6-19 歳の割合
最新の有効データ *1982-2007* 年

- 80% 以上
- 60-79%
- 40-59%
- 40% 未満
- データなし

世界平均：70%
最高：アルゼンチン 100%
最低：日本 16%

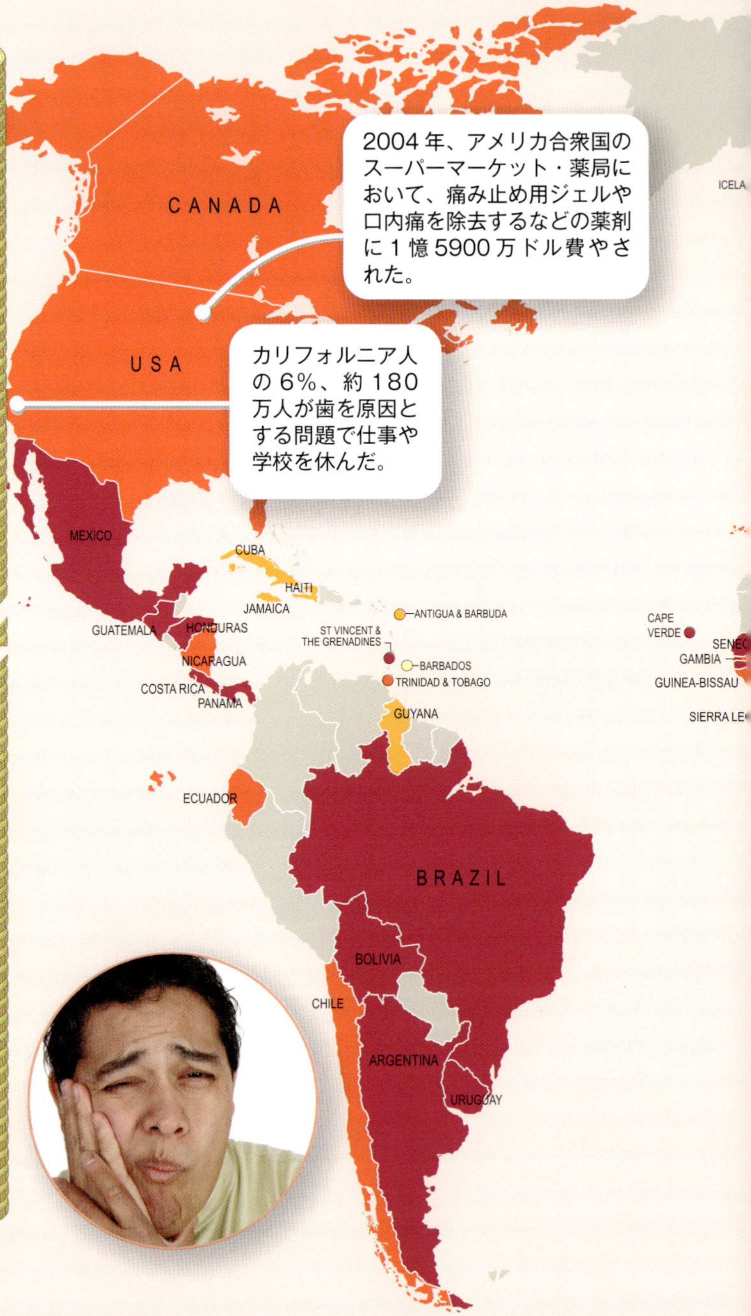

2004 年、アメリカ合衆国のスーパーマーケット・薬局において、痛み止め用ジェルや口内痛を除去するなどの薬剤に 1 億 5900 万ドル費やされた。

カリフォルニア人の 6%、約 180 万人が歯を原因とする問題で仕事や学校を休んだ。

怠慢の代償

カリフォルニアにおける 1 人当たりのデンタルケアにかかる負担（ドル）
2009 年

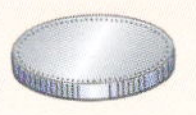
日常的なデンタルケア

歯が原因による病院の救急診療部への受診

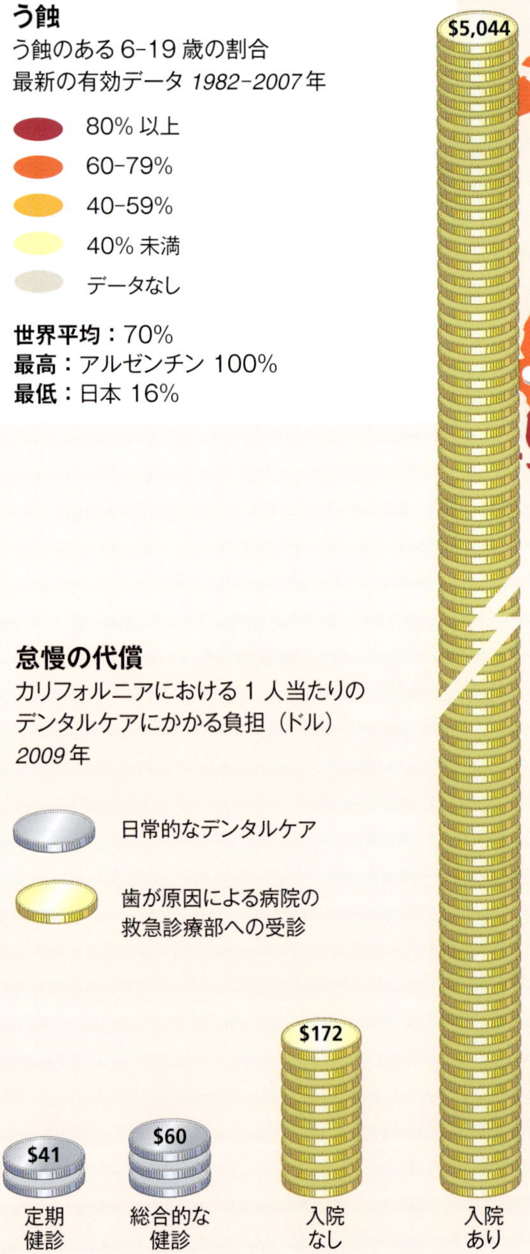

定期健診

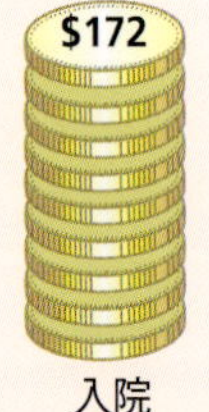

総合的な健診

入院なし

入院あり

> **子供たちは、大人ならば耐えられないほどの痛みがあっても、平気で数カ月もの間生活する。この耐えられる痛みにより消耗し、彼らのエネルギーと向上心をむしばんでいく。**
>
> （ジョナサン・コゾル
> アメリカの作家・教育者、*1991*）

口腔疾患は昔から、臨床的、統計学的に調査されていますが、生活の質への大きな悪影響を調査することもまた重要です。貧困国や社会経済的地位の低い人々にとっては、治療費が非常に高くつくため、口腔疾患の影響は大きくなります。

口腔疾患は自尊心、社会的交流、コミュニケーションに影響します。また、咀嚼、嚥下、会話、睡眠のような重要な機能を崩壊させ、集中力がなくなり、学校や仕事を休んでしまいます。口腔疾患は個人、集団、仕事、医療制度、社会に影響を及ぼします。影響力は、疾患の状態が公衆衛生の問題であるかどうかを究明する重要な判断基準となります。先天異常や水ガンのような疾患に罹患した人の衝撃はとても大きくなりますが、社会全体としての影響はあまり大

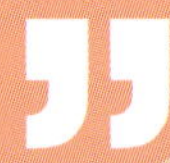

Copyright © Myriad Editions

13 口腔疾患の影響

口腔疾患と口腔内の痛みは個人、集団、医療制度、さらに社会に大きな影響を与えます。

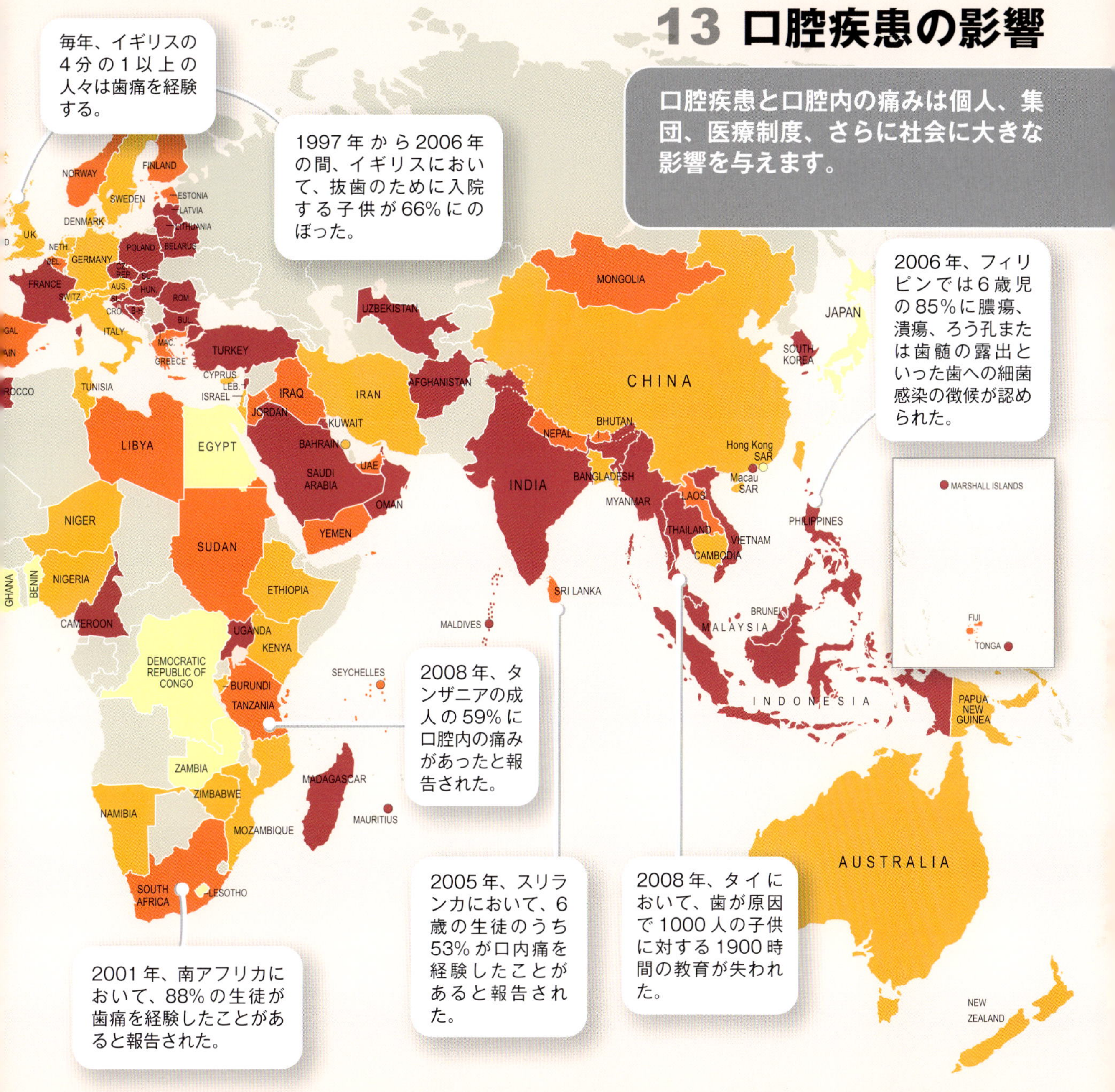

毎年、イギリスの4分の1以上の人々は歯痛を経験する。

1997年から2006年の間、イギリスにおいて、抜歯のために入院する子供が66%にのぼった。

2006年、フィリピンでは6歳児の85%に膿瘍、潰瘍、ろう孔または歯髄の露出といった歯への細菌感染の徴候が認められた。

2008年、タンザニアの成人の59%に口腔内の痛みがあったと報告された。

2001年、南アフリカにおいて、88%の生徒が歯痛を経験したことがあると報告された。

2005年、スリランカにおいて、6歳の生徒のうち53%が口内痛を経験したことがあると報告された。

2008年、タイにおいて、歯が原因で1000人の子供に対する1900時間の教育が失われた。

きなものではありません。う蝕のような疾患は、累積されると社会に対する影響が大きくなります。

歯痛は想像できるなかで最悪な痛みであると一般的に考えられています。包括的な口腔内の痛みの有病率データはありませんが、未治療のう蝕が特に子供に影響する最も一般的な歯痛の原因となります。口腔疾患が原因の痛みは、それに関連した一連の複雑な問題、すなわち治療費支払いの必要性、生産力の喪失、健康問題の悪循環、貧困と窮乏を引き起こします。

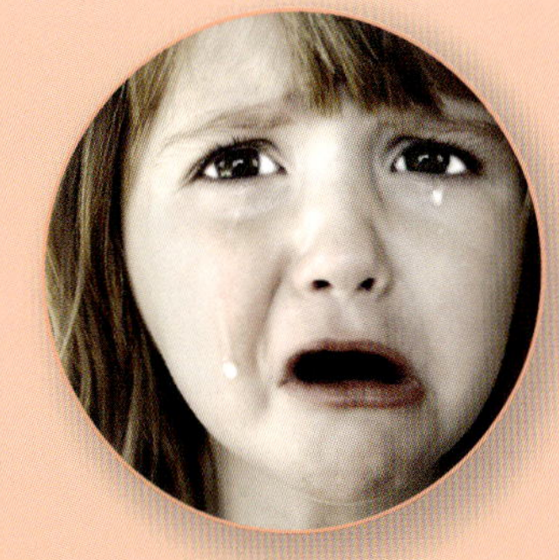

“口腔保健のさらなる進展と不平等・格差の解消は、共通のリスクファクターアプローチを基にした口腔保健増進政策によってのみ確保できる。・・・孤立した個人的対応による口腔保健教育への介入は、限られた資源にもかかわらず非効果的および無駄であり、不平等を増加させる。”
（オーブリー・シェイム、リチャード・ワット、*2000*）

第3章 リスクファクター

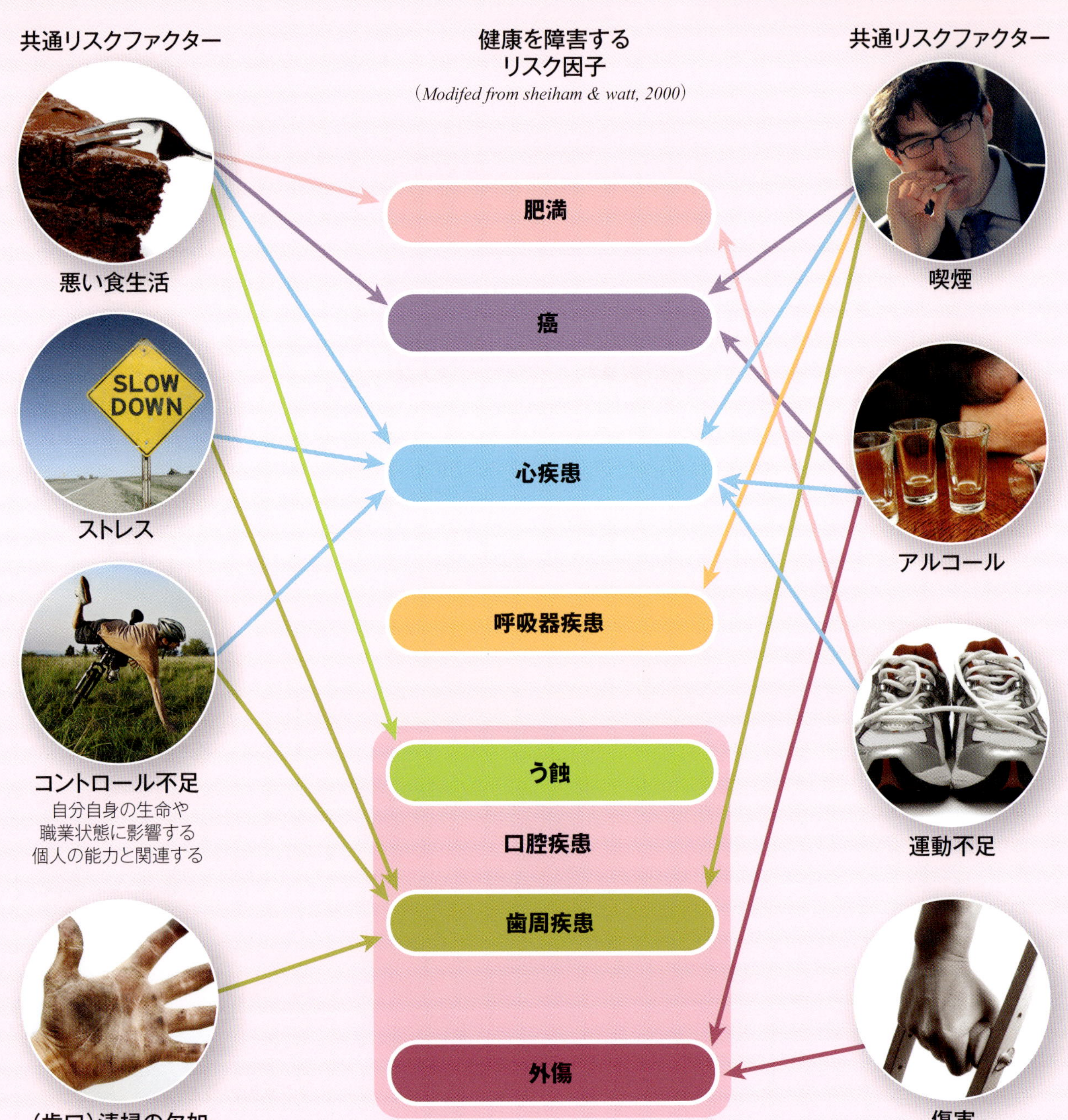

> 見たところ、君が毎日やっているのは、次の２つのどちらかだ。健康にいいことと、病気を招くこと。
>
> （アデル・デイヴィス
> 先駆的なアメリカの栄養学者
> 1907−74）

歯科疾患を含む慢性疾患は、長期間の経過を要する疾患であり、一般的に進行は遅く、普通は非感染性です。共通原因因子（リスクファクター）の数は少なく、ほとんどの慢性疾患に関与しています。喫煙、身体的不活動、および脂肪、塩、砂糖の高摂取のような主要リスクファクターは、肥満、糖尿病、血管疾患および口腔疾患のような広範囲の慢性疾患にかかわっています。

慢性疾患に対するリスクファクターは、増齢に伴い慢性疾患をより重篤にします。貧困や慢性疾患は、各ライフサイクルと関連しており、慢性疾患が貧困を悪化させ、さらに貧困によりリスクにさらされる機会が増え、逆に健康サービスを受ける機会を抑制します。

Copyright © Myriad Editions

14 リスクファクター

口腔疾患に関連し、その鍵となるリスクファクターに注意が向けられた時、口腔およびその他の慢性疾患の範囲を減少させ、予防さえすることができます。

砂糖の高摂取は、う蝕および糖尿病の一番のリスクファクターである。糖尿病による致死の約80%は、低および中所得国で起こる。

健康の社会決定因子
(*Modified from Whitehead & Dahlgren, 1991*)

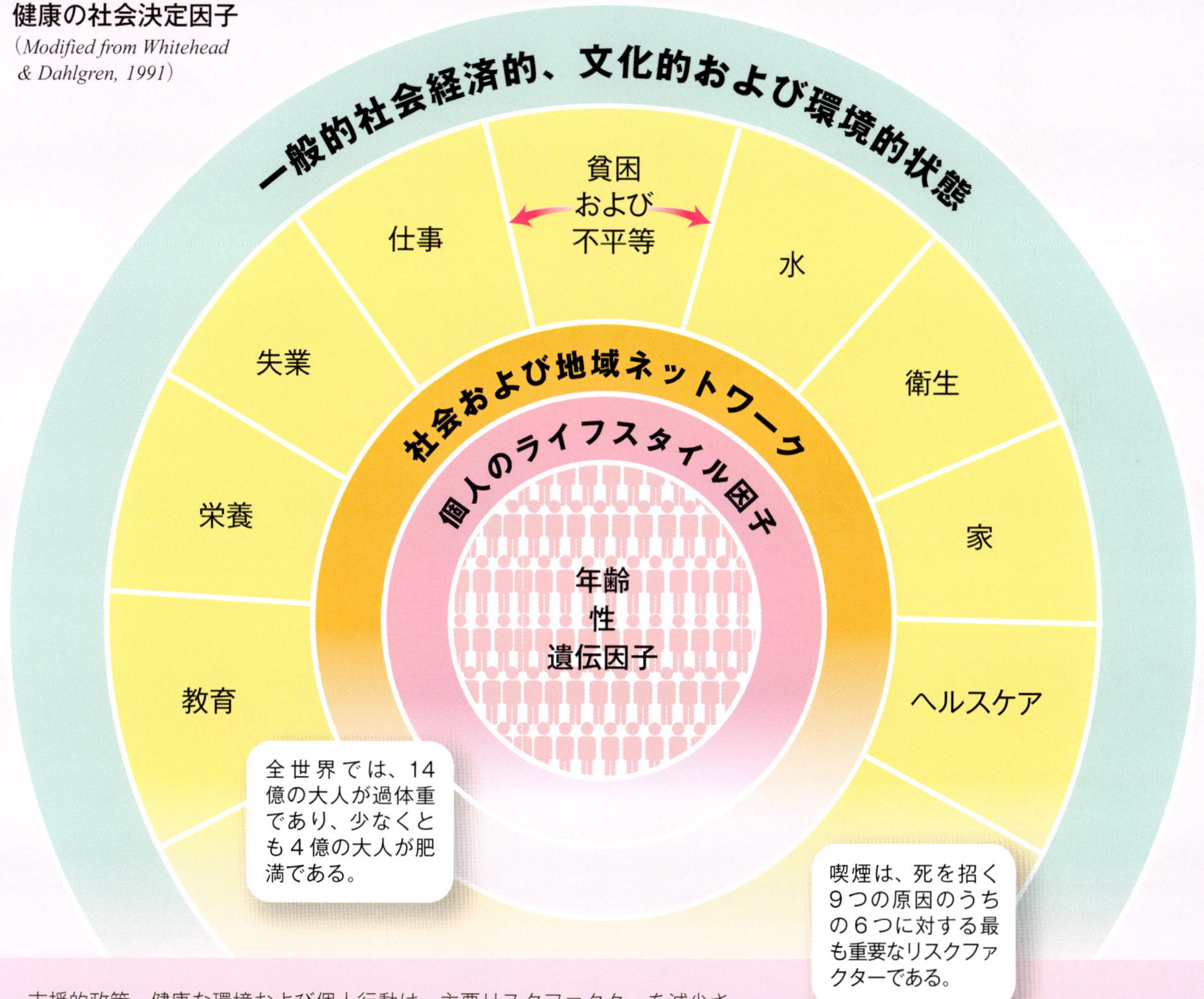

全世界では、14億の大人が過体重であり、少なくとも4億の大人が肥満である。

喫煙は、死を招く9つの原因のうちの6つに対する最も重要なリスクファクターである。

支援的政策、健康な環境および個人行動は、主要リスクファクターを減少させます。多くのリスクファクターは、ライフスタイル、社会経済状態あるいは生存状態のような幅広い決定因子の結果です。

糖尿や肥満のような多くの慢性疾患の劇的な増加は、低および中所得国にみられてきました。将来の疾患の検出やそれに続く健康計画を立案するために、リスクファクターに関するデータをモニターし、収集することが重要です。

以下のページに口腔保健のための主要共通リスクファクター；砂糖、タバコおよび社会経済状態について、より詳細に解説しました。

砂糖に対する嗜好

1 人当たりの年間砂糖消費量
2007 年

- 45kg 以上
- 30–44kg
- 15–29kg
- 15kg 以下
- データなし

世界平均：年間 1 人当たり 30kg
最も多い国：スイス　102kg
最も少ない国：コンゴ民主共和国　1.3kg

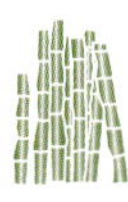
サトウキビの生産量が多い国

砂糖代用品を含むダイエット用清涼飲料および無糖ガムは砂糖と同じ味がするが、低エネルギーであり、口腔内細菌が代謝することができない。これらはう蝕リスクを減少するが、なくすことはない。

CANADA
USA
MEXICO
BAHAMAS
CUBA
DOMINICAN REP.
JAMAICA
HAITI
BELIZE
ST KITTS & NEVIS
GUATEMALA
HONDURAS
EL SALVADOR
NICARAGUA
BARBADOS
TRINIDAD & TOBAGO
COSTA RICA
PANAMA
VENEZUELA
GUYANA
SURINAME
COLOMBIA
ECUADOR
PERU
BRAZIL
BOLIVIA
PARAGUAY
CHILE
ARGENTINA
URUGUAY
CAPE VERDE
MAURI
SENE
GAMBIA
GUINEA-BISSAU
GUINI
SIERRA L
ICE

平均的アメリカ人は清涼飲料水を 1 年に 336L 消費する。

3300 万トン

常用飲料中の砂糖量

300ml 当たりの
砂糖含有量　g ／茶さじ
2007 年
茶さじ 1 杯=4.2g

虚構　砂糖代用品は癌や下痢を引き起こす。

事実　アメリカ食品・薬品管理局は、5 つの砂糖代用品；サッカリン、アスパルテーム、サッカローゼ、ネオテームおよびアセスルファムカリウムが安全であると証明した。

飲料	茶さじ	g
ミルク（低脂肪）	3.6 杯	15g
コカコーラ	6.9 杯	29g
トロピカルオレンジジュース	7.5 杯	31.2g

世界のお菓子市場は、2010 年には 1070 億ドルに達すると考えられている。

> **悪いダイエットに適した、悪い食品はない**
>
> （ステファン・レールケ
> 世界広告協会
> *2003*）

砂糖は炭水化物の一つであり、すべての炭水化物と同様に、バランスのとれた食事の必須エネルギー源であると認められています。砂糖は当初、サトウキビ、とうもろこしおよびビート（甜菜、砂糖大根）から摂られていましたが、現在では果物、蜂蜜および他の多くのものから摂られています。

砂糖消費の回数および量は、う蝕、2 型糖尿病および肥満のリスクを増加させることと直接関連します。*S.mutans* のような口腔内細菌は、砂糖を歯組織やう蝕の脱灰を引きを起こす乳酸に代謝します。このことが、高濃度の砂糖を含むスナックや清涼飲料水を頻繁に摂取することが、なぜう蝕リスクを増加させるのかの理由なのです。

Copyright © Myriad Editions

15 砂糖

砂糖を過剰に消費することは、う蝕や他の多くの健康問題の鍵となるリスク因子です。

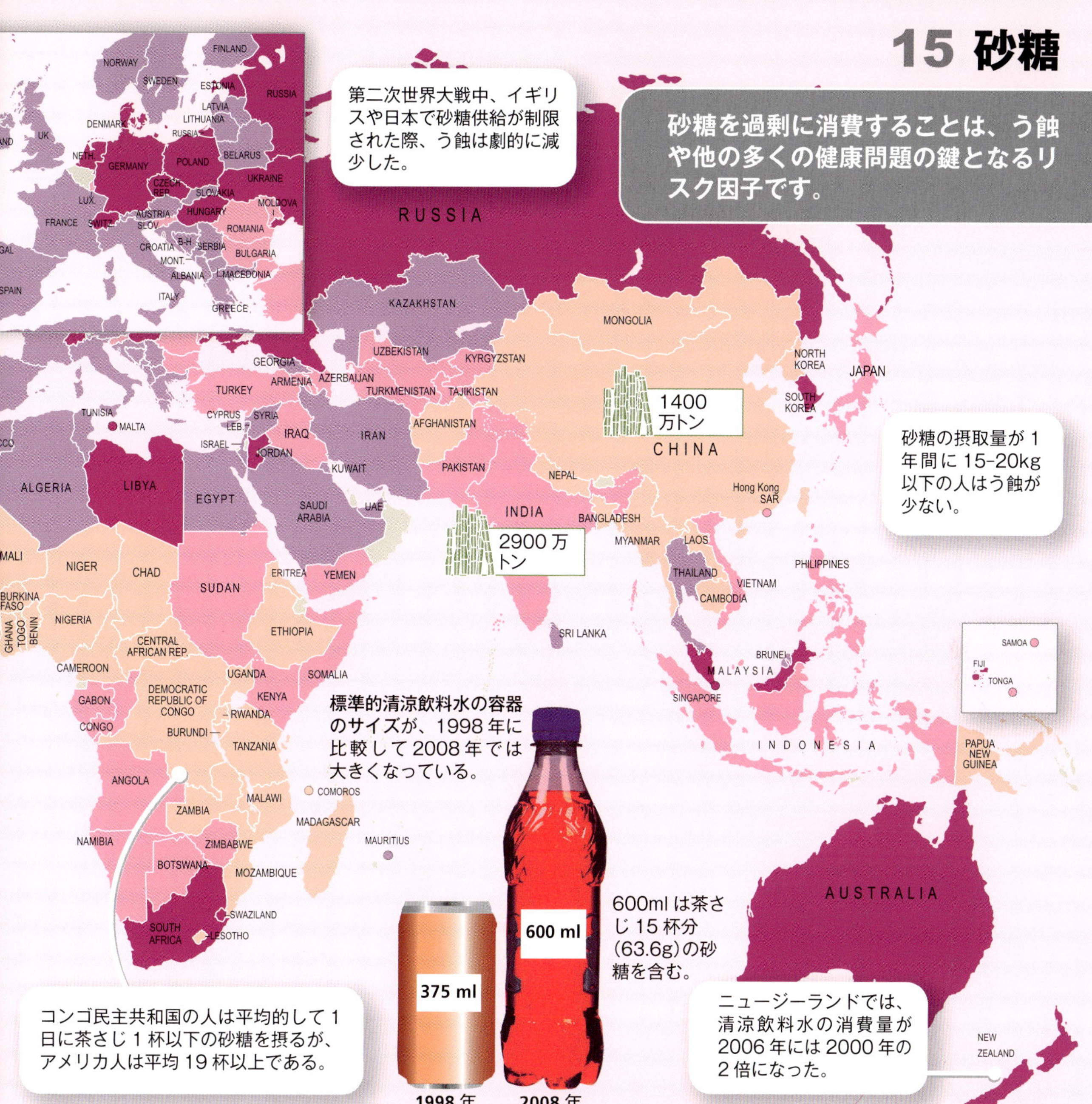

第二次世界大戦中、イギリスや日本で砂糖供給が制限された際、う蝕は劇的に減少した。
1400万トン
CHINA
2900万トン
INDIA
RUSSIA
砂糖の摂取量が1年間に15-20kg以下の人はう蝕が少ない。
標準的清涼飲料水の容器のサイズが、1998年に比較して2008年では大きくなっている。
375 ml
600 ml
1998年
2008年
600mlは茶さじ15杯分(63.6g)の砂糖を含む。
コンゴ民主共和国の人は平均的して1日に茶さじ1杯以下の砂糖を摂るが、アメリカ人は平均19杯以上である。
ニュージーランドでは、清涼飲料水の消費量が2006年には2000年の2倍になった。

食品や食品関連企業は、甘味製品を促進および広告するのに多大のお金を費やしています。炭酸飲料（ソフトドリンク、気泡性飲料あるいはソーダポップのような）は大量の砂糖を含んでおり、ほとんど栄養的価値はなく、ミルクのようなより栄養価の高い飲み物の代わりに飲まれています。これらの製品は非常によく宣伝されており、安価で、世界中どの国においても等しく売られています。ダイエット用のソフトドリンクや無糖ガムには代用甘味料が使われています。これらは、う蝕リスクを全くなくしはしませんが、減少させています。

健康活動指針

- とくに間食において、砂糖含有食品や飲料の消費を減らす。
- 「無糖」とラベルに記載してあるスナックや甘味食品は、通常口腔の健康にほとんど害はない。

年間タバコ消費量
15 歳以上の 1 人当たり
2007 年

- 2,000 以上
- 1,500–1,999
- 1,000–1,499
- 500–999
- 500 以下
- データなし
- タバコ消費国トップ 5（単位；10 億本）

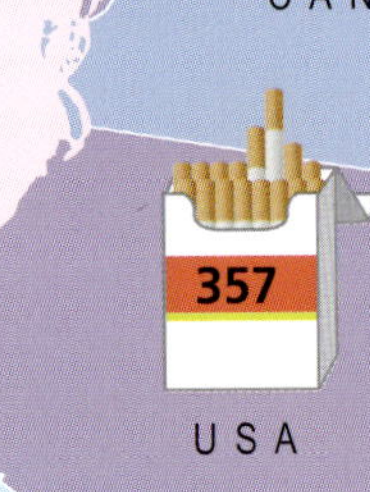

喫煙は、すべての歯周疾患の半分以上に関係する。

喫煙をする患者はインプラント治療の失敗率が高い。

毎年アメリカでは、エイズ・アルコール・コカイン・ヘロイン・殺人・自殺・交通事故・火事による死亡の総計よりも、タバコは多くの人々を死に至らしめている。

喫煙者は非喫煙者と比べて、抜歯窩の治癒に 2 倍の時間がかかる。

世界のどこかで、6.5 秒ごとに、喫煙者はタバコに関連した疾患によって死亡している。

CANADA
USA
MEXICO
CUBA
DOMINICAN REP.
JAMAICA
GUATEMALA
HONDURAS
EL SALVADOR
NICARAGUA
COSTA RICA
PANAMA
TRINIDAD & TOBAGO
VENEZUELA
COLOMBIA
ECUADOR
PERU
BRAZIL
BOLIVIA
CHILE
PARAGUAY
ARGENTINA
URUGUAY
SENEGAL

タバコに関連した口腔疾患が、絵入り警告として使用されている。

CIGARETTES
Brand
Smoke contains benzene, nitrosamines, formaldehyde and hydrogen cyanide

世界の紙巻タバコ消費量
1940–2020 年
（単位：10 億本）

年	消費量
1940	1,000
1950	1,686
1960	2,150
1970	3,262
1980	4,485
1990	5,328
2000	5,711
2010	6,319（予測値）
2020	6,769（予測値）

> **若かりし時、私にとって初めてのキスと初めてのタバコは同じ日のことだった。信じてほしいのだが、その後、決して私はそれ以上の時間をタバコに浪費しなかった。**
>
> （アルトゥーロ・トスカニーニ
> イタリアの指揮者
> *1867–1957*）

喫煙は口腔の健康に多大な影響を与えます。そしてそれは、口腔における疾患の一つの鍵となるリスクファクターでもあります。喫煙による重要な影響は、口腔癌と前癌病変、歯周疾患の程度と進行の悪化、そして創傷治癒力の低下です。タバコはどんな形のものであれ危険です。すなわち、市販の紙巻タバコ、手巻タバコ、葉巻、パイプ、嗅ぎタバコ、噛みタバコ、そしてパーン（ビンロウジュの実を主成分とするガム）がそれです。

現在、世界には 14 億人の喫煙者が存在し、その数は増加し続けています。WHO は、2030 年には喫煙者の数は 16 億人になるだろうと推定しています。20 世紀において、喫煙は世界中の 1 億人の人々を死に至らしめました。国家による大規模な減煙政策が実施されない限り、21 世紀には 10 億人の人々が喫煙によって命を落とすと WHO は予測しています。

Copyright © Myriad Editions

16 タバコ

どんな形であれ、喫煙は全身と口腔の健康にとって危険なものです。歯科医師やそのチームは、患者がタバコをやめるよう支援することができます。

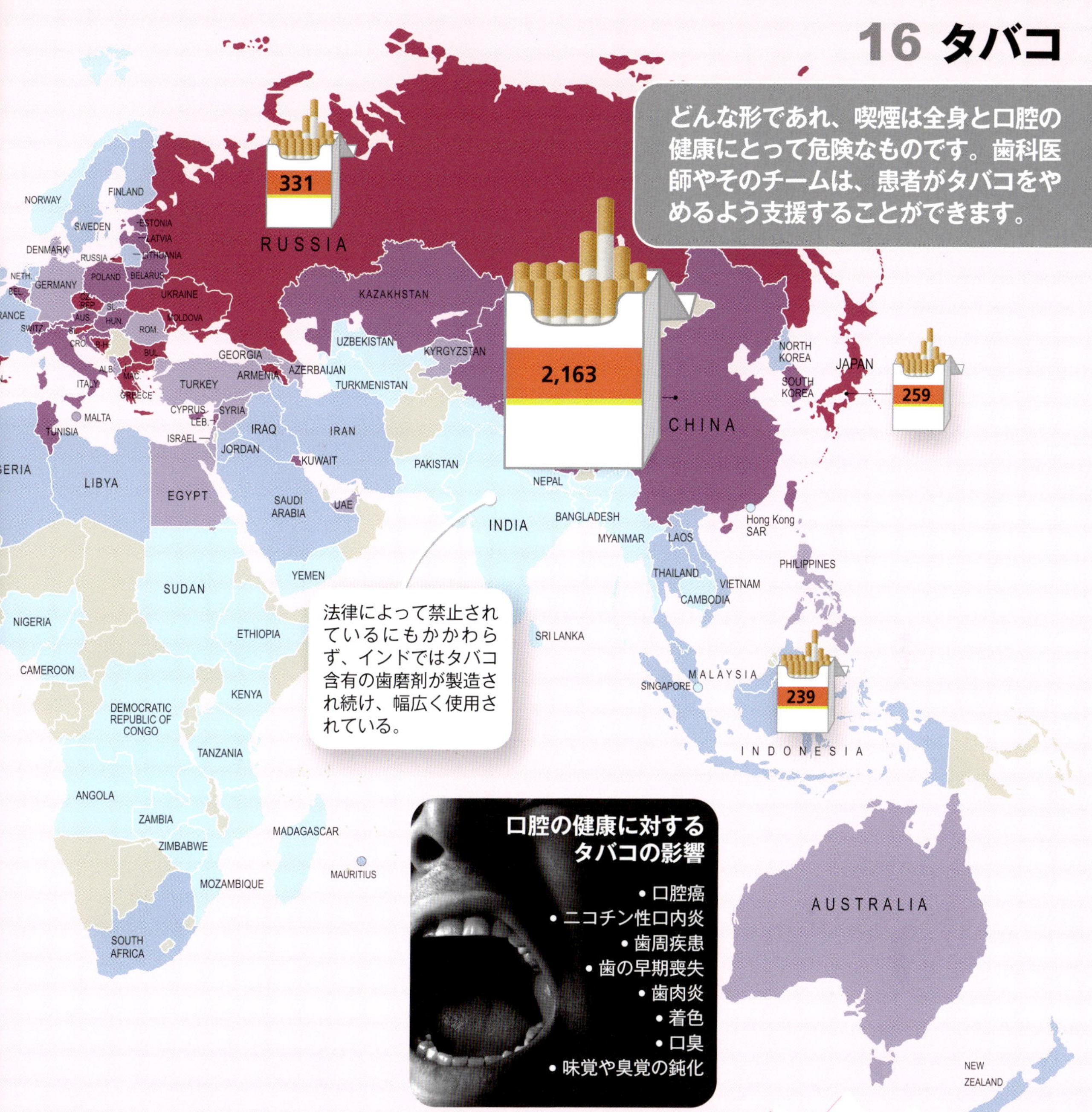

口腔の健康に対するタバコの影響

- 口腔癌
- ニコチン性口内炎
- 歯周疾患
- 歯の早期喪失
- 歯肉炎
- 着色
- 口臭
- 味覚や臭覚の鈍化

世界的にみて、喫煙は２番目に深刻な死に至る原因であり、年間 540 万人に対する致死の原因となっています。紙巻タバコは生涯喫煙者の半分を殺し、その半分は 35 歳から 69 歳で亡くなり、平均すると 20 年から 25 年の寿命を失うことになります。

口腔保健の専門家は、患者の禁煙の支援に重要な働きをします。FDI と WHO は、口腔保健の専門家が活動的な役割を果たし、喫煙コントロールにおいて連携することを推進しています。歯科医師と歯科医療従事者は、禁煙カウンセリングの場において、その他の保健の専門家と同等の効果を与えることができます。成功したモデルを示すために、保健の専門家たちは禁煙し、すべての保健施設を禁煙にする必要があります。

健康活動指針

- 減煙や禁煙は、口腔の健康を増進させる。もしそれができないのであれば、歯科医師による口腔癌の検査を忘れないようにすること。
- タバコのない世界を奨励すること。

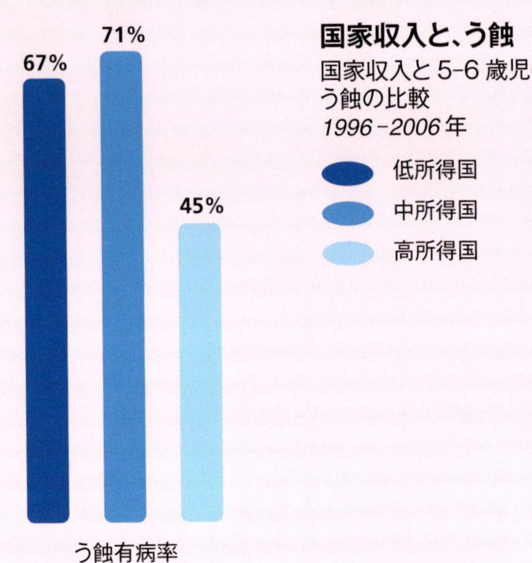

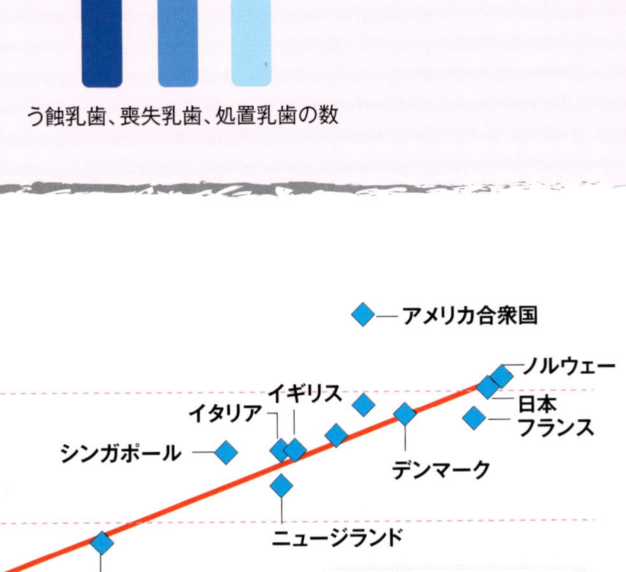

多くの低所得国から中所得国では、「危険域」に突入している。収入の増加に比例して食生活が変化しているものの、う蝕に影響を与えるような予防的な取り組みは行われていない。

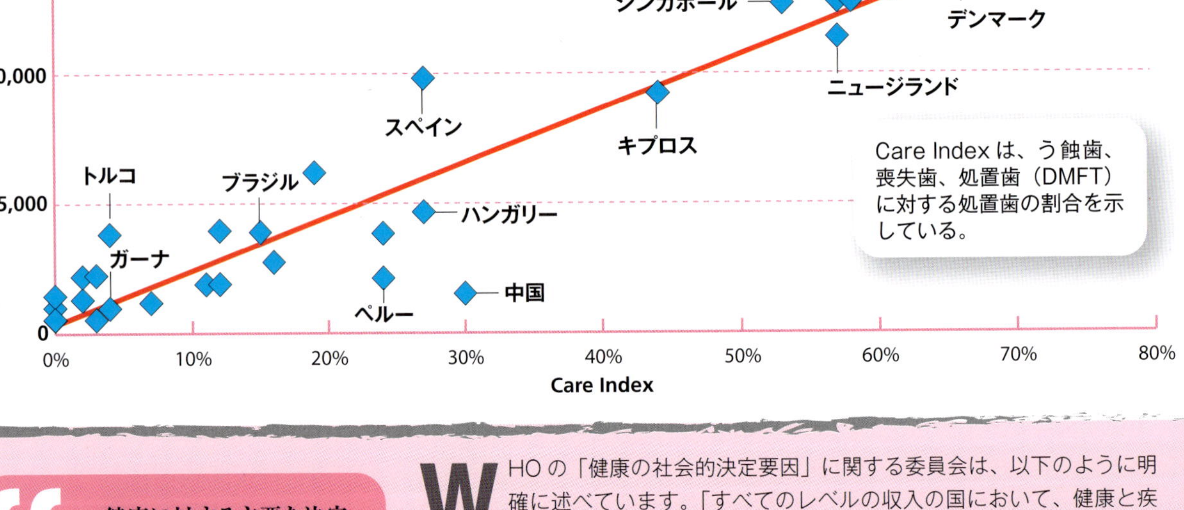

Care Index は、う蝕歯、喪失歯、処置歯（DMFT）に対する処置歯の割合を示している。

> **健康に対する主要な決定が社会的なものであるならば、治療もそうでなければならない。**
>
> （マイケル・マーモット卿
> ユニヴァーシティ・カレッジ・ロンドン
> 疫学・公衆衛生学講座
> *2005*）

WHO の「健康の社会的決定要因」に関する委員会は、以下のように明確に述べています。「すべてのレベルの収入の国において、健康と疾患は社会的な格差に従う。すなわち、低い社会経済的状態にある場合、健康状態は悪い」。このような社会的格差は、口腔の健康と疾患においても存在します。それは、国家間、国内、収入などの格差を通じて、歯周疾患、う蝕、口腔癌の不均衡な有病率として観察され、最も低い社会経済的地位にあるものは、最も高い歯科疾患の水準を示しています。

口腔の健康を決定する多くの要因は、口腔の外にもみられます。それは、収入、教育、住居や衛生状態、性別、人種、ヘルスサービスへのアクセスなどです。

う蝕の罹患率は、経済的な移行を達成しつつある中所得国において最も高く

Copyright © Myriad Editions

17 社会経済状況

社会経済的状況は、多くの口腔疾患に対して、そして、全身と口腔の健康状態を決定する鍵となるリスクファクターです。

口腔保健の責務
口腔保健における
個人的要因と
社会的要因の関係

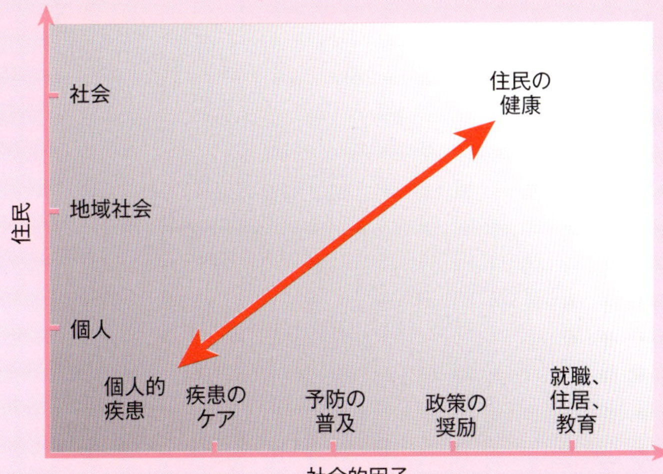

社会経済的要因
社会経済的状況と、
さまざまな口腔疾患との
関連の強さ

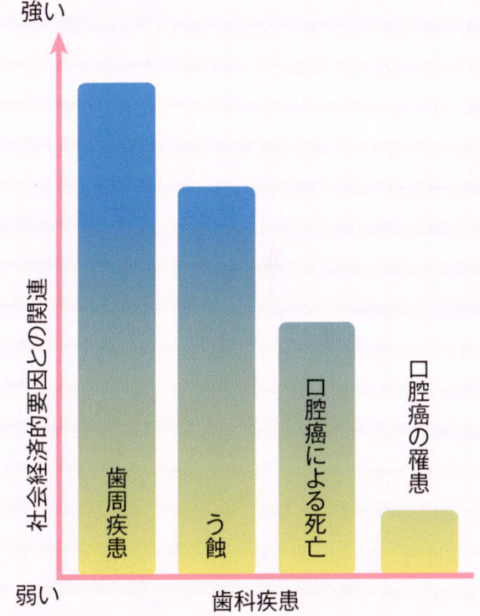

貧困の影響

高い社会経済的要因を持つ人々と、移民や少数民族を含む、低収入や教育が不十分な人々を比較すると、以下のような結果が得られた。

- 歯科受診の頻度が低い
- 処置歯が少ない
- 喪失歯が多い
- 喫煙量が多い
- 口腔癌の罹患率が高い
- う蝕と未処置う蝕が多い
- 歯周疾患の罹患率が高い

マオリ族の女性は、ニュージーランドのコーカサス人女性と比べて、無歯顎者が5倍多い。

なります。住民は、収入の増加と、甘味食品の購買力を増加させることはできますが、水道水フッ化物濃度調整のような広く享受できる予防措置や、適切な歯科治療を受けられないかもしれません。

シンプルで、裏付けがあり、安価な住民への介入（たとえば上水道フッ化物濃度調整）は、口腔保健における構造的不均衡やそれらの非倫理的な継続を回避可能にします。WHO の「健康の社会的決定要因」に関する委員会は、以下のように強く結論付けています。「健康の不平等を減らすことは……倫理的な緊急の責務です。社会的な不平等は、大規模な殺人です」

> **健康に関する結果の格差（国内および国際における）は、現在、近代の歴史の中で最も大きい。**
> （マーガレット・チャン
> *WHO* 事務局長
> *2009*）

“新たな科学的真実は、反論者を納得させることではなく、むしろその反論者が結局のところ死に至り、そして、その背景をよく知る新世代が育つことによって勝利を得るのである。”
（マックス・プランク、ドイツの物理学者、*1920*）

第4章　解決策―行動を起こす

口腔保健の改善と保護

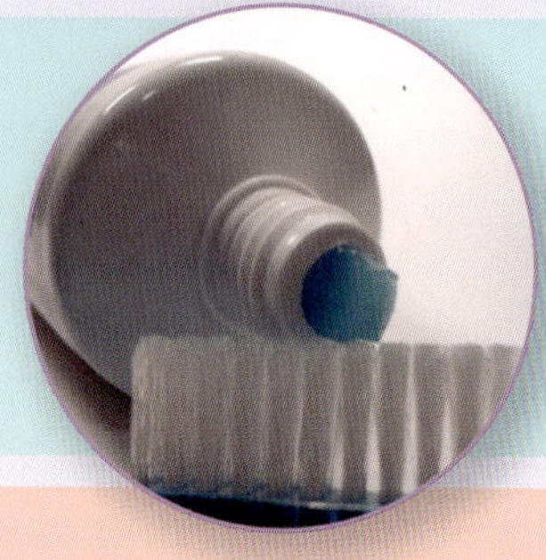

う蝕

- フッ化物配合歯磨剤で、１日２回歯磨きをすること。朝食後と就寝前が推奨される。
- 甘味飲食物の摂取制限、とくに食間。
- 食間に不健康なおやつを食べない。
- 食後やおやつ後には砂糖の入っていないガムを噛む。
- 手に入るならフッ化物配合食塩を利用する。
- 利用できるならフッ化物濃度調整された水を飲む。

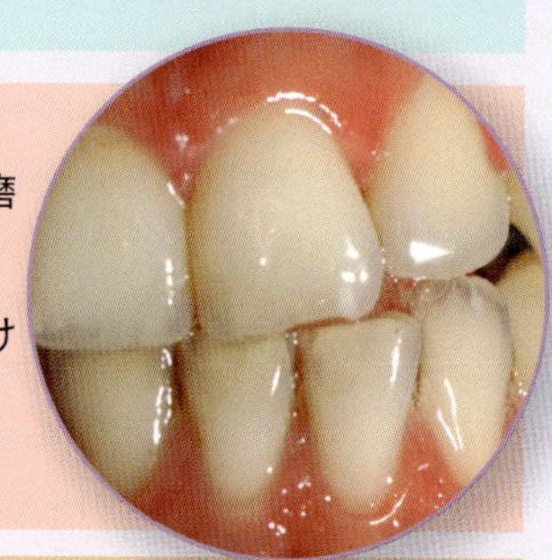

歯周疾患

- 歯を清潔に保つ。フッ化物配合歯磨剤による１日２回の歯磨き。
- 禁煙するか減煙する。
- 全身的な健康状態が良好であるか保証するために検診を受ける。
- 自分の歯の正しい磨き方を口腔保健の専門家に教えてもらう。

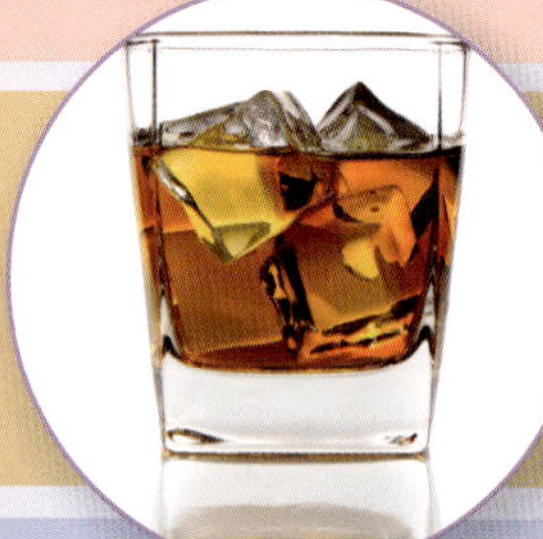

口腔癌

- 口腔癌に対するリスクを低下させるために、タバコとアルコールを控える。
- もし、口に、痛みやひりひりした感じ、白色や暗色の斑点、異常出血などがあるなら、２週間以内に歯科医師か内科医のもとを訪れること。

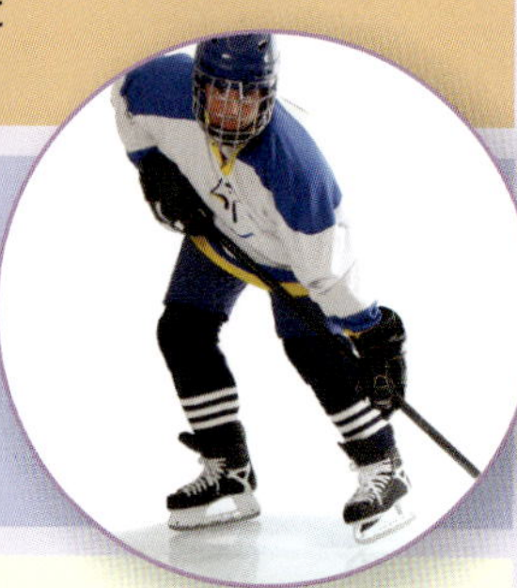

外傷

- 歯を守るために、コンタクトスポーツ（プレーヤー間の接触があるスポーツ）をする時はマウスガードを装着すること。
- 自転車やバイクなどで移動するとき、接触や事故の起こりやすいスポーツ（アイスホッケー、モータースポーツ、スケート、自転車競技）をするときはヘルメットを着用する。

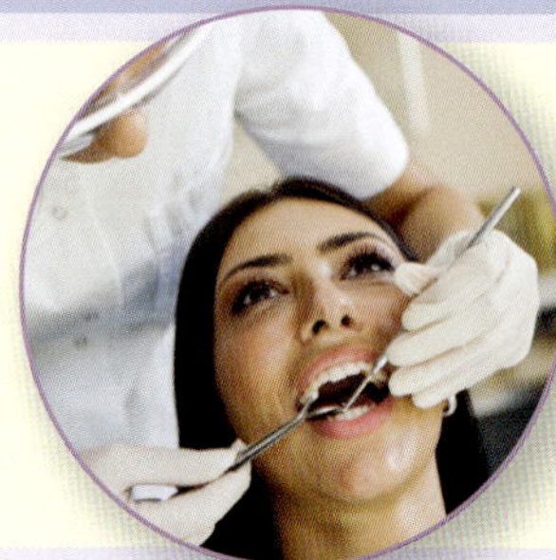

アドバイスとサポート

- リコール間隔を決めて、かかりつけ歯科医に定期的に通院する。
- フッ素の効用と、う蝕の予防についての最適な方法をかかりつけ歯科医師に教えてもらうこと。
- HIV の状態を知っておくことは、かかりつけ歯科医師や内科医が、疾患の進行を管理するのに役立つ。
- もし禁煙サポートが必要ならば、かかりつけ歯科医や内科医に相談すること。
- 口腔保健の向上のために、地域活動をサポートし従事すること。

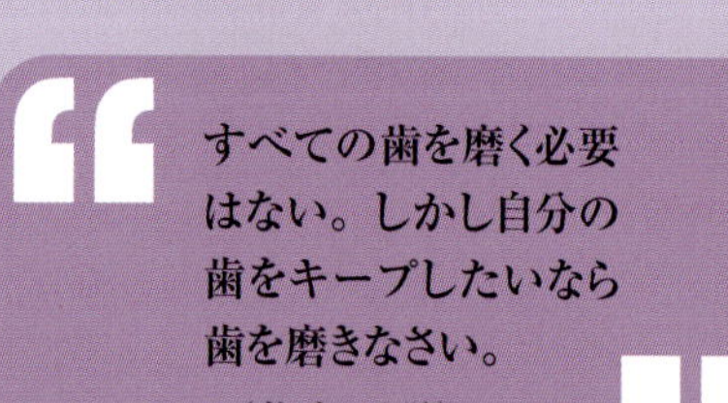

“すべての歯を磨く必要はない。しかし自分の歯をキープしたいなら歯を磨きなさい。
（作者不詳）”

歯科疾患はかなりのところまで予防可能です。個人の行動、ライフスタイル、口腔ケアの習慣は、生涯に渡って健康な口腔を保つための重要な要因です。行動パターンは早い時期に決定されるため、多くの口腔保健教育への取り組みは子供に焦点が当てられます。この中で、保護者はきわめて重要な模範となります。

いくつかの鍵となる予防行動がありますが、それにより口腔の健康を確実なものにすることができます。すなわち、フッ化物配合歯磨剤による１日２回の歯磨き、甘味食品や清涼飲料水が少なく、バランスよくバラエティに富んだ食事、タバコを吸わない、摂取基準内のアルコール、コンタクトスポーツに参加する際のマウスガードの着用、健診と予防的アドバイスを受けるための口腔保

Copyright © Myriad Editions

18 行動と選択

世界の多くの地域でミスワック（噛んで使用する枝）が歯の清掃に使用されている。それは、おもにアラク（学名 salvadora persica）かニーム（学名 azadiracta indica）の木から作られている。それらは、抗微生物作用をもち、歯ブラシを使用するのと同様の効果を与えることができる。

口腔疾患は適切な行動によって予防可能です。それは公的な健康政策や健康増進によって強化され、促進されます。

口腔保健についてのよくあるQ&A

2003年、歯ブラシはアメリカで発明されたもののなかで、それなしでは生きていけないものの第1位に選ばれている。

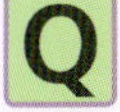

1日に何回歯磨きしたらいいの？

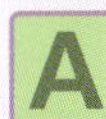

良好なお口の健康のためには、フッ素の入った歯磨剤で1日2回歯磨きをすれば十分という科学的根拠があります。

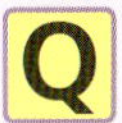

デンタルフロスは使った方がいいの？

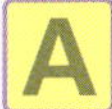

デンタルフロスの使用は、虫歯を防ぐという中程度の科学的根拠がありますが、歯ぐきの病気の予防には、乏しい科学的根拠しかありません。

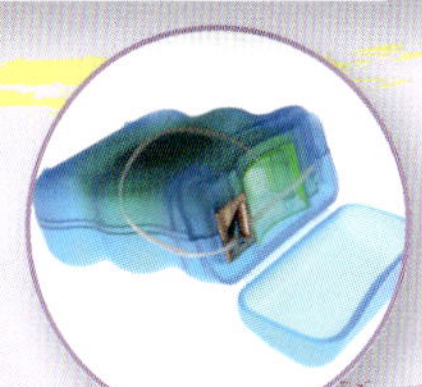

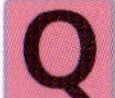

うがい薬は使った方がいいの？

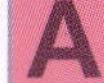

虫歯や歯ぐきの病気を引き起こすばい菌は、お口の中では非常に割合が少なく、残りのほとんどは害がありません。殺菌性のうがい薬は、指示がなければ日常的に使用するべきではありません。アルコールが含まれておらず、フッ素の入っているうがい薬は、より効果的であると思われます。

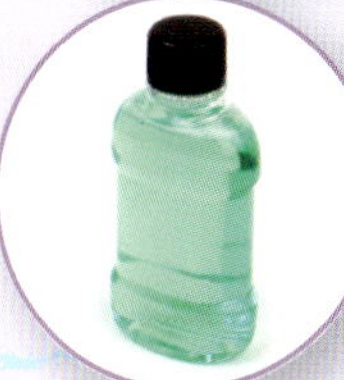

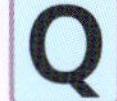

電動歯ブラシは使った方がいいの？

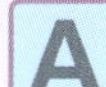

毛先が回転する電動歯ブラシは、普通の歯ブラシと比べより多くの歯垢を落とすことが科学的に示されています。さらに、電動歯ブラシの中には、適切な歯磨き時間のためにタイマーがついているものもあります。しかし、普通の歯ブラシであっても、歯をきれいに保つことができます。

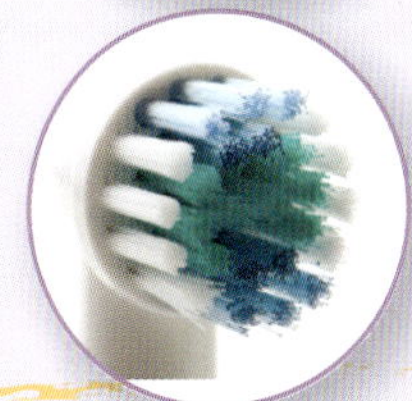

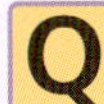

どんな歯磨剤を使ったらいいの？

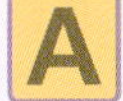

フッ素の入った歯磨剤を使ってください。フッ素の入っていない歯磨剤を使うと、歯は虫歯から守られません。

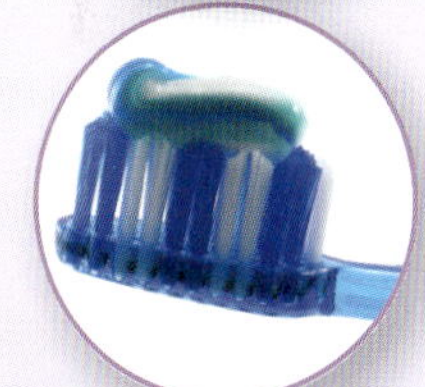

健専門家の受診、などがそれにあたります。

しかしながら、単純な口腔へのケアについての知識であったとしても、受け入れられると思ってはいけません。歯科医療従事者や保健の専門家は、良好な口腔と全身の健康を保つため、患者に必要な知識と技術を伝えるという、専門家としての責務があります。口腔衛生に関するすべての勧告は、最善の科学的根拠を基礎とし、そして個々の患者の状態も配慮しなければなりません。もし、口腔の不健康に対する幅広い社会的、環境的要因に取り組んだ適切な公衆衛生によってサポートされるなら、長期間に渡る積極的な口腔保健行動は、健康な口腔を持続させるたった一つの手段なのです。

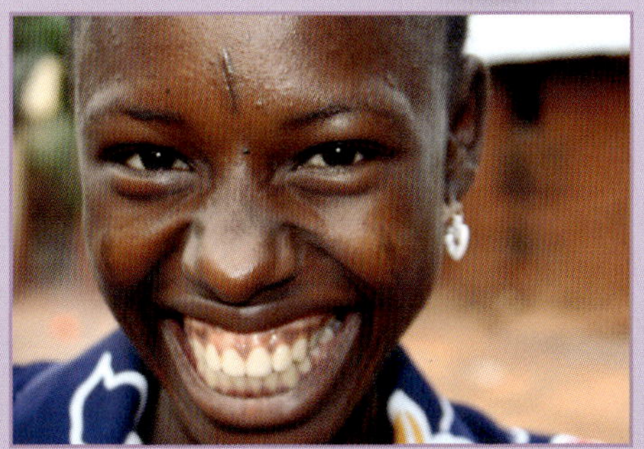

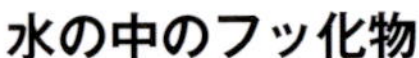

水の中のフッ化物

フッ化物が水道水中に適切に調節されている、あるいは天然のフッ化物を含んだ水を利用できる住民の割合

2004 年

- 76–100%
- 51–75%
- 26–50%
- 6–25%
- 5%以下
- データなし
- フッ化物配合牛乳のある国で、それを手に入れられる 0–14 歳の子供の割合
- フッ化物配合食塩が購入可能な国。データがある場合はシェアを記載。

20 世紀における十大健康業績の一つとして、アメリカ疾病予防管理センター（CDC）によって、上水道フッ化物濃度調整が選ばれている。

17 の適切な公衆衛生の一つとして、世界開発センター（CGD）によって、ジャマイカにおけるフッ化物配合食塩が選ばれている。

CANADA
USA
MEXICO 79%
CUBA 60%
JAMAICA 100%
HAITI
DOMINICAN REP.
PUERTO RICO
GUATEMALA
COSTA RICA
PANAMA
VENEZUELA
GUYANA
COLOMBIA
ECUADOR
PERU
BRAZIL
BOLIVIA 40%
CHILE 6%
PARAGUAY
ARGENTINA
URUGUAY 90%
SENEGAL

歯の健康におけるフッ化物へのユニバーサルアクセスは、健康に対する基本的な権利の一つである。これは WHO、FDI、IADR によって採択された。

世界的なフッ化物の利用

異なる供給源のフッ化物を利用している世界的な住民の数

2001 年

フッ化物配合牛乳	100 万人以下
フッ化物錠剤	1500 万人
専門的局所フッ化物応用	3000 万人
適切な濃度のフッ化物を含む天然飲料水	5000 万人
フッ化物配合洗口剤	1 億人
フッ化物配合食塩	1 億 6000 万人
上水道フッ化物濃度調整	3 億 6800 万人
フッ化物配合歯磨剤	15 億人

> **上水道フッ化物濃度調整は、子供から大人まで、う蝕予防と生涯にわたる口腔保健の向上に対する、たった一つの最も有効な公衆衛生的手段である。**
>
> （デイヴィッド・サッチャー　アメリカ連邦公衆衛生総監　*2001*）

フッ化物は 60 年以上にわたって、う蝕予防戦略にとって必須の存在であり続けてきました。フッ化物というのは、フッ素という元素を含む混合物であり、地殻において 13 番目に豊富な元素です。フッ素は岩石、地中、水、動植物に含まれています。

1940 年代の始め、飲料水中のフッ化物の濃度とう蝕との関連性が証明されました。公共の水道において、フッ化物を最適な濃度へと人工的に調整する初期のプログラム（上水道フッ化物濃度調整）では、約 50% のう蝕抑制率が観察されました。

さまざまな手段のフッ化物応用が利用できます。それには、コミュニティケアとしての水、食塩、牛乳のフッ素化、セルフケアとしてのフッ化物配合歯磨剤と洗口剤、プロフェッショナルケアとしてのバーニッシュ、ゲル、錠剤など

Copyright © Myriad Editions

19 フッ化物

歯の健康におけるフッ化物への世界的活用（ユニバーサルアクセス）は、健康に対する基本的な権利の一つです。

1955 年、スイスのチューリッヒ地方において、コミュニティレベルにおけるう蝕予防の最初の選択は、フッ化物配合食塩であるとされた。

住民１人１人が上水道フッ化物濃度調整に１ドル支払えば、治療に必要とされる 250 ドルものお金を節減することができる。

インドのいくつかの地域（そしていくつかの国）では、飲料水中の天然のフッ化物の濃度は非常に高く、それは健康問題の原因となりうる。

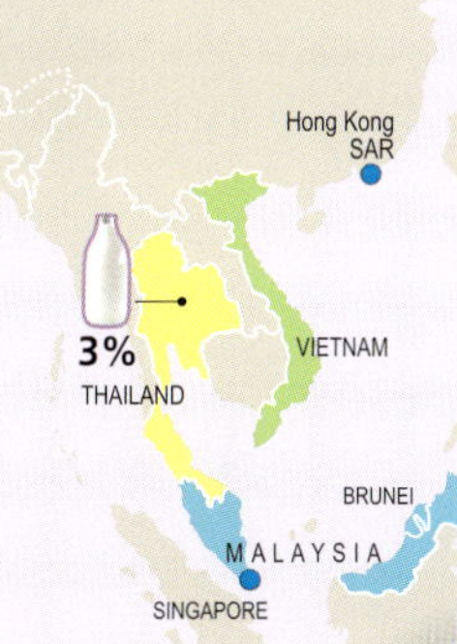

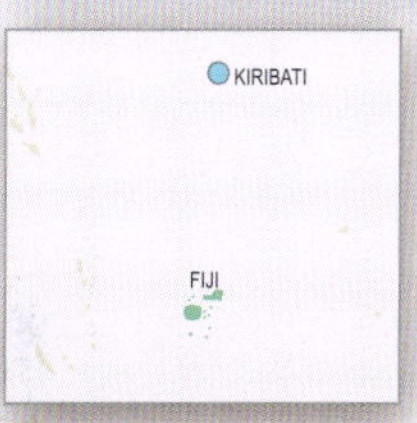

虚構 フッ素は毒であり、歯や体にダメージを与える。

事実 適用量でのう蝕予防に対するフッ化物の安全性と有効性は、60 年以上にわたる科学的研究によって裏付けられている。

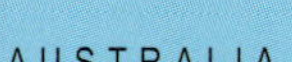

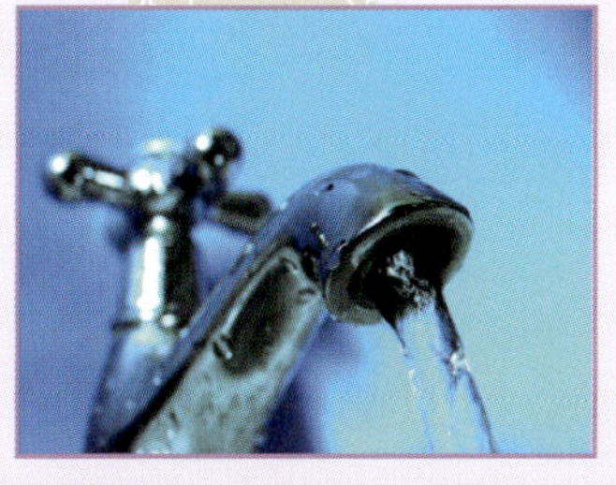
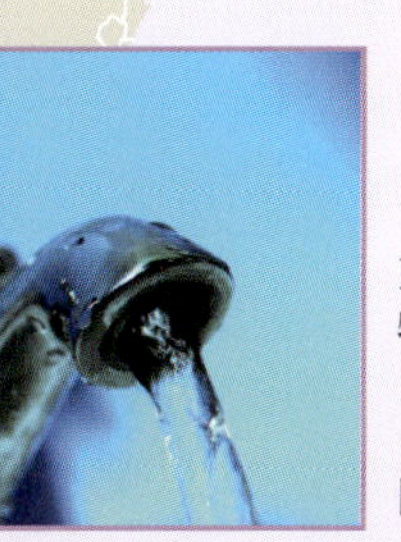

1945 年、最初の上水道フッ化物濃度調整プログラムが、アメリカミシガン州のグランドラピッドでう蝕予防のために開始された。

があります。

フッ化物は、歯垢中細菌の代謝（酸産生）を阻害すること、歯の脱灰を抑制すること、再石灰化（修復）を促進することによって局所的にう蝕を予防し、将来起こるであろう酸の侵襲に対して、より抵抗性の高い歯を作ります。

歯の形成期（特に出生後から４歳）における適正濃度を超えたフッ化物への曝露は、歯のフッ素症の原因となるかもしれません。この症状は軽度では目立たないことがしばしばあり、重症では褐色の斑点や歯の着色を生じます。思春期以降の子供や成人においてはその危険性はありません。もし、適正な濃度で応用されれば、フッ化物は世界的にう蝕を減少させる安全かつ効果的な手段になります。

健康行動指針

- う蝕予防のために最も効果的なフッ化物の使用方法を、歯科医師に教えてもらうこと。
- 歯磨剤はかならずフッ化物入りのものを使用し、１日２回の歯磨きを行うこと。
- 手に入るなら、フッ化物入りの食塩を使うこと。

フッ化物配合歯磨剤が購入可能か？

全体の 10% の貧困家庭が、1 年分のフッ化物配合歯磨剤のために必要な金額を得るための労働日数
2006 年

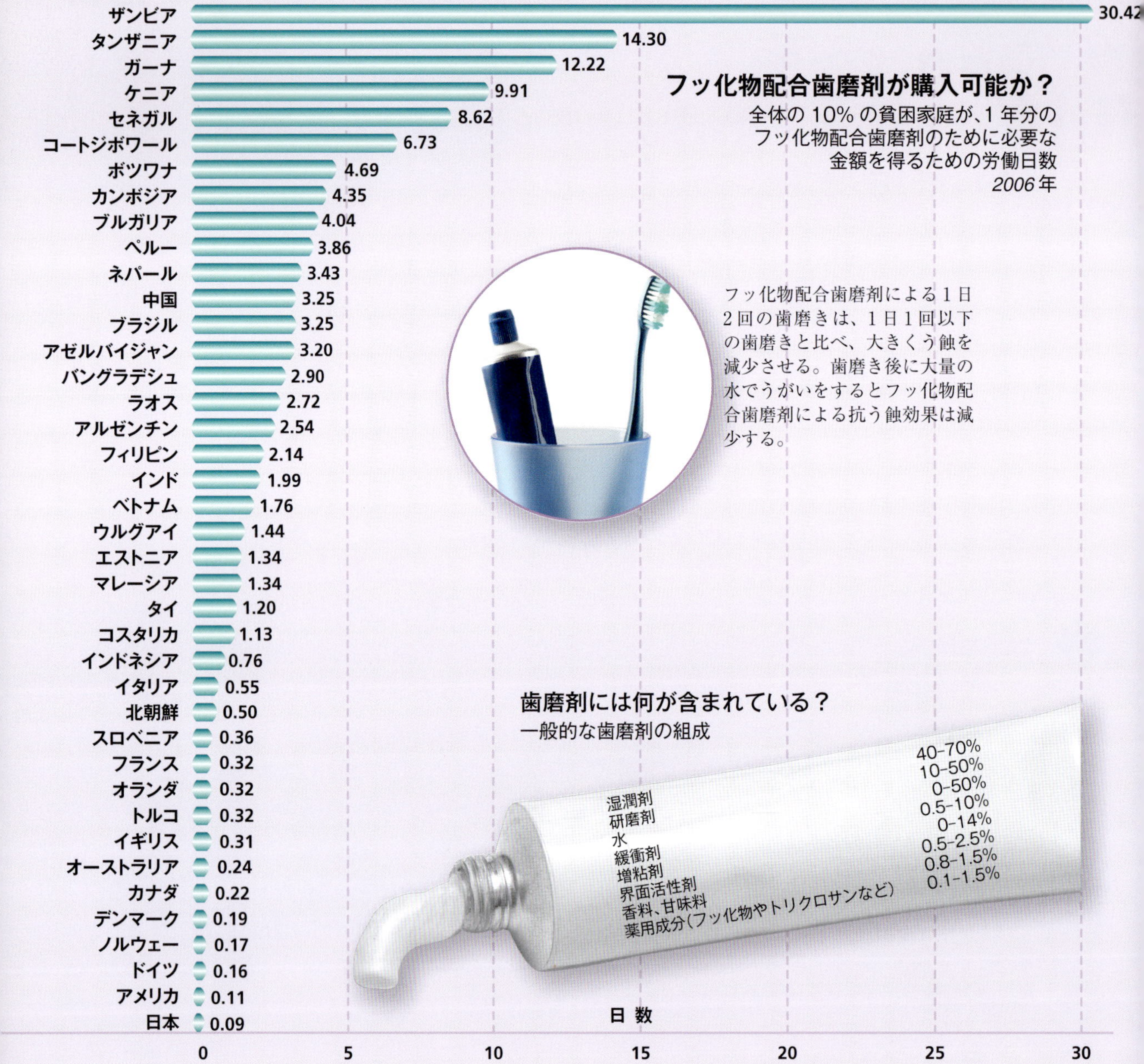

	日数
ザンビア	30.42
タンザニア	14.30
ガーナ	12.22
ケニア	9.91
セネガル	8.62
コートジボワール	6.73
ボツワナ	4.69
カンボジア	4.35
ブルガリア	4.04
ペルー	3.86
ネパール	3.43
中国	3.25
ブラジル	3.25
アゼルバイジャン	3.20
バングラデシュ	2.90
ラオス	2.72
アルゼンチン	2.54
フィリピン	2.14
インド	1.99
ベトナム	1.76
ウルグアイ	1.44
エストニア	1.34
マレーシア	1.34
タイ	1.20
コスタリカ	1.13
インドネシア	0.76
イタリア	0.55
北朝鮮	0.50
スロベニア	0.36
フランス	0.32
オランダ	0.32
トルコ	0.32
イギリス	0.31
オーストラリア	0.24
カナダ	0.22
デンマーク	0.19
ノルウェー	0.17
ドイツ	0.16
アメリカ	0.11
日本	0.09

日 数
0 5 10 15 20 25 30

フッ化物配合歯磨剤による1日2回の歯磨きは、1日1回以下の歯磨きと比べ、大きくう蝕を減少させる。歯磨き後に大量の水でうがいをするとフッ化物配合歯磨剤による抗う蝕効果は減少する。

歯磨剤には何が含まれている？

一般的な歯磨剤の組成

湿潤剤	40-70%
研磨剤	10-50%
水	0-50%
緩衝剤	0.5-10%
増粘剤	0-14%
界面活性剤	0.5-2.5%
香料、甘味料	0.8-1.5%
薬用成分(フッ化物やトリクロサンなど)	0.1-1.5%

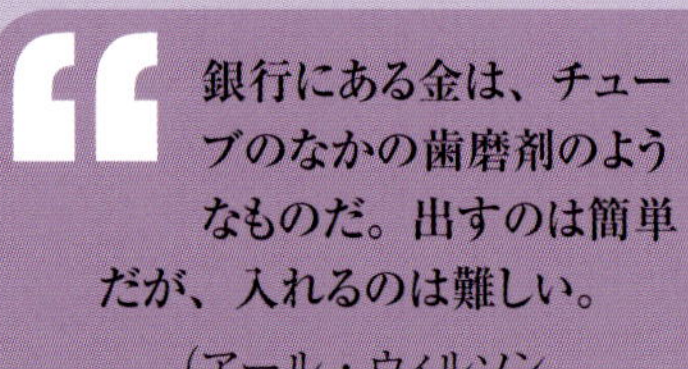
“銀行にある金は、チューブのなかの歯磨剤のようなものだ。出すのは簡単だが、入れるのは難しい。
(アール・ウィルソン
アメリカの野球選手
1934–2005)”

水道水と食塩のフッ化物濃度調整は、世界の人々に広く利用されているわけではありません。それゆえ、フッ化物配合歯磨剤はフッ化物を世界的に普及させるための、最も重要な手段であり続けています。フッ化物配合歯磨剤は、100 を超える臨床試験によってう蝕予防効果を確認するという、最も厳密な評価を受けています。フッ化物配合歯磨剤は、購入の容易さや品質において、世界的に大きな差があります。

歯磨剤は 19 世紀以降一般的に使われるようになり、そして、フッ化物が最初に添加されたのは 1914 年のことでした。インディアナ大学のジョセフ・ミューラーらは、う蝕予防のための有用なフッ化物配合歯磨剤を初めて開発しました。それは世界初の商業的に入手可能なフッ化物配合歯磨剤であり、クレ

Copyright © Myriad Editions

20 フッ化物配合歯磨剤

1960年代にクレスト歯磨剤は、う蝕予防に効果があるとしてアメリカ歯科医師会から認可を受けた初の歯磨剤の商標となった。2009年のアメリカでは、ADAに承認された51のフッ化物配合歯磨剤の商標が、市場に並んでいる。

フッ化物配合歯磨剤と上水道フッ化物濃度調整の併用は、単独使用に較べてう蝕予防に効果的である。両方のフッ化物応用を利用したとしても、過剰摂取による障害や危険性はない。

フッ化物配合歯磨剤の広範な利用は、う蝕を減少させる最も重要な方法です。

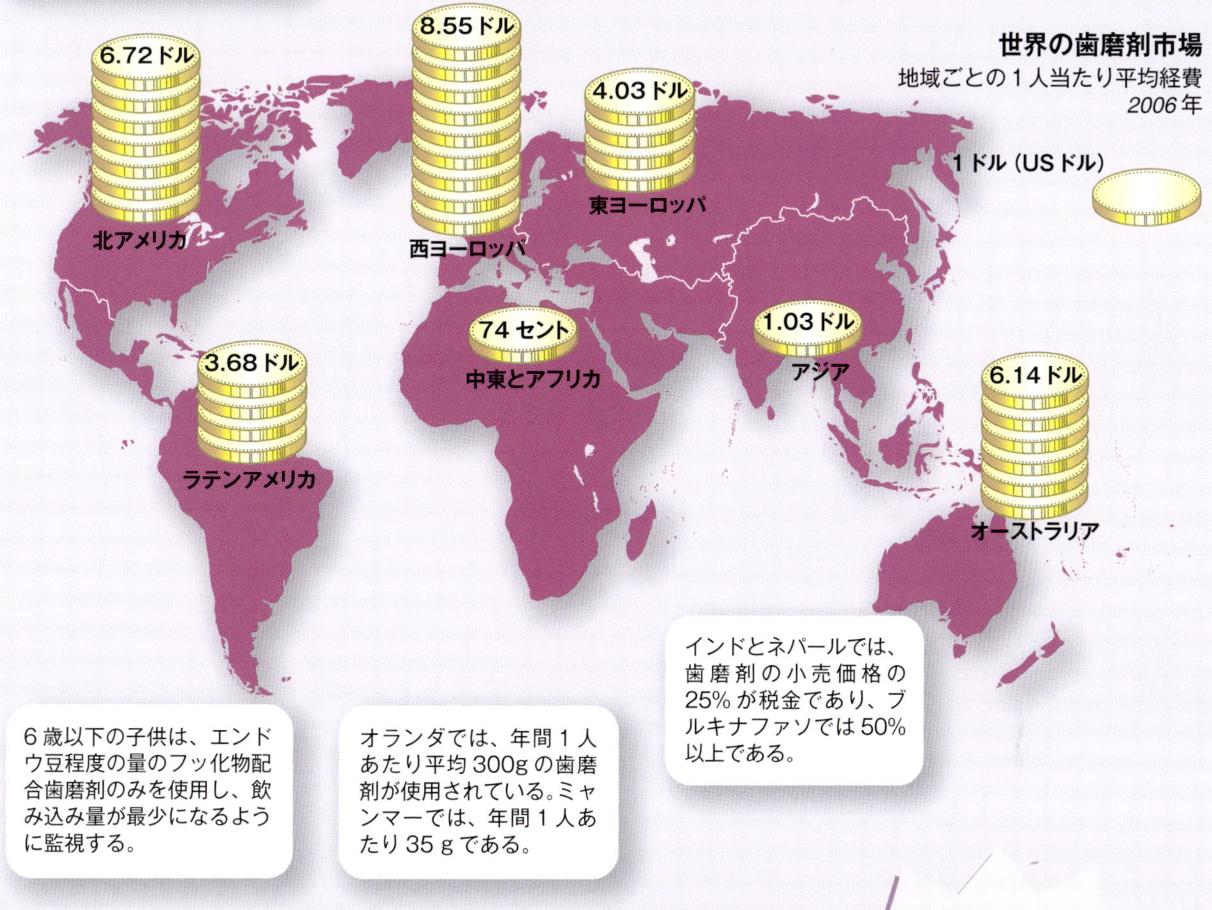

インドとネパールでは、歯磨剤の小売価格の25%が税金であり、ブルキナファソでは50%以上である。

6歳以下の子供は、エンドウ豆程度の量のフッ化物配合歯磨剤のみを使用し、飲み込み量が最少になるように監視する。

オランダでは、年間1人あたり平均300gの歯磨剤が使用されている。ミャンマーでは、年間1人あたり35gである。

スト歯磨粉として1955年に販売されました。1990年にはアメリカ、カナダ、その他の先進国で販売されている歯磨剤の90%以上にフッ化物が添加されています。

フッ化物配合歯磨剤は、ペースト状あるいはゲル状の多種の製品が入手可能です。フッ化ナトリウム(NaF)、モノフルオロリン酸ナトリウム(Na_2PO_3F)が、最も一般的に歯磨剤中に添加されているフッ化物です。フッ化第一スズとフッ化アミンが添加されたものも市場に出回っています。多くの歯磨剤は1000から1400ppmの間でフッ化物が添加されており、小児用として低濃度のものもあります。

健康行動指針

- フッ化物配合歯磨剤で1日2回の歯磨きを行うこと。朝食後と就寝前が望ましい。
- 歯磨剤は吐き出さなければならない。しかし、抗う蝕効果を増強させるために、歯磨き後にうがいをしてはならない。

討　論

アマルガムには水銀が含まれており、患者への安全性や環境へと影響を及ぼすため、いくつかの国では充塡材料としての使用が禁止されている。

WHO を含む主要な国際的科学および保健団体は、歯科用アマルガムは安全であり、信頼でき、効果的な修復材料であると認めている。

アメリカでは毎年 3000-4000 万の人々が、不安や恐怖のため歯科治療を避けている。

2007 年、4 万 3000 人のイギリスの患者は、歯科治療のために海外に渡航した。1 人当たりの費用は平均 6000 ドルであった。

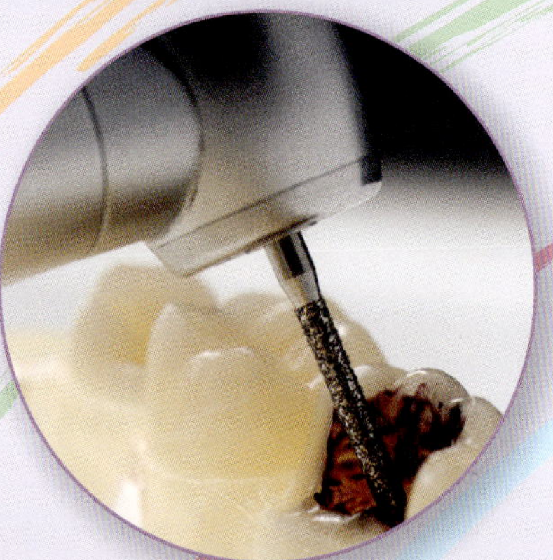

クラウン：キャップ（cap）としても知られる。歯を切削し、歯科技工士によって作製された金属製、陶製焼付鋳造製、陶製のクラウンで被覆し、永久固定され、歯の機能を回復させる。

充塡：う蝕の除去、窩洞形成した歯に対する修復材料の充塡（アマルガム、グラスアイオノマー、コンポジットレジン）が含まれる。

抜歯と外科的処置：抜歯、排膿処置、その他の観血的処置。

世界の 80% 以上の人々は、1 日 2 ドル以下で生活している。単純な抜歯には 2 ドルから 100 ドル以上の費用が必要である。

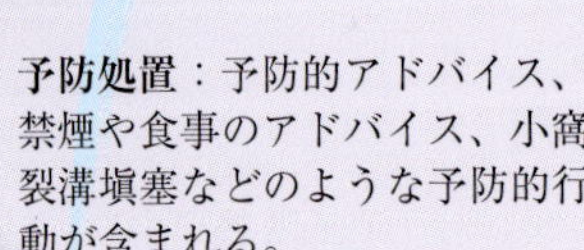

予防処置：予防的アドバイス、禁煙や食事のアドバイス、小窩裂溝塡塞などのような予防的行動が含まれる。

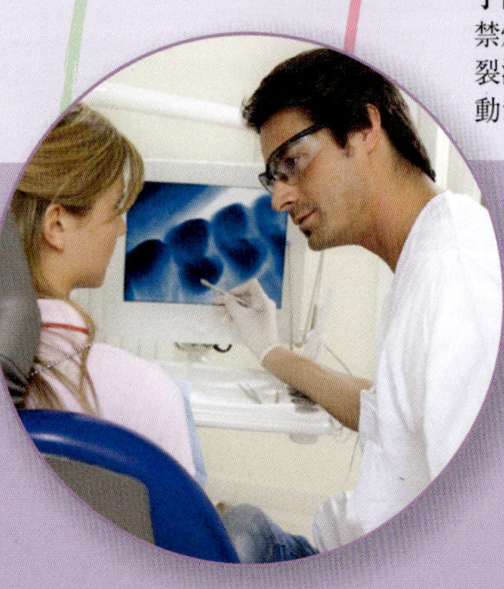

歯科治療は、充塡、修正、審美的処置など幅広い分野で行われ、伝統的に歯科医師の核となる活動です。歯科医師による介入には以下のものが含まれます。健診、レントゲン撮影、歯のクリーニング、抜歯、さまざまな種類の充塡、ベニア、クラウン、ブリッジ、根管治療、部分床義歯、全部床義歯、インプラント、機能および審美性回復のための複合的リハビリテーション、予防、感染などがそれです。矯正治療（矯正装置、リテイナーなど）や美容的歯科は、患者の経済的余裕によって選択できます。

歯科医療はさまざまな背景で、異なる基準のもとで、そして街角の歯科医院から近代的な歯科医院にまでわたって提供されます。無痛的処置の進歩にもかかわらず、多くの患者は、まだ歯科治療は恐怖と直結し、定期的な健診を避けています。1 年に 2 回の健診という定説は過去のものとなり、個人のニーズに

Copyright © Myriad Editions

21 治療

現代の歯科治療は、ほとんどすべての機能や、健康な歯列の審美性をも回復させることができます。

世界では、1日に約800万の歯科医師による麻酔注射が行われている。

“苦痛が知恵をもたらすならば、歯科医院は輝かしいアイデアで満たされるだろう。

（メイソン・クーリー
アメリカの格言家
1927–2002）”

ブリッジ：1歯以上の歯の喪失の後に使用され、隣接歯によって固定される。

インプラント：クラウンや義歯を固定するために、チタン製の支柱が顎骨に植立される。

2011年にインプラント治療の市場は10億ドル規模になると推計されている。

義歯：部分的な、あるいはすべての歯の喪失に対して可撤的に使用される。一般にレジン、あるいはレジンと金属で作製される。

金は最も高価な充填材料であり、1000年前から歯科充填材料として使われてきた。

矯正治療：矯正装置や可撤性装置を使用して不正咬合を修正する。

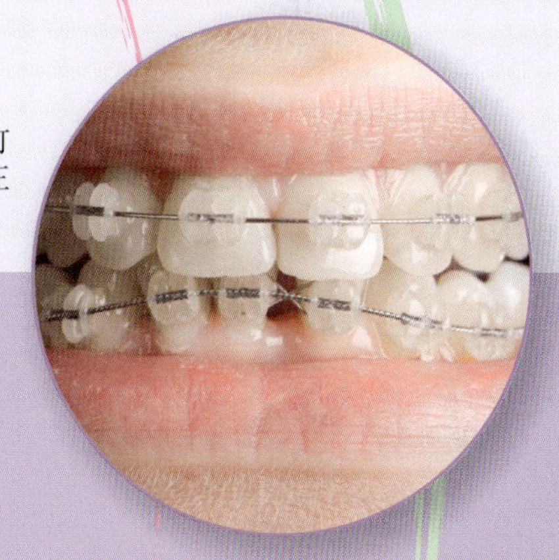

合わせたより柔軟なスケジュールにすることが必要です。

歯科医療は、医療のために海外へと渡航する第1位の理由です。歯科治療ツアーは流行しつつあり、歯科治療のために海外旅行する人々の医療費は、母国での医療費の一部分となります。

歯科医療に対する大きな不平等が、世界中の至るところにあります。歯科的処置は、患者にとっての値段の手ごろさやアクセスしやすさのような、利用できる資源の制限を受けます。辺鄙な地域に住み、貧しく、恵まれない人々にとって、初期のエマージェンシーケア（救急処置）さえも受ける機会が欠如しており、良質な修復的歯科治療は、裕福で、都会に住む人々においてのみ現実的なのです。

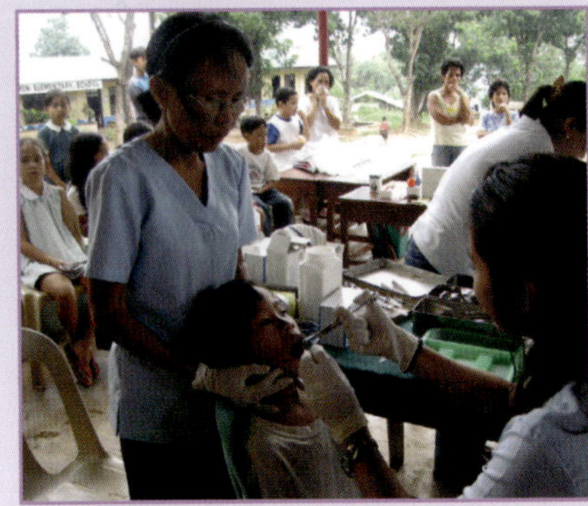

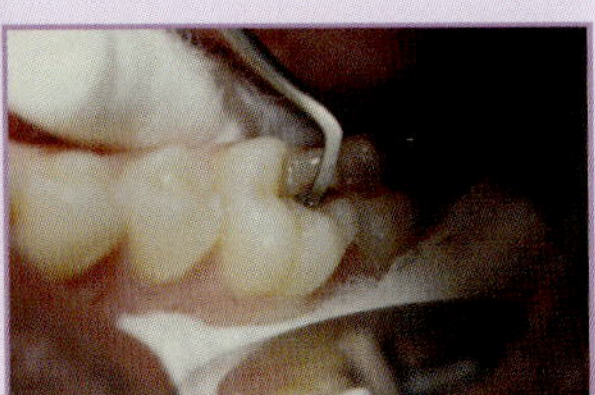

左：カンボジアにおける口腔の緊急治療
下：ART 修復の前に行われる、手用器具によるう蝕の除去。

WHOの口腔保健プログラムは、以下の点を推奨している。
「保健省庁は、伝統的な治療的ケアではなく、口腔疾患予防と健康増進プログラムの実行を増強するべきである。コミュニティ志向の根本的なケアと、手ごろなフッ化物配合歯磨剤は奨励されるべきである」

オーラルケアの基本的パッケージ

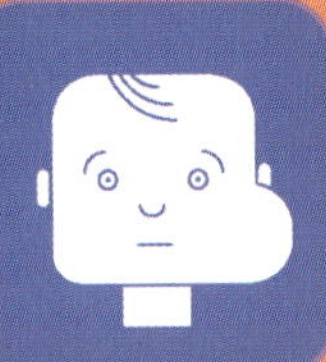

OUT とは何か？

口腔の緊急治療（Oral Urgent Treatment: OUT）は、住民の要求によって行われ、初期緊急オーラルケアとして提供される。

- 口腔の疼痛の除去
- 口腔感染や歯槽骨外傷の応急処置
- 複雑な症例では紹介

OUT は、訓練された非歯科専門家によって提供可能である。

ここ 20 年の間にカンボジアでは、訓練されたコミュニティ看護師による、農村地方の根本的な歯科治療を提供し成功を収めている。歯科医師は彼らの訓練、プログラムの監督と管理を手助けする。

AFT とは何か？

手ごろなフッ化物配合歯磨剤（Affordable Fluoride Toothpaste: AFT）の利用は、う蝕を管理するための最も重要な予防的手段である。しかしながら、フッ化物配合歯磨剤は発展途上国の貧困層の人々が購入するにはしばしば高価である。AFT プログラムは、手ごろなフッ化物配合歯磨剤による 1 日 2 回の歯磨きのために計画されている。

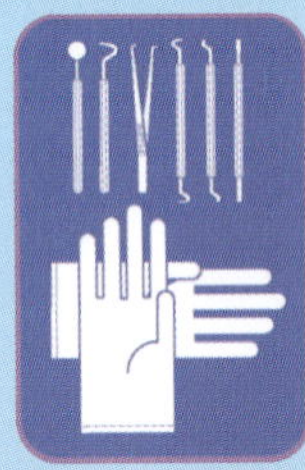

ARTとは何か？

非外傷性修復処置（Atraumatic Restorative Treatment: ART）は、予防的処置（小窩裂溝塡塞）や修復材（充塡）を含む、う蝕を管理する手段である。ART は、歯科医院の内でも外でも実行することができる。手用器具のみが使用され、電気や水道に頼る必要がない。また疼痛を最小限に留め、局所麻酔の必要を最小限にし、交差感染を防ぐのである。

タンザニアでは、13 の公的歯科医院において ART を 31 カ月導入した結果、ART 修復は、う蝕総数の 8-20% を占めた。

“あらゆる人々が口腔疾患や口のコンディションによって苦しむべきではなく、それは効果的な治療や予防を行うことができる。
(リチャード・カルモナ
アメリカ連邦公衆衛生総監
2002)”

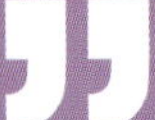

適切で、アクセス可能で、利用可能な口腔のヘルスケアは、大部分の世界の人々に対して現実からかけ離れた抱負のままです。テクノロジーに焦点を当てた、治療的なアプローチを利用している口腔ヘルスケアは、大部分の低所得国においては非現実的なものなのです。

オーラルケアの基本的パッケージ（BPOC）は、WHO 口腔ヘルスケアのための共同センターによって開発され、オランダ・ナイメヘン大学の「未来のシナリオ」は、より低所得国の現実にマッチするように設計されています。BPOC はマイルストーンです。そして、コンセプトのフレームワークは、口腔保健のプライマリ・ヘルスケアの統合として提供されます。この WHO に承認されたコンセプトは、享受側のコミュニティの資源とニーズに順応可能な、モジュラー型のコンポーネントに基づいています。

Copyright © Myriad Editions

22 口腔保健とプライマリ・ヘルスケア

初期治療と予防処置は、費用対効果の手法とエビデンスに基づく介入を行うことによって、資源が限られていたとしても実施可能です。

プライマリ・ヘルスケアのピラミッド

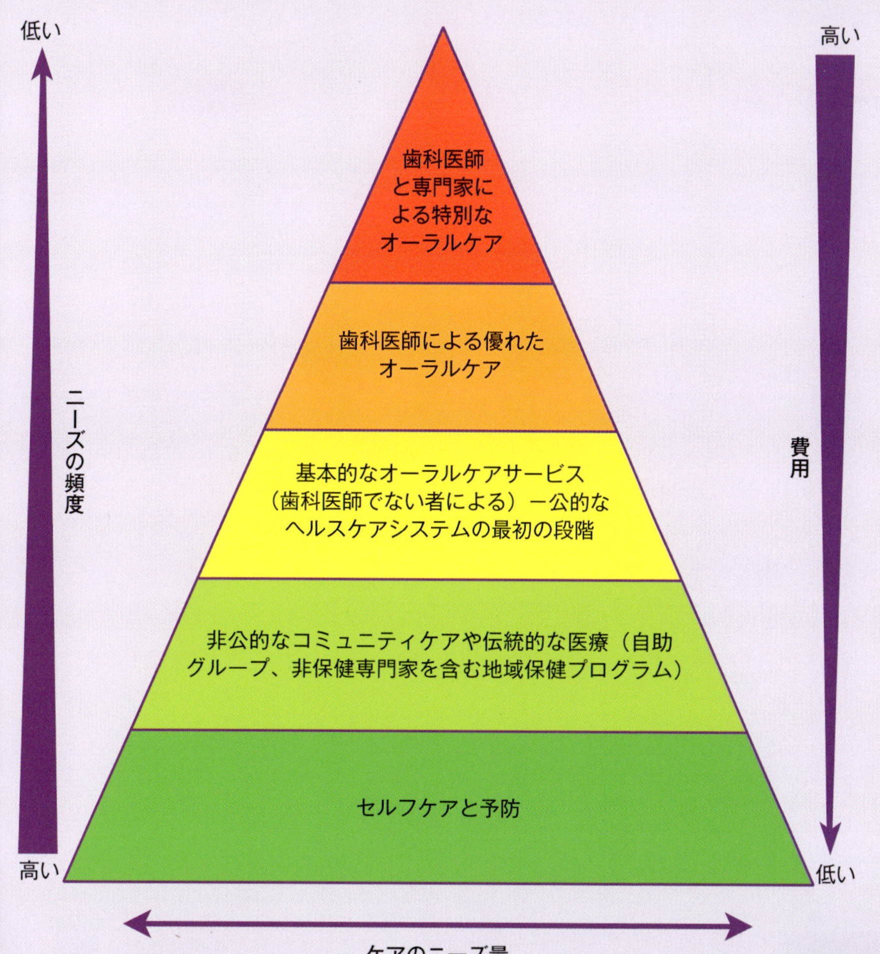

多くのアフリカの村営ヘルスケアセンターでは、口腔の疼痛は最も頻繁に起こる５つの健康問題の１つだったと報告されている。

各人が１ドルを、ネパールにおけるフッ化物配合歯磨剤の購入可能性と消費を増加させるための支援プロジェクトに使うことによって、う蝕治療のために必要なコストを87ドルから356ドルも下げる可能性がある。

フィリピンにおける「学校で体の調子を良くする」プログラムは、教師が監督する日々の歯磨き、手洗い、１年に２回の回虫駆除として提供される。材料のコストは１年１人当たり50セントである。このプログラムはう蝕を40%減少させ、歯髄に達する進行したう蝕を60%減少させる。

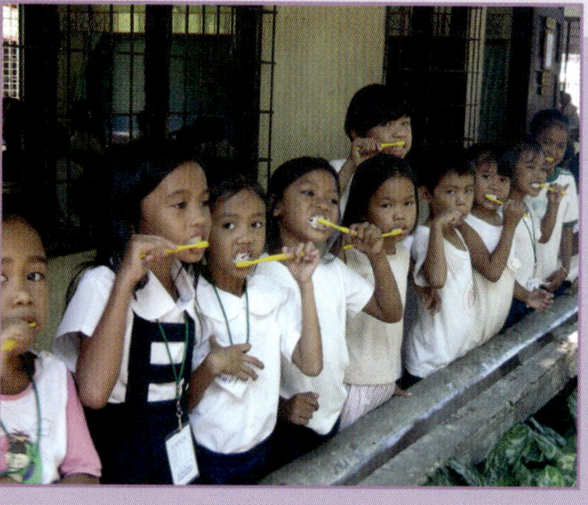

万人への適用を提供するプライマリ・ヘルスケアシステムは、住民中心であり、要求に基づく政策とプログラムがあり、健康がすべての政策（労働、環境、教育など）に融和されます。それは、これまでに設計されてきた医療サービスと比べ、より多くの人々の利益になるでしょう。

少ない資源によるセッティングにおける必須のヘルスパッケージは、測定可能で、手ごろで、シナジー効果への高い影響を生み出します。予防的行動、疾患量によるプライオリティーの割り当て、基本的な救急医療と疼痛除去に焦点が当てられなければなりません。特定の住民集団をターゲットとして介入することは可能です。子供たちは予防から最大の利益を得て、年輩者は処置から最も利益を得るでしょう。

国際連合の 21 世紀の発展目標

21 世紀の発展目標は、2015 年までに国家間における発展の差異に取り組むために、2000 年にすべての国際連合参加国によって承認された。この目標は、国際的な健康に対する課題に重要な影響を及ぼし、そして、口腔保健はすべての目標に関連をもつことができる。

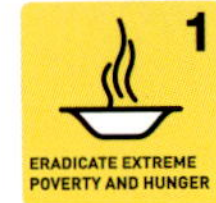

極端な貧困と飢えの根絶
- 歯痛、歯科的感染、歯の喪失は、劣悪な栄養不足によってもたらされる。
- 貧しい人々は、歯のケアに対する支出に、かなりの影響を受ける。
- 歯科的問題は、就労できない期間をもたらし、それは収入の低下を引き起こす。

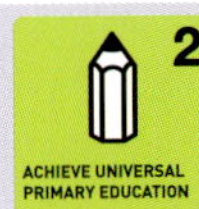

万人への初等教育の達成
- 歯科的問題は通学不能な期間をもたらす。
- 歯痛は、子供の集中力、睡眠、学校での活動に影響する。

男女平等の推進と女性への公的な権限の付与
- 母親は子供のために基本的な口腔衛生と健康的な食生活について知る必要がある。
- 女性は人生を通じて良好な口腔の健康をもった上で長生きする必要がある。

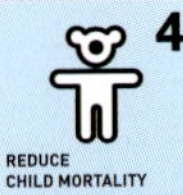

小児死亡率の低下
- 歯科的感染、水ガン、有害な伝統的慣例は死につながる。

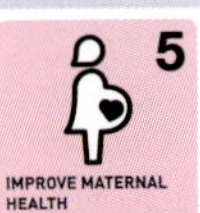

妊婦の健康増進
- 妊婦の口腔の健康が低いと、子供の口腔の健康問題が起こり、出産時と出生時体重に影響を与えるだろう。
- 妊婦の口腔の健康が低いと、子供の口腔衛生状態に負の影響を及ぼす。

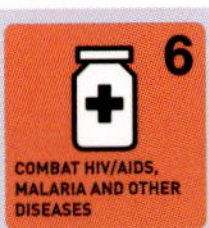

HIV/AIDS、マラリア、その他の疾患との戦い
- HIV/AIDS と口腔保健の間には関連があり、口腔の問題は感染の初期の兆候となりうる。
- う蝕は小児に最もよくみられる疾患である
- 適切な交差感染のコントロールは、歯科治療の際の疾患の伝染を避けるために必要である。

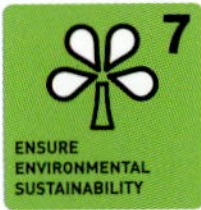

確実な環境の持続性
- 口腔ヘルスケアにおいて、適切なテクノロジー、効果的な感染コントロール、医療廃棄物の安全な処分が必要である。

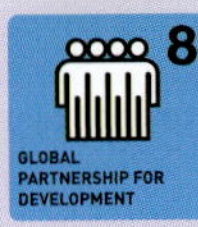

発展のための国際的共同の進展
- これは、鍵となるステークホルダーの間での、口腔保健を増進するという協力を含む。
- フッ化物を通した重要な薬剤の利用、基本的なオーラルケアと予防のすべては重要である。

政府と口腔保健

統合化した措置を目指す

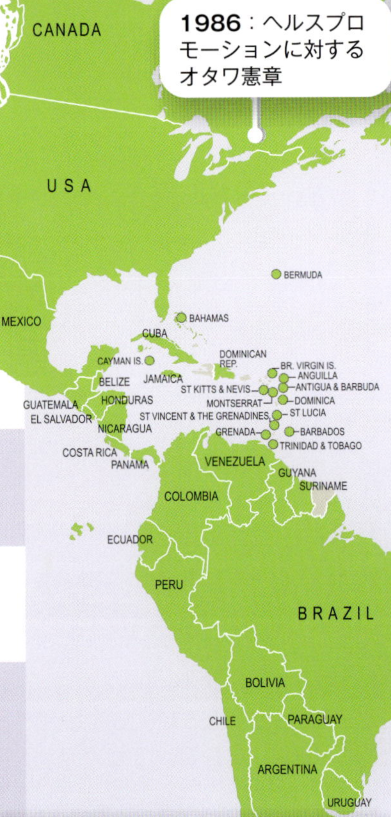

世界的な口腔保健の目標
1981 年、WHO と FDI は「2000 年の世界的口腔保健の目標」という共同声明を出した。ターゲットとして、12 歳児の DMFT を 3 以下にすることが挙げられた。すべての国で達成することはできなかったが、それは口腔保健における触媒的な作用をもたらした。2020 年のための新しい目標は 2003 年に採択された。

> 医学におけるブレイクスルーは、もしそれが大きなニーズに直結しなかったならば、その意義は小さいことを意味する。
> (山田忠孝、ビル・ゲイツ財団国際健康プログラム会長、*2008*)

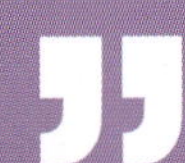

口腔保健と公衆衛生には関連があり、口腔のケアと口腔の疾患の予防は、いかなる保健制度でも必須の部分でなければなりません。口腔の健康は人権であり、万人に対する適切な対策を必要とします。この目標はまだ達成されておらず、来る数十年間に対する課題のままです。「2000 年の世界的口腔保健の目標」を通じて、優先事項と政治的な支持が住民のニーズによって成立するならば、多くの国は健康目標を達成できることを証明しました。

2000 年代の開発目標（MDGs）は、多くの他の国際的な宣言と同様に、世界的に増進された口腔保健のためのプラットホームへ、さらなる支援を提供しています。国際的なステークホールダー、NGO、口腔保健産業は、この文脈において重要な役割を演じます。

Copyright © Myriad Editions

23 宣言と目標

国際的政策と国際連合の21世紀の発展目標は、世界的なヘルスシステムにおける適切な口腔保健サービスを統合し、提供することです。

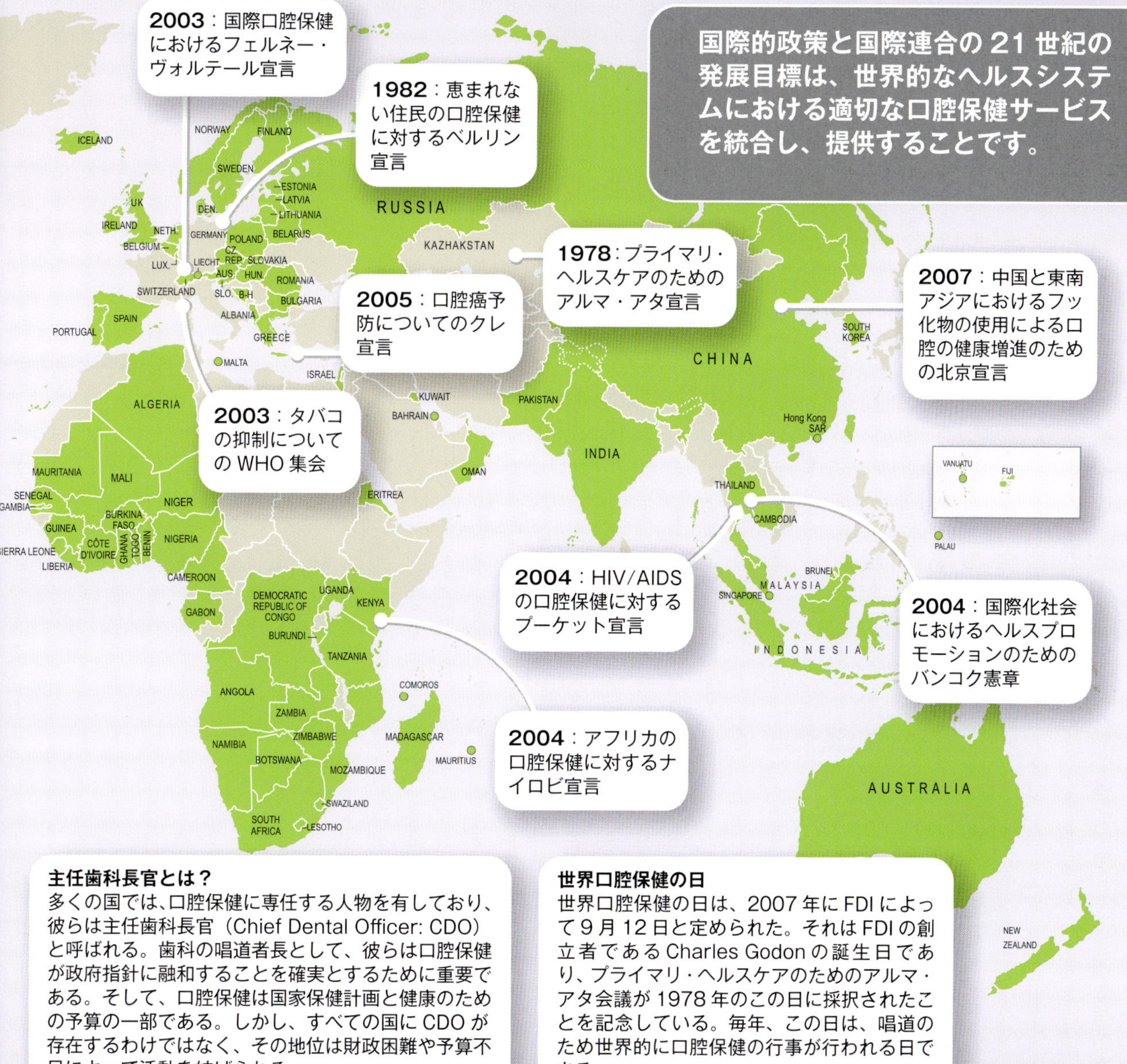

主任歯科長官とは？
多くの国では、口腔保健に専任する人物を有しており、彼らは主任歯科長官（Chief Dental Officer: CDO）と呼ばれる。歯科の唱道者長として、彼らは口腔保健が政府指針に融和することを確実とするために重要である。そして、口腔保健は国家保健計画と健康のための予算の一部である。しかし、すべての国に CDO が存在するわけではなく、その地位は財政困難や予算不足によって活動を妨げられる。

世界口腔保健の日
世界口腔保健の日は、2007 年に FDI によって９月 12 日と定められた。それは FDI の創立者である Charles Godon の誕生日であり、プライマリ・ヘルスケアのためのアルマ・アタ会議が 1978 年のこの日に採択されたことを記念している。毎年、この日は、唱道のため世界的に口腔保健の行事が行われる日である。

2003 年に FDI によって行われた世界健康ワークショップにおいて、フェルネー・ヴォルテール宣言が採択されました。それは、健康における不平等を減少させるため、正式および非公式の協調のネットワークでは、共同して健康に関わるすべてを推進し、そして、発展中の指針によって、利用可能な口腔ヘルスケアへのアクセスを増加させることに焦点を当てています。すなわち以下の通りです。「生活と労働状態を向上し、人々はより健康的なライフスタイルを採用でき、政策によって計画されたあらゆる年代でのコミュニティへの参加を奨励し、すべての人々は、適切で、その地域で決定されて、プログラムされた基本的な口腔ヘルスケアを受ける。それは疼痛の除去、口腔の健康増進、口腔の疾患と状態の管理である」

> “歯や肉体を健全にするためには、口腔保健関係の宣言の内容が必要だと考えるべきである。”
> （ローレンス・ガレット & カレン・ヨーダ
> アメリカインディアナ大学
> *2006*）

“口腔の健康に関する業務は、歯科の専門業務としての範囲よりも拡大しているが、それは歯科が担うべき分野である。歯科特定の業務は全身の健康との関係で大きく、かつきわどい一面がある。しかし、歯学界が独自では成し遂げられないうえに、この課題を解決するのに十分ではない。歯科の業務は多くの点で全身の健康に関するいろいろな問題を解決する一助になる。”

（キャスウェル・A・エヴァンス、イリノイ大学歯学部、シカゴ、*2006*）

第5章 口腔の健康に従事する人々

歯科助手
歯科助手は、通常、歯科医師の指示に従って、診療室で歯科医の補助や運営の手伝いをする。

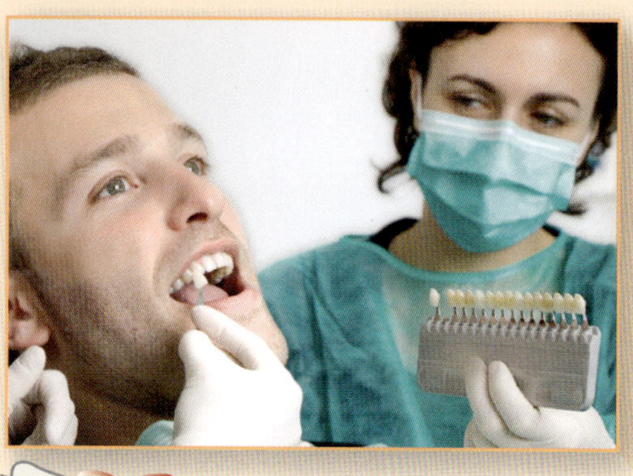

教育期間：1-3 年

歯科衛生士
歯科衛生士は、主に、口腔衛生とその教育、歯と歯肉への予防薬剤の適用、虫歯や歯周病を予防するという処置を行う。また、その業務を歯科医師の監督に基づくことなく行っている国もある。

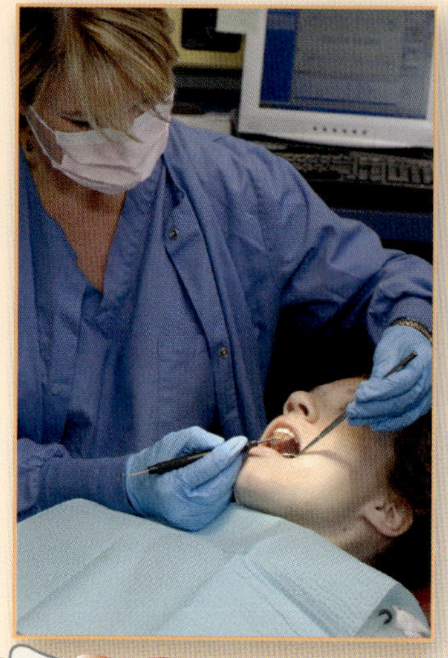

教育期間：1-3 年

歯科医師
歯科医師は、口腔の健康を維持するチームの先頭に立っていて、診断に責任をもつこと、助言を与えること、口腔の健康管理や処方箋の発行を行う。

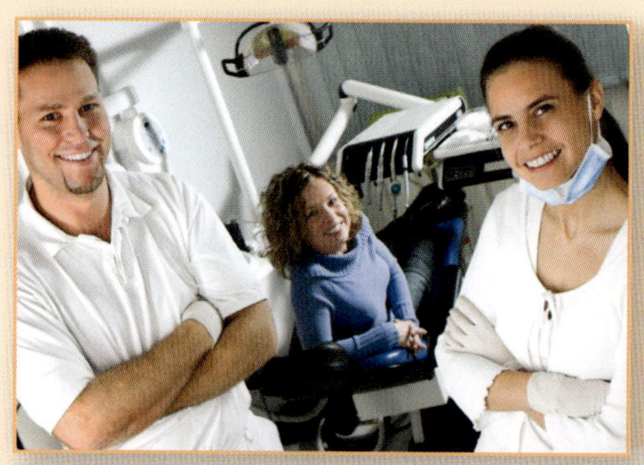

教育期間：4-6 年（＋専門分野を習得するには大学卒業後の教育）

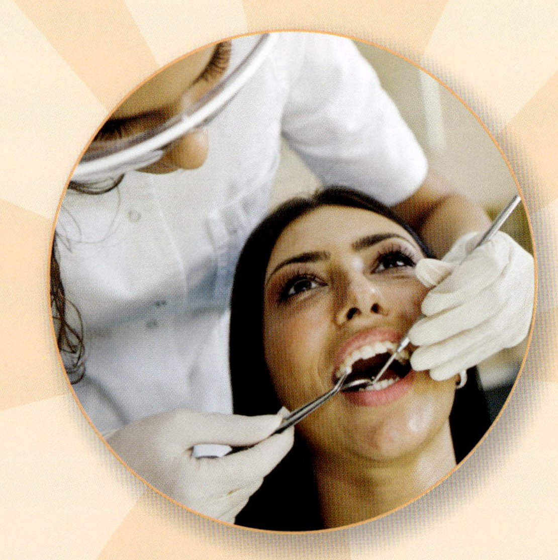

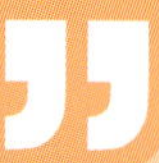

> **すべての口腔健康のために行われている処置の80%を受けているのは、国民の 20%である。**
> （国際歯科医学教育学会連盟（IFDEA））

歯科でのチーム医療は、他の専門医療がそうであるように、非常に一般的なこととして多くの国々に普及しています。歯科医療チームのなかには、５職種以上の異なった口腔の健康に対する専門家がおり、常に歯科医師からの指導や管理を受けています。歯科助手（歯科看護師ともいいます）、歯科衛生士、歯科技工士、歯科療法士は、それぞれの範囲のなかで補佐としての仕事を行っています。

国際的な規約では、この口腔の健康に関する専門の５つの職種の役割と義務について厳密に規定しており、彼らが専門職としての訓練を受けられるようになっています。彼らの仕事の守備範囲と法的制約は、その地域によって違っており、国によってもさまざまで、すべての国にそれらすべての職種が存在するわけではありません。これらの専門職に対する世界的規模での統計はありませ

Copyright © Myriad Editions

24 歯科医療チーム

歯科医療チームは、先端技術を備えた診療所から小さな地域社会あるいはさまざまな環境下の社会において、変化に富んだ多くの役割を果たしています。

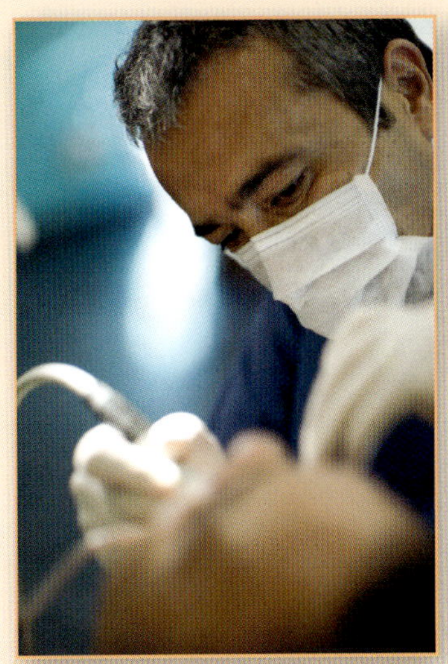

歯科療法士

歯科療法士は、衛生士の業務を請け負うのと同様に、抜歯や簡単な充塡処置といった基本的な歯科治療を行っている。ある国においては、彼らは歯科医師の監督下以外で、独立して仕事をしている。

訓練期間：1-4 年

ニュージーランドでは、大規模な学校歯科療法士の体制が整っている。12 歳までの子供の治療費は国が負担している。

歯科医療の業務は、口腔、顎顔面領域および隣接領域と関連する組織の疾患、障害および健康状態とそれらが全身に及ぼす影響の評価、診断、予防および治療と定義されている。

討　論

訓練レベルの低い者や歯科医療者でない者にも基本的な業務を任せることで、国民の治療のきっかけを増やすことができる。

口腔の健康に関する専門家のみが、良質な口腔の健康管理ができる。

歯科技工士

歯科技工士は、歯科医師からの指示に従ってクラウン、ブリッジ、義歯やその他の補綴物の製作を行う。国によっては義歯の製造、装着を歯科医師の立ち会いなしで行うことができるところもある（その際は denturist と呼ぶ）。

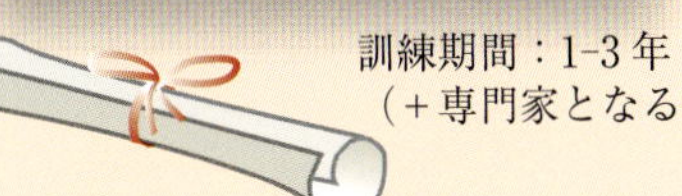

訓練期間：1-3 年
（＋専門家となるには大学卒業後の教育）

んが、彼らは世界中で、少なくとも歯科医の２倍は存在し、歯科医療従事者は全世界で 300 万人を超えています。

多くの国では、違法、もしくは無資格の歯科医療者が歯科医療行為を行っていて、免許をもった歯科医師よりも多いこともあります。これらの違法な歯科医療者は、概して歯科医学に関する教育としての知識、医療器具の取り扱い、感染予防、麻酔処置などに関する適切な訓練に乏しく、結果的に質の悪い、治療効果の低い、危険性のある逆効果な治療となっています。しかし、彼らは多くの場合、口腔管理や痛みの除去に限っては役立つことがあります。業務内容において、資源の乏しい国や僻地の需要に応えるためにこれに従事する者の状況は、新しくなり、より融通がきくようになり対応が発展的に変化しています。

歯科医療チームは口腔疾患の予防と、できる限り最高の質をもった口腔健康管理を確保することを目指している。

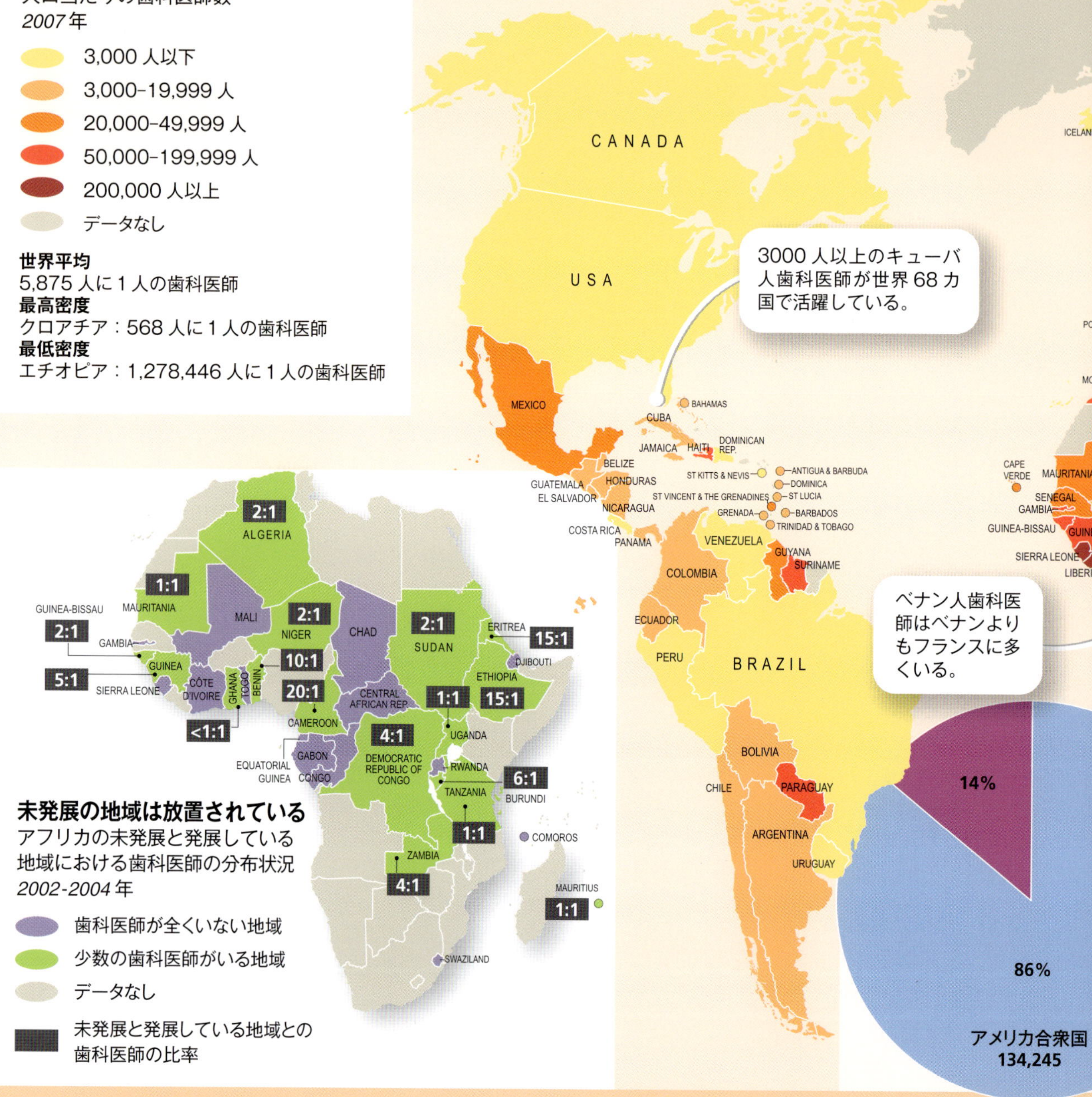

> **歯科医師は人の健康という砦を見守る番人といえる。つまり、往々にして歯科医師がいち早く人の全身的な健康が損なわれつつあることに気づくことができる。**
>
> （チャールズ・ゴドン
> 1900 年に FDI を創設）

歯科医師は、口腔や歯の病気に対しての診断や治療の専門家として健康管理を行うことができます。歯科医師とその歯科に関する医療チームは医療サービス、患者教育、予防、管理および健康維持において必要不可欠な存在です。歯科医師は学術研究機関、病院、個人医院、診療所、研究所、民間企業や公衆衛生分野といったさまざまな状況で働いています。歯科審議会等の公的機関や免許を有する歯科医師が、歯科医療の倫理観や質の管理を行っています。歯科医師と人口の比率は、歯科医療を受けられるかどうかの大まかな指標でしかなく、実際のところ多くの歯科医師が口腔健康の増進という責務を全うできているとはいえません。

世界では深刻に歯科医師が不足しており、特に貧しい国では顕著な状態にあ

Copyright © Myriad Editions

25 歯科医師

世界中には歯科医師が100万人以上います。しかし、歯科医師は均等にいるのではなく、多くの貧しい国々では資格を有する歯科医師が不足しています。

「歯科医師の第一の責務は、患者の口腔内の健康を守ることである」と1997年FDIの国際歯科医業倫理原則で述べられている。

公衆衛生を学んだ歯科医師が、世界では危機的に不足している状況にある。彼らには、健康管理システムの運営や、予防的な健康増進プログラムと効果的な医療計画の設計および実行することが求められている。

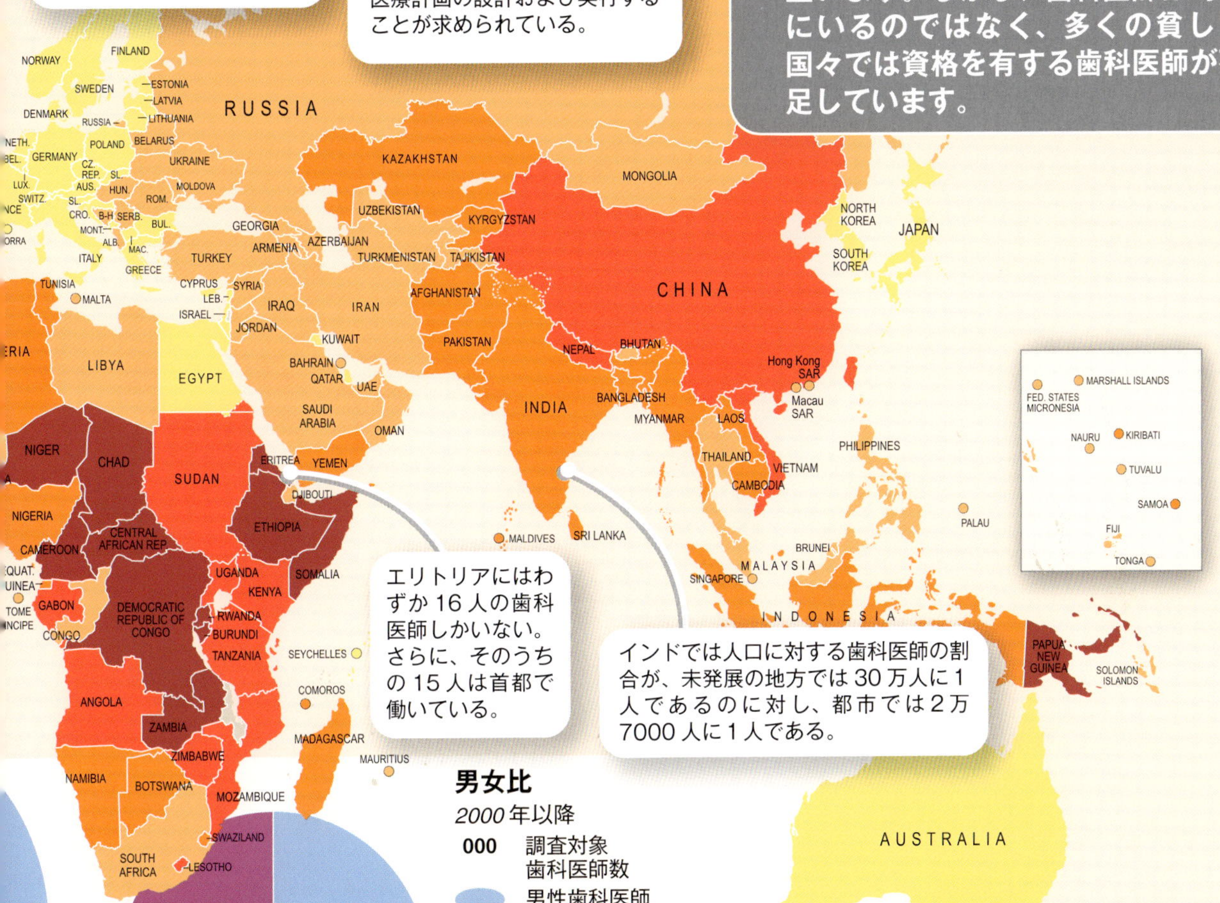

エリトリアにはわずか16人の歯科医師しかいない。さらに、そのうちの15人は首都で働いている。

インドでは人口に対する歯科医師の割合が、未発展の地方では30万人に1人であるのに対し、都市では2万7000人に1人である。

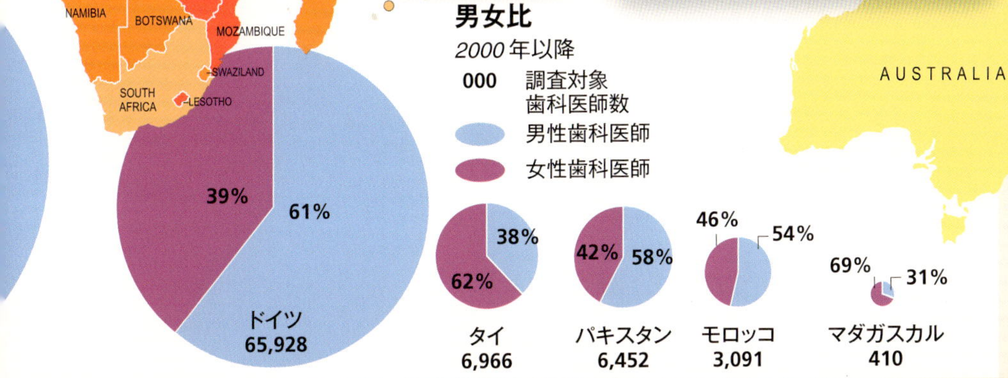

男女比

2000年以降

000 調査対象歯科医師数

男性歯科医師

女性歯科医師

	調査対象歯科医師数	男性歯科医師	女性歯科医師
ドイツ	65,928	61%	39%
タイ	6,966	38%	62%
パキスタン	6,452	58%	42%
モロッコ	3,091	54%	46%
マダガスカル	410	31%	69%

ります。開業医は未発展の地方を離れて、豊かな都会に集中する傾向にあり、そのため貧しい人々は良質な医療を受けることができなくなっています。適切な訓練や設備が不足している不法な開業医の多くは、多くの場合に地域格差を埋めるための存在となっています。残念ながら、このような不法な医療行為は最低限のものであり、患者に不利益をもたらす可能性があります。

口腔健康管理の専門家たちが母国を離れ、歯科医師不足が助長されるということは、「頭脳の流出」が起こるということです。

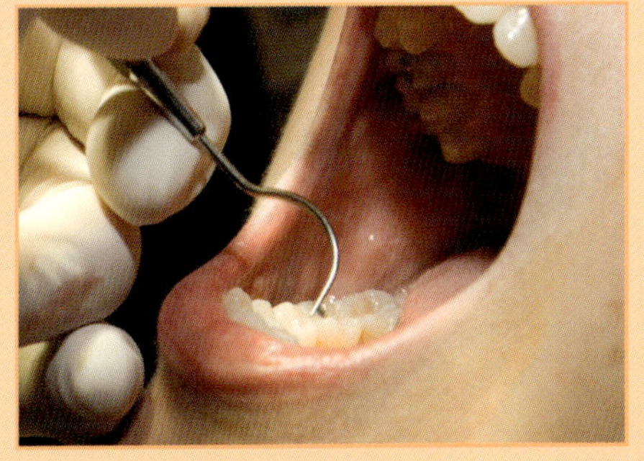

歯科医師の移住

主要な流れ
1999-2000 年

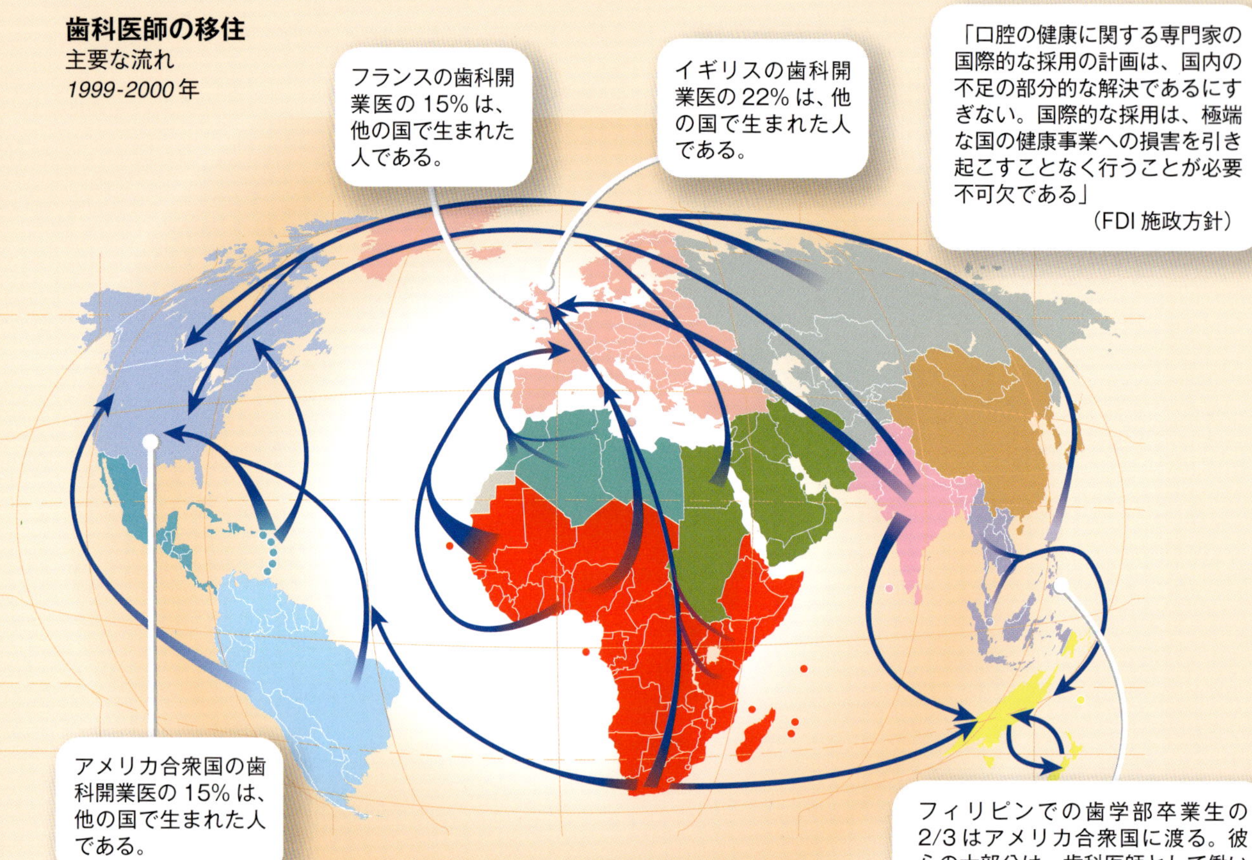

医師と歯科医師の比率

主要国
2008–2009 年

歯科医師　医師

中国	1:86
コートジボワール	1:20
ボツワナ	1:12
アメリカ合衆国	1:5.5
ドイツ	1:4.4
ブラジル	1:0.9

ブラジルは歯科医師と医師がほぼ等しい人数である唯一の国である。

シリアは歯科医師人口を拡大するために多大な努力をした。その結果、歯科医師は1975人（1981年）から、1万4610人（2002年）まで増加した。しかしながら、未処置のカリエスとう蝕歯数、欠損歯数あるいは処置歯数の割合（DMFT）には、事実上の変化はなかった。

世界的な視野で口腔健康に携わる場合には、新興する歯科医学教育団体、人口動態、進化する科学、民間企業の経済的圧力、国民の健康に対する優先順位の変化などの多くの要素に影響を受けます。多くの高所得国の多数の歯科医師は、新卒の歯科医師に変わることなく今後10年の間に活動的に仕事をすることを止め、もしくは現役を引退するでしょう。その結果、現役で働く歯科医師が減少していきます。その一方で、多くの中所得国では歯科医師は着実に増加しています。

歯科医師の総合的な不足と不均等分布は、「頭脳流出」の増加動向によって複雑になってきます。すなわち、口腔健康に関する専門家はしばしば魅惑的な高所得、よりよい仕事環境に魅了され、生まれ育った国から他の国へ移動してし

Copyright © Myriad Editions

26　ワークフォースチャレンジ

世界中で口腔の健康管理に携わっている者は、絶えざる変化の中にいます。革新的な解決策が必要とされています。

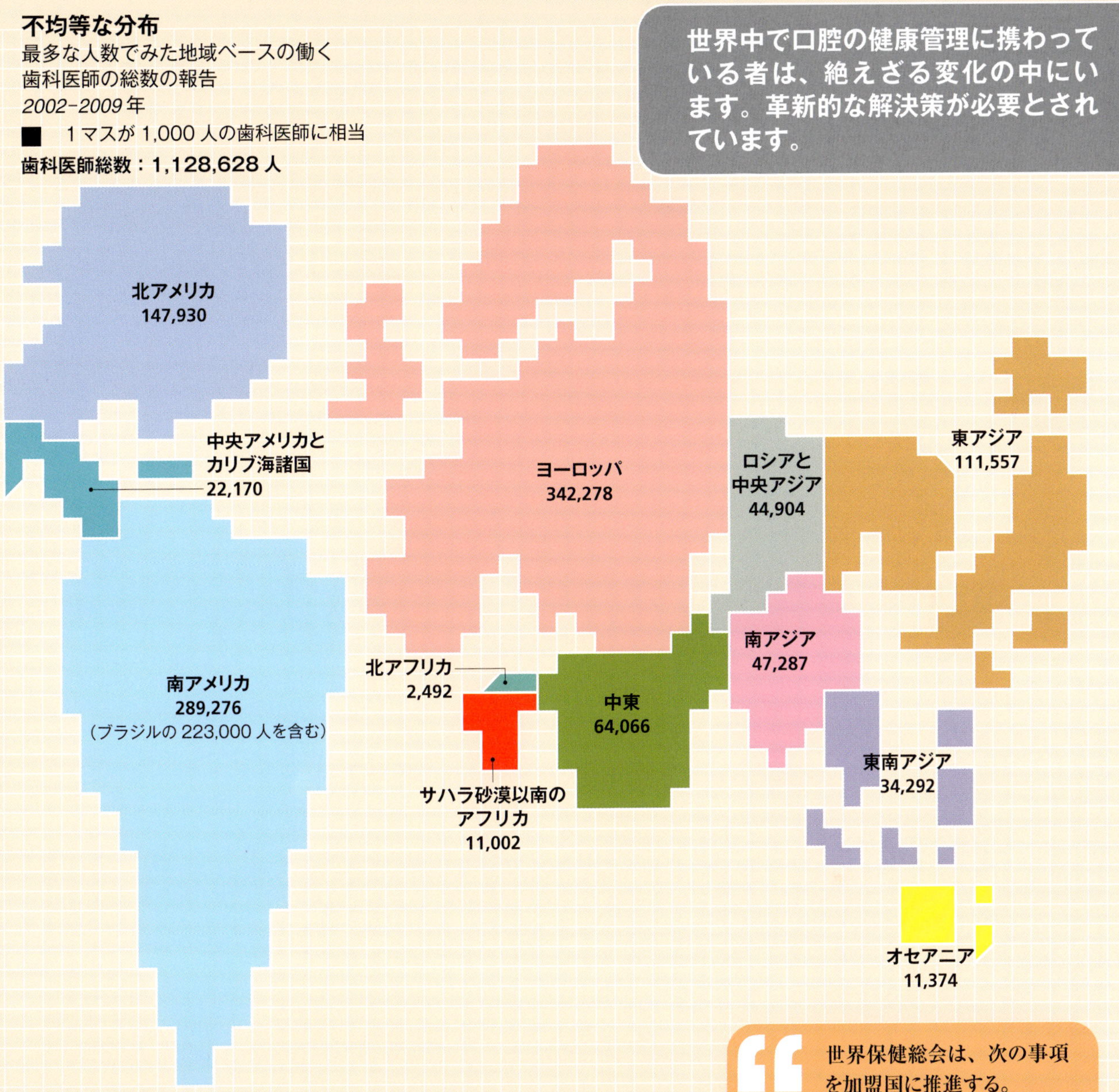

まいます。歯科医師の移住についての詳細および最新のデータは不十分です。政府と専門家の組織は、健康維持に携わるすべての専門家に等しい仕事環境を提供し活動的に仕事をすることで移住を思いとどまらせるために、倫理的な規則に則り国際的な移動に関する問題に取り組もうとしています。

多くの国の歯科医療チームのメンバー間の関係は、個々の仕事や管理における在り方、代表団の問題が常に議論の的になるため、明確には定義されていません。いくつかの国においては、高度な訓練を受けた歯科医師から訓練の少ない口腔健康管理の専門家への革新的な役割の移行モデルが、特に地方や遠隔地域での医療受診と低コスト化の向上のために実行されました。

> 世界保健総会は、次の事項を加盟国に推進する。
>
> ・口腔の健康向上に携わっている人を育成する能力の拡大
> ・初期医療レベルを行う補助者の公正な配分の実施
> ・安全で適切なサービスは専用の実施システムを通じて歯科医師によってバックアップ
>
> （194 の全 WHO 加盟国によって採択された決議、*2007*）

“知るは易しく、行うは難し（知易行難）”
（中国のことわざ）

第6章 歯科に働く人々とその組織

歯学部

歯学部の数
2006 年もしくは利用できる
最新のデータ

- 60 以上
- 10-60
- 2-9
- 1
- データなし

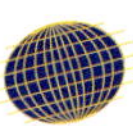
国際歯科医学教育学会連盟（IFDEA）世界大会

最も歯学部がある国
インド 206；ブラジル 191；中国 93

アメリカ合衆国の大学で、歯学部学生の 4 年間の教育に要する平均費用は 7 万 1139 ドル（2000 年）である。一方、カリフォルニア州の刑務所で、4 年の刑期の囚人にかかる平均費用は 14 万 2000 ドル（2004 年）である。

2002 年における平均的なアメリカ合衆国の歯学部生の、卒業までの負債は 10 万 7000 ドルである。

アメリカ合衆国のボルチモア大学歯科口腔外科は 1840 年に設立され、これは世界最初の歯学部である。

ブラジルでは、2008 年に約 1 万人の歯科医師が卒業した。一方、世界保健機関アフリカ地域事務所（WHO/AFRO）に加盟している 46 の国では、2002 年に卒業したのはわずか 168 人である。

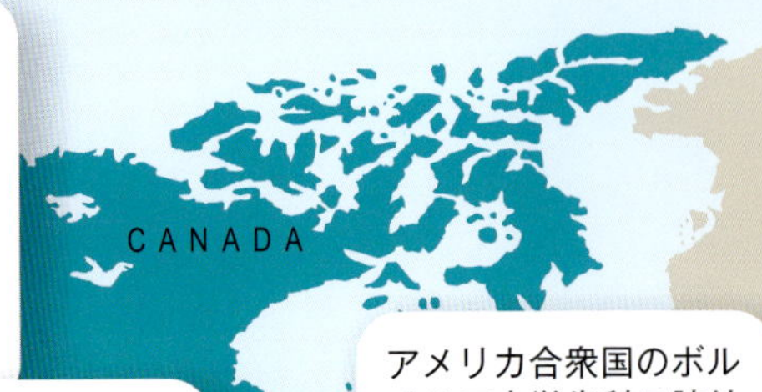

「世界中にはさまざまな歯科医学教育制度がある。これらの制度すべては、国内外で働くことにおいて有能な歯学部卒業生が、患者を診察するために国際的に同意された基本的な臨床能力、試験による評価、診断、コミュニケーション、患者教育、倫理学、法学、治療、医学的な緊急事態および業務管理を含んでいるべきである。」
（FDI 施政方針「基本的な歯科訓練」、*2003*）

多くの国で歯科医師は、免許を維持するために継続的に専門教育を受けることが要求されている。

1936 年に発行を開始した *The Journal of Dental Education* は、アメリカ歯学教育学会（American Dental Education Association）によって発行された月刊雑誌である。
1997 年に発行を開始した *The European Journal of Dental Education* はヨーロッパ歯学教育学会（Association for Dental Education）によって年 4 回発行されている。
両方のジャーナルは、低所得国が WHO の HINARI（The Health Access to Research Programme）を通じて無料で利用することが可能である。

European Journal of
Dental Education
OFFICIAL JOURNAL OF THE ASSOCIATION FOR DENTAL EDUCATION IN EUROPE
Global Congress on Dental Education III
Composite Congress Papers and Reports
6–8 September 2007
Dublin Castle, Ireland
Editor:
Michael Manogue
WILEY-BLACKWELL
Volume 12 // Supplement 1 // February 2008

“**歯科治療のきわめて大きな部分が、歯学部の正式な訓練を受けていない人材によって行われなければならない。なぜなら、90%を超える人は通常の歯科治療を受ける機会がないからである。**
（ダーマッド・シャンリー
トリニティー大学歯学部元学部長
アイルランド、*2008*）”

歯科医学は 19 世紀の終わりに、独自の教育システムをもった知的職業として現れました。それ以来、歯科医学教育は医学教育から切り離して行われてきました。

歯科は、大学での 4 ～ 6 年間の教育を必要としており、国、公共機関および学生にとって高価なものになっています。一般に、歯学部入学に必要な条件および準備は医学部に匹敵しています。

歯科医学教育は臨床技術の訓練と同じく、解剖学、生理学、生化学、病理学、行動科学および歯科材料科学を含む理論的および臨床に関係した基礎的な学習を行っています。しかしながら、歯科医学の学習は、口腔健康の増進、疾患の予防および公衆衛生を軽視して、しばしば修復治療に焦点を合わせるという不

Copyright © Myriad Editions

27 歯科医学教育

歯科医学教育では、口腔の健康に関する専門家が患者や国民の要求を満たすために、確実に必要な技能を修得することが求められます。

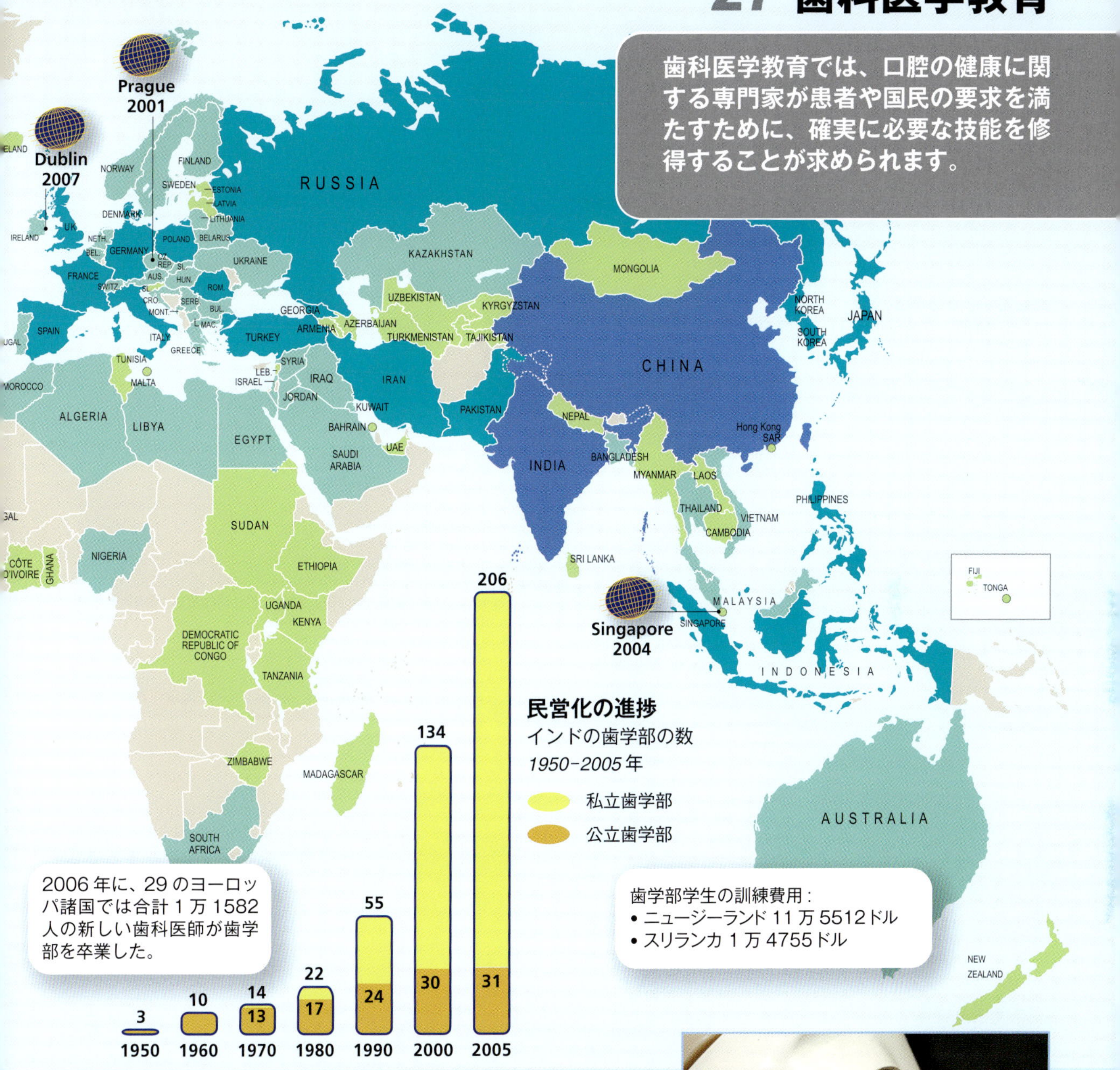

Prague 2001

Dublin 2007

Singapore 2004

民営化の進捗

インドの歯学部の数

1950–2005 年

私立歯学部

公立歯学部

年	合計	公立歯学部
1950	3	
1960	10	
1970	14	13
1980	22	17
1990	55	24
2000	134	30
2005	206	31

2006 年に、29 のヨーロッパ諸国では合計 1 万 1582 人の新しい歯科医師が歯学部を卒業した。

歯学部学生の訓練費用：

- ニュージーランド 11 万 5512 ドル
- スリランカ 1 万 4755 ドル

均衡があります。

近年、歯科医学教育の民営化は、認定問題の高度化、質の管理および地理的な分布などのいくつかの領域と、利益の上がるビジネスとして興味ある傾向を示しています。また、公益的な業務から審美歯科および健康管理の進行型へと変化しています。

1992 年に設立された国際歯科医学教育学会連盟（IFDEA）は、世界中で 1200 以上の歯学部にネットワークを提供しています。IFDEA は高品質な歯科医学教育と、世界的な視野に立った健康重点施策がよりよく理解されることを推進します。

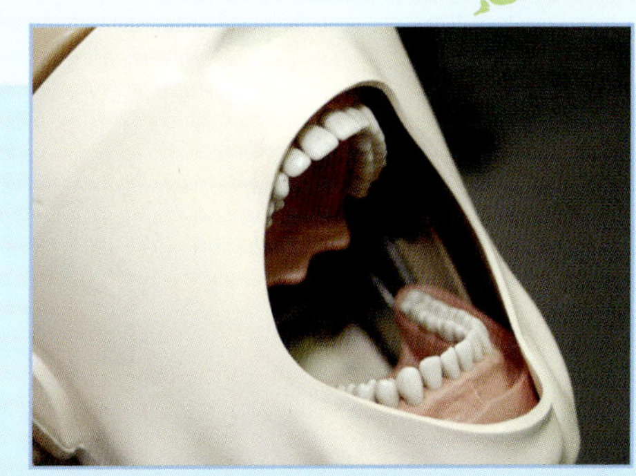

口腔の健康を担う専門家の教育には、マネキンが使用されている。

研究の世界

地域ごとの国際歯科研究学会（IADR）会員数
2009 年

 IADR 本部

 IADR 総会開催予定地と期日

健康に対する研究のための 10% の基金は、世界の最も貧しい民衆の 90% に影響を及ぼし得ると見積もられている。口腔の健康に対する研究も同じパターンに従っている。

Medline（生物医学学術論文のための世界的データベース）は、現在歯科医学に関する 869 の雑誌と論文に関連する 35 万以上の項目を記載している。

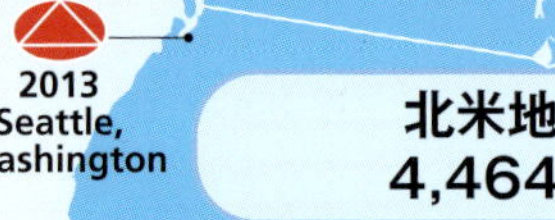

2013 Seattle, Washington

北米地域 4,464 人

IADR Global Headquarters, Alexandria, Virginia

2011 San Diego, California

政府機関、国際機関、大学、および産業界は、口腔健康に関する研究の大部分を担っている。

IADR には、95 ヵ国、1 万 1000 人以上の個人会員がいる。

アメリカ合衆国の国立歯科・頭蓋顔面研究所（NIDCR）は、世界中で歯科の研究のために最も大きい基金を積み立てている。

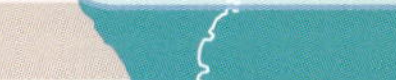

中南米および西インド諸島地域 1,056 人

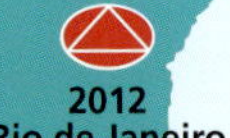

2012 Rio de Janeiro

口腔健康の研究における最も大きな支持者

Journal of Dental Research の刊行物に基づいている。
2004-2008 年

- オーストラリア
- ブラジル
- カナダ
- 中国
- フィンランド
- ドイツ
- 日本
- オランダ
- イギリス
- アメリカ合衆国

歯科医学研究

歯科医学の研究の範囲は以下の分野である。

- 遺伝学
- 微生物学
- 免疫学とウイルス学
- 生体材料
- 再生医療と超微小技術
- 臨床試験
- 診断
- 予防
- 地域密着型の参加型調査
- 人口科学と公衆衛生
- 社会歯科学
- 医療サービス
- 健康政策

> “研究における最高の表現は、新しい真実への偏見のない探求である。情報、教育、利点、福祉の全てが、包み隠すことなく示されていることである。
> （ウィリアム・J・ギース IADR の創設者、*1919*）”

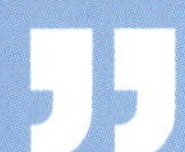

科学と研究は、健康維持プログラム、方策、および臨床の基礎です。基本的な臨床および公衆衛生の研究を通じて、科学者は病気の原因を明らかにし、進歩した診断および治療法を開発し、良質な治療を裏付ける証拠をもたらし、健康全般を促進します。ますます世界中の研究者は、あらゆる研究分野、あらゆる機関、そしてあらゆる国を通じて共同研究をすすめています。

先天的な奇形、唾液の病気の特徴、口腔癌、および HIV/AIDS の突破口となる研究結果などの、歯科学研究の分野で大幅な進歩がありました。アメリカ合衆国、イギリス、日本およびスカンジナビア諸国は、論文の総数、1 研究者あたりの論文および研究の影響力で評価した場合に、歯科学研究を最も積極的に行っている国です。しかしながら、歯科学研究の焦点は高所得国のニーズにあ

Copyright © Myriad Editions

28 歯科医学研究

研究は健全で有効な方策の基礎であり、その成果は個人から国家まで応用できるものです。

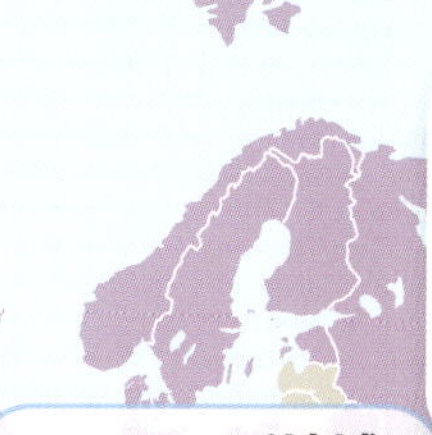

アメリカ合衆国、イギリスおよび日本を合計すると、公表されたすべての歯科学研究の60%以上を占める。

ヨーロッパ地域
2,284 人

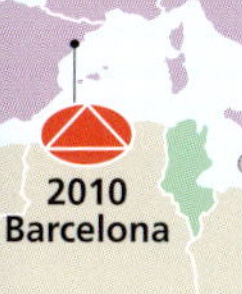

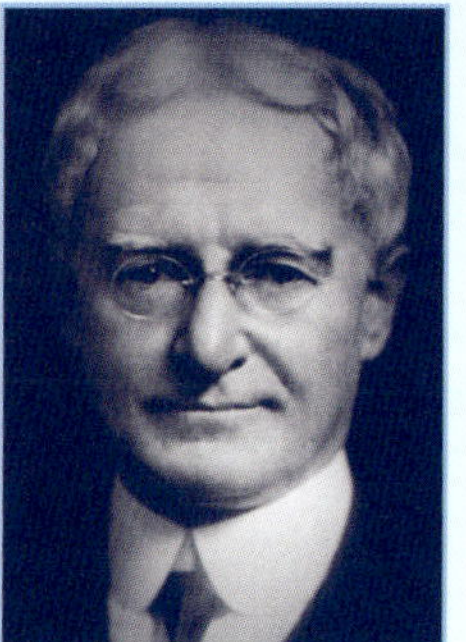

William J. Gies
IADR の創設者

アジア / 太平洋地域
3,012 人

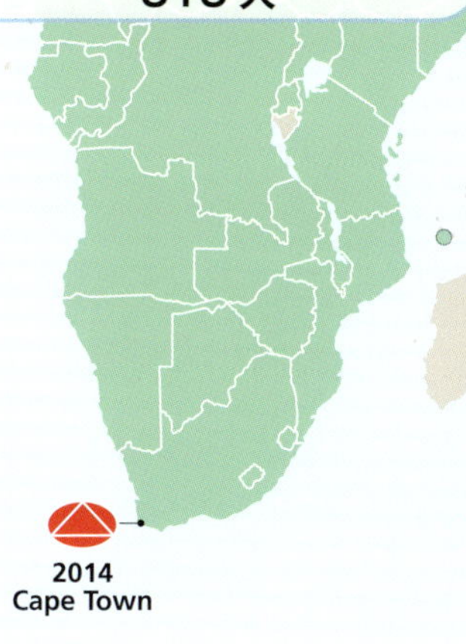

アフリカ / 中東地域
515 人

2001 年には、小児歯科分野において時代遅れにならないようにと望む歯科医師は、75 冊以上の異なった学術雑誌から毎週約 24 の論説を読まなければならないだろう。

2014
Cape Town

IADR の *Journal of Dental Research* は、歯学、口腔外科および医学といったカテゴリーにおける新たな研究を発表しており、歯科医学関係の学術雑誌の中で最も高い Impact Factor をもっている。

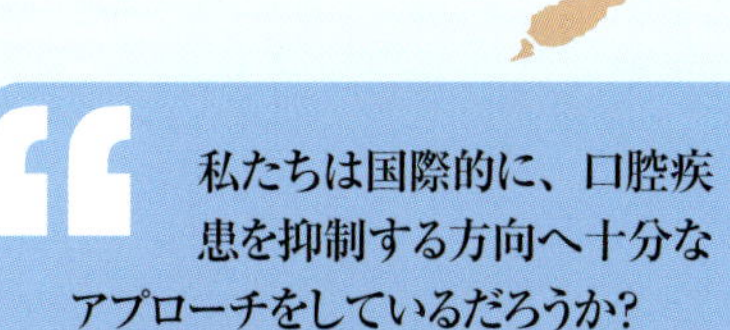

りました。ほとんどの健康に関する研究において、低所得国は研究設備に関して不十分と指摘されています。

国際歯科研究学会（IADR）は、アメリカ合衆国ヴァージニア州のアレキサンドリアに機関を置く非営利団体です。1920 年に設立されて、活動内容としては以下の通りです。

- 世界中の口腔の健康に関する研究を進歩させ、高度な研究を推進し、知識を増やすこと
- 口腔の健康に関する研究団体を支援すること
- 研究結果の情報と結果で得られた方策を促進すること

IADR は、特に低所得国に対して臨床における科学と知識を変革し、明白な利益を作り出すと強調しています。

> 私たちは国際的に、口腔疾患を抑制する方向へ十分なアプローチをしているだろうか?
> あるいは、根元的で基本的な問題への取り組みもせずに細分化された問題だけを取り扱ってはいないだろうか？
> （デボラ・グリーンスパン
> IADR の前会長、*2007*）

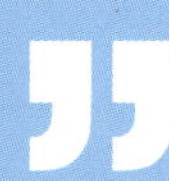

世界の歯科

FDI（国際歯科連盟）のメンバーとなっている国々
2008 年

FDI のメンバーとなっている国

FDI のメンバーとなっていない国

世界歯科発展基金が投じられている国

LLL（生き、学び、笑う）プロジェクトが行われている国

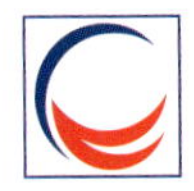

FDI 本部
スイス連邦ジュネーブ

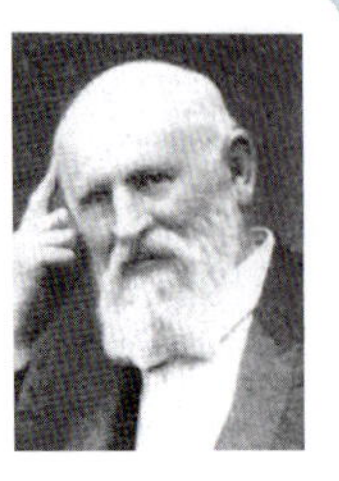

FDI 国際歯科連盟は、国際看護師協会（1899 年設立）に次いで歴史のある国際的な専門組織である。*Charles Godon* によって国際歯科連盟（FDI）は、1900 年パリで創設された。

第 1 回国際歯科連盟総会は、8 カ国の代表が集まり 1900 年にフランスのパリで開催された。

FDI は、ユニリーバ・オーラルケアと協力して、LLL（Live・Learn・Laugh：生き、学び、笑う）プログラムを通じて世界 36 カ国で、現在 40 の口腔の健康増進事業を行っている。

CANADA
USA
MEXICO
BAHAMAS
CUBA
DOMINICAN REP.
HAITI
HONDURAS
NICARAGUA
EL SALVADOR
COSTA RICA
PANAMA
VENEZUELA
GUYANA
COLOMBIA
ECUADOR
PERU
BRAZIL
BOLIVIA
PARAGUAY
CHILE
ARGENTINA
URUGUAY
ICELAND
SENEGAL
GUINEA-BISSAU
SIERRA LEONE

FDI は約 2 週間ごとに継続型の教育コースを設けている。

FDI の 2 桁表記の歯式は 1971 年に開発され、国際標準化機構（ISO：International Organization for Standardization）により歯を数字で表す国際的な規格とされている。

21 世紀の FDI 総会

年	都市	国
2012 年		
2011 年	メキシコシティ	メキシコ
2010 年	サルバドール・ダ・バイア	ブラジル
2009 年	シンガポール	シンガポール
2008 年	ストックホルム	スウェーデン
2007 年	ドバイ	アラブ首長国連邦
2006 年	深圳(深セン)	中国
2005 年	モントリオール	カナダ
2004 年	ニューデリー	インド
2003 年	シドニー	オーストラリア
2002 年	ビエナ	オーストリア
2001 年	クアラルンプール	マレーシア
2000 年	パリ	フランス

> **FDI は口腔の健康増進と専門性を高めることにつり合いを見出さなければならない。**
> （ルペルト・ゴンザレス・ジラルダ
> 元 FDI 理事長
> *1989*）

FDI は、歯科の専門性の提示、公衆衛生の事業展開、継続型教育の提供、口腔健康の推進、すべての国家間での情報交換を容易にすることにより、世界全体を最適な口腔保健状態に到達させることを目指している国際的な歯科医師会の連盟組織です。

世界歯科連盟は 1900 年パリで Charles Godon により創設された組織です。FDI は、世界の 130 カ国以上から選出された 190 名以上の代表者によって作られた総会によって運営されています。世界の百万人以上の歯科医師たちはこの組織を通じて声明を発することができ、それゆえ口腔健康を最も強く訴えることができます。アフリカ、アジア太平洋、ヨーロッパ、ラテンアメリカ、北アメリカの 5 つの地域ごとに組織があります。

Copyright © Myriad Editions

29 FDI 国際歯科連盟

FDI は、適切な口腔の健康を世界全体に提供することを目指す、190 以上の歯科医師会組織によって構成されている連盟です。

FDI World Dental Federation

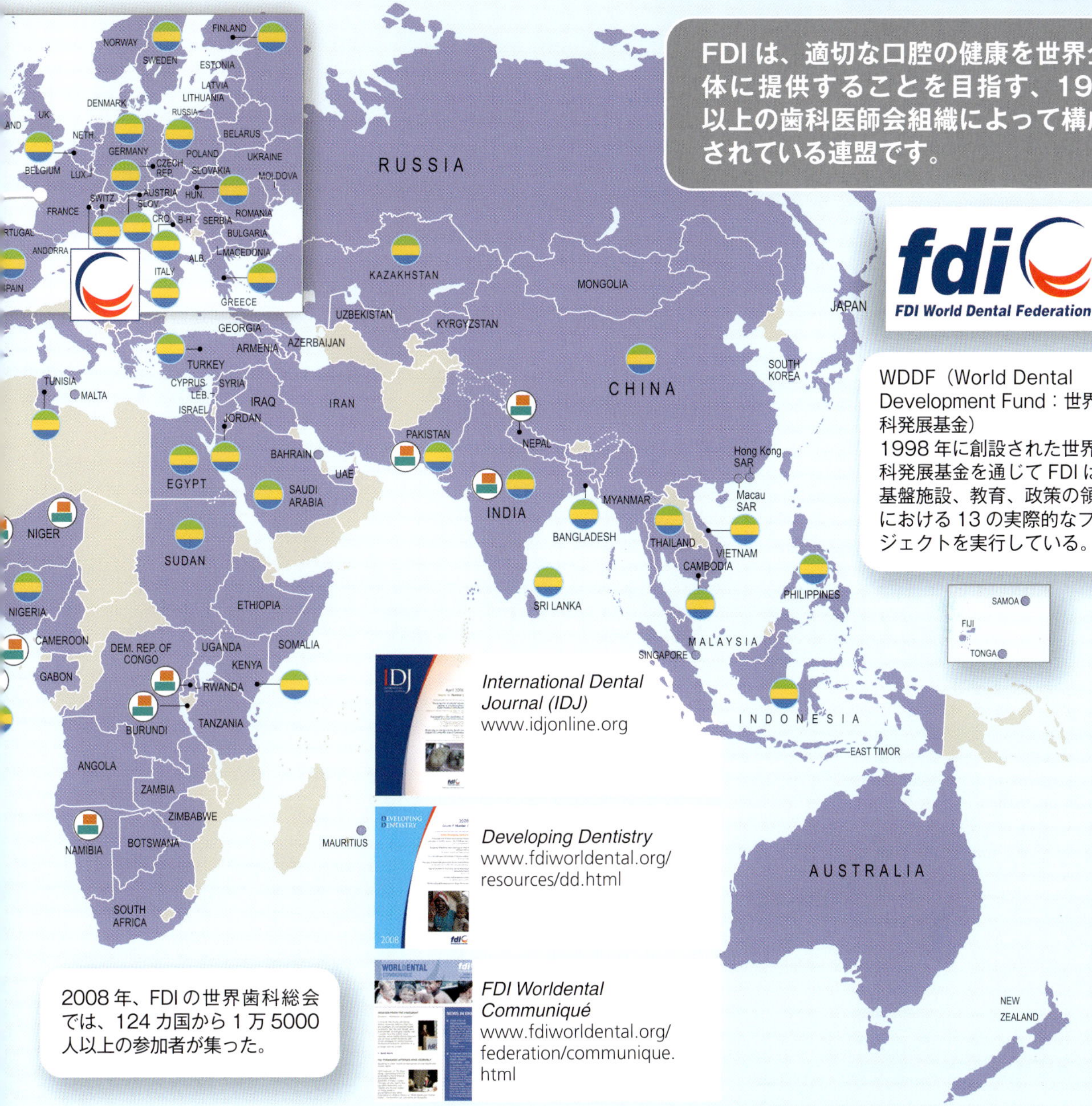

WDDF（World Dental Development Fund：世界歯科発展基金）
1998 年に創設された世界歯科発展基金を通じて FDI は、基盤施設、教育、政策の領域における 13 の実際的なプロジェクトを実行している。

International Dental Journal (IDJ)
www.idjonline.org

Developing Dentistry
www.fdiworldental.org/resources/dd.html

FDI Worldental Communiqué
www.fdiworldental.org/federation/communique.html

2008 年、FDI の世界歯科総会では、124 カ国から 1 万 5000 人以上の参加者が集った。

FDI は国際連合および世界保健機関と公式に提携している非政府組織です。スイス連邦のジュネーブを拠点とし科学、教育、支援活動、方策、公衆衛生の活動を行う公式の非営利組織です。

年 1 回行われる FDI の世界歯科総会では、世界中から口腔の健康に関する専門家たちを集め、口腔保健についての最高技術の共有や政策声明の発表を行っています。FDI は国際的に標準とされている歯の表記方法である、2 桁の数字による表記方法を提示したことでよく知られています。

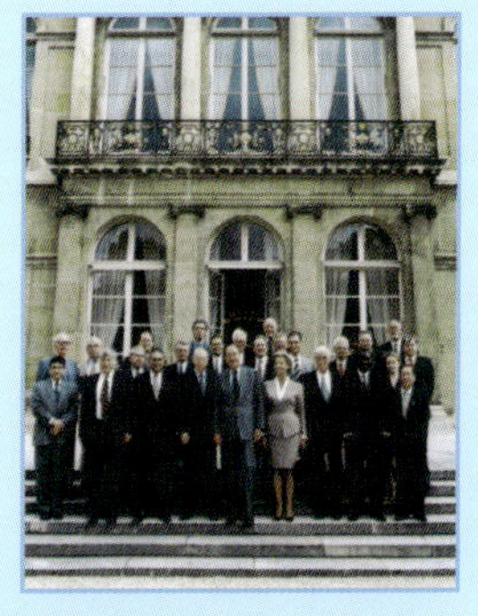

2000年、フランスのChirac元大統領によりFDI評議会メンバーが歓迎を受けた。

世界保健機関

- アメリカ
- ヨーロッパ
- 東地中海
- アフリカ
- 東南アジア
- 西太平洋

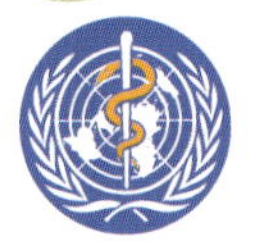 本部　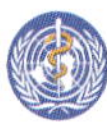 地域事務局

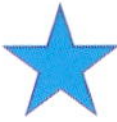 口腔健康に関して WHO と協力している、1 つもしくは複数のセンター

国際歯科連盟である FDI と国際歯科研究学会（IADR）は、WHO と公的に連携しているただ 2 つの口腔健康に関する NGO である。とはいえ、他の歯科関係の NGO もまた WHO と共に活発に活動している。

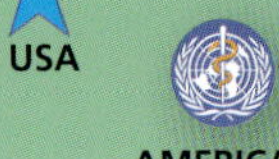

2006 年から 2007 年の WHO の予算は 33 億ドルである。全世界でペットの食費に使われる出費は 560 億ドルである。

WHO 世界口腔健康計画：優先活動事項

- 口腔健康に対する危険因子：ダイエット、栄養摂取、タバコ
- フッ素塗布の励行
- 重要なターゲットとなるグループ：子供、老人、失業者
- HIV/AIDS と口腔健康
- 口腔健康のシステム
- 情報提供のシステム
- 皆の健康のための口腔健康の研究と根拠

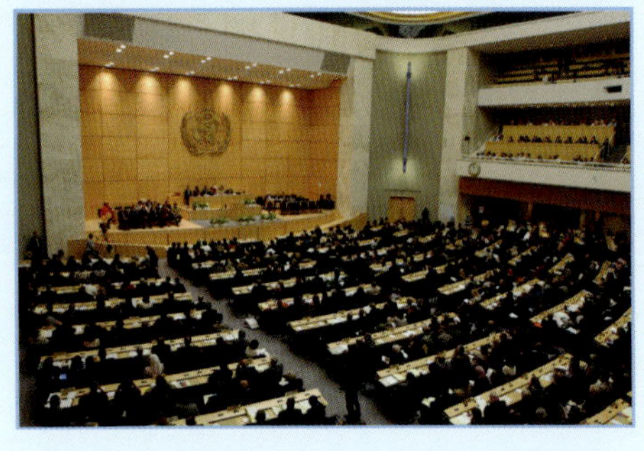

WHO には 193 の加盟国と 2 つの協力国とがあり、毎年スイスのジュネーブで世界保健総会を開き、組織の政策や、予算の制定、5 年ごとの事務局長の任命を行う。

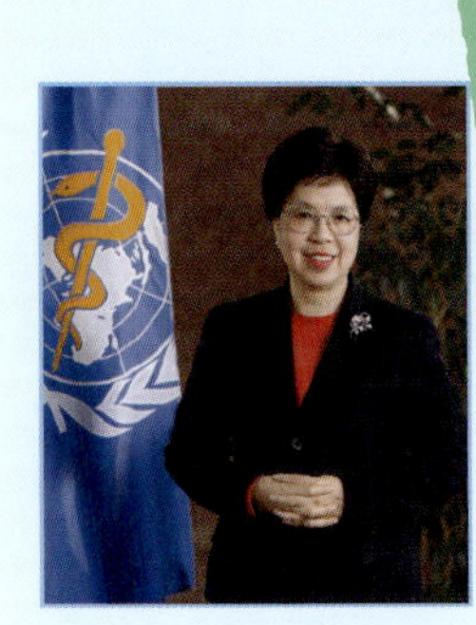

Margaret Chan
第 7 代 WHO 事務局長

“口腔疾患は、国際的な健康の概念から軽視されている。私たちには、それらに対する器具と最高の実行力があるが、それらが適用され、履行されることを確実にする必要がある。
（マーガレット・チャン
WHO 事務局長、*2007*）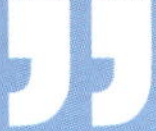

世界保健機関（WHO）は国際連合のシステムの中にある国際的な健康に関する専門機関です。WHO は、健康の動向を監視することと同様に、世界的な規模で健康に対する指導的な行動をすること、健康に関する研究の議題を調整すること、基準の制定を行うこと、根拠に基づいた方策を強く打ち出すこと、および技術的な支持を行うことの責任を担っています。

口腔の健康改善は、WHO が世界的に進めている口腔健康計画のカギとなる目的であり、慢性疾患と健康増進に関する事業部の技術的計画のひとつです。その焦点は、口腔の健康の増進と慢性疾患の予防の徹底を行う世界的取り組みの発展にあります。この計画は、食物、栄養、衛生、水道の衛生整備、喫煙、過度な飲酒などに関係する改善可能な危険因子に対する取り組みについて国を

Copyright © Myriad Editions

30 WHO 世界保健機関

WHO は国際的な健康増進の仕事を国際連合のもとで行っています。その世界的な口腔健康計画は、加盟国に方策の指導と技術的な支援を行うものです。

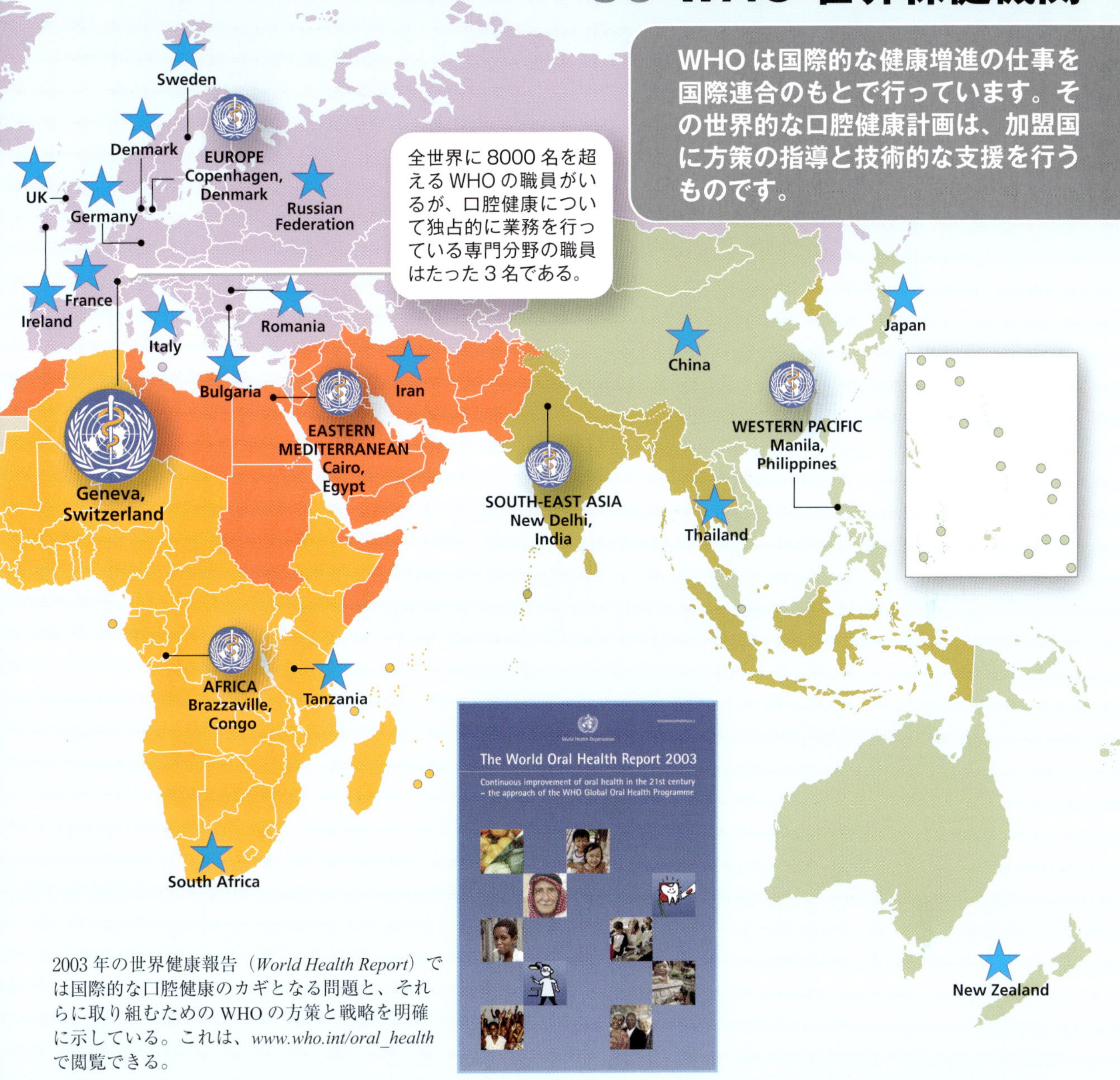

全世界に 8000 名を超える WHO の職員がいるが、口腔健康について独占的に業務を行っている専門分野の職員はたった 3 名である。
Sweden
Denmark
EUROPE
Copenhagen,
Denmark
UK
Germany
Russian
Federation
France
Ireland
Romania
Italy
Bulgaria
Iran
EASTERN
MEDITERRANEAN
Cairo,
Egypt
Geneva,
Switzerland
China
Japan
WESTERN PACIFIC
Manila,
Philippines
SOUTH-EAST ASIA
New Delhi,
India
Thailand
AFRICA
Brazzaville,
Congo
Tanzania
South Africa
New Zealand
The World Oral Health Report 2003
Continuous improvement of oral health in the 21st century
– the approach of the WHO Global Oral Health Programme

2003 年の世界健康報告（*World Health Report*）では国際的な口腔健康のカギとなる問題と、それらに取り組むための WHO の方策と戦略を明確に示している。これは、*www.who.int/oral_health* で閲覧できる。

支援しています。業務は、子供、若者、老人、社会的弱者、貧困層や HIV、AIDS の人々に焦点を当てています。

2007 年の世界保健総会では、統合した疾病の予防とその増進、世界的観点での口腔健康の重要な指標のための行動計画が、口腔保健の分野では採択されました。WHO の政策は、食物と栄養、タバコ、一次医療に対する世界戦略のように、国際的な口腔健康計画を立て統一することが必要とされています。この活動計画のほかの要素としては、活動と公衆衛生の実施の中で根拠をもって説明するのと同様に、効果のある国家的戦略のために労働力を確保し、フッ素塗布を推進し、データ収集を強く押し進めるという内容が含まれています。

> **口腔の健康とは、よりよい歯以上のものである。それは、well-being の要素として欠くことのできないものである。**
>
> （ポール・エリック・パターソン WHO HQ の国際口腔衛生の主任、*2003*）

“今日、人はその思考が導く所にあり、将来もその思考に導かれる。

（ジェームズ・アレン、ニュージーランドの政治家、*1855-1942*）”

第7章 過去、現在、未来

紀元前 7000 年　パキスタン　バルチスタンにおける石器文化（インド文化圏）においては、弓型のドリルに火打石製のバーを装着してう蝕を除去した。

紀元前 5000 年　イラク　シュメールの書物には、う蝕の原因は「歯の虫」である、と記述されていた。

紀元前 2750 年　エジプト　歯科における外科処置：切開・排膿の最初の記述がある。

紀元前 2750 年　エジプト「歯を治療することに特化した」医者が出現した。

紀元前 2700 年　中国　歯痛の治療として、鍼（はり）療法が応用された。

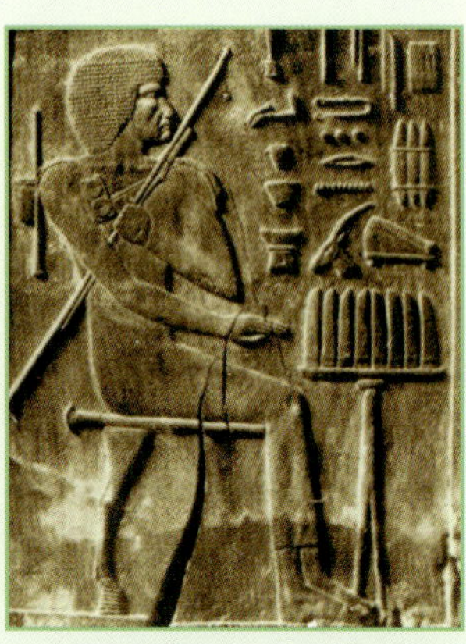

紀元前 2660 年　エジプト　Hesy Re の墓銘碑には、彼が歯科医として、さらに医者として最高の人物であったと記されている。最も初期の歯科医師の一人である。

紀元前 1750 年　メソポタミア　200 条のハムラビ法典には、「他人の歯を傷つければ（抜けば）、自らの歯も同様に傷つけられる」との記述がある。

紀元前 1750-1550 年　エジプト　全長 21m の書物であるエバースパピルスには、当時の歯科疾患についての知見と処置法が記されている。

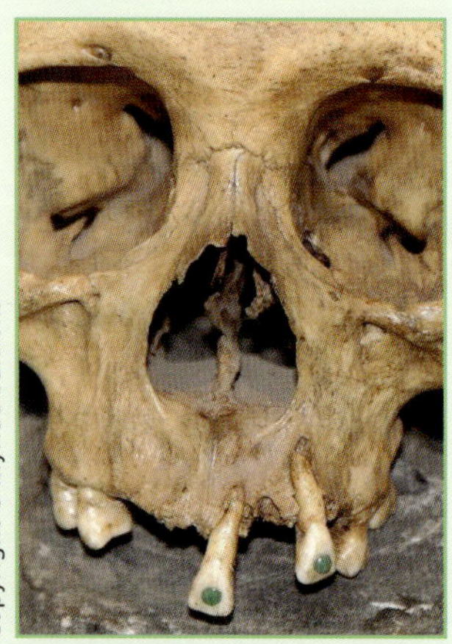

紀元前 900-300 年　南アメリカ　マヤ人はジェイドといった半貴石を美容や文化的な意味合いから歯に埋め込んだ。前歯が鋭い動物の歯に似せたさまざまな形に切削されている。

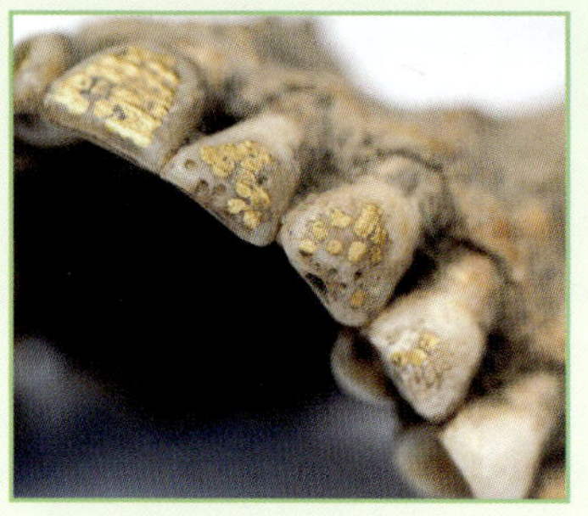

紀元前 700 年　ミャンマー　ハリン地方で発見された歯には、おそらく文化的または儀式のために金箔充填がなされていたものがあった。

紀元前 659 年　中国　Su Kung は、その著作の中でう窩を充填するためのアマルガムについて言及していた。

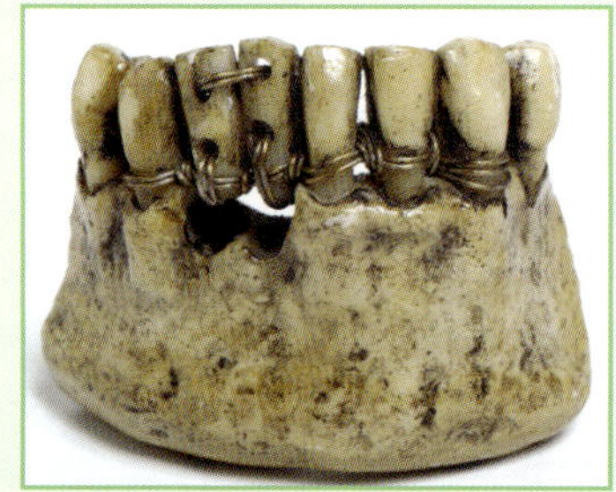

紀元前 600-500 年　イタリア　エトルリア人は喪失した歯を復位するため冠橋義歯様の構造体を作製した。

紀元前 500 年　中国／インド　歯磨剤の処方が記述された。

紀元前 460-370 年　ギリシャ　科学者であり哲学者でもある Hippocrates はう蝕の原因として歯列不正、唾液、栄養をあげた。これは当該疾患の原因が歯の虫であるとした当時の定説を覆すものであった。

紀元前 450 年　インド　サトウキビ液の結晶化の方法が発明された。

紀元前 450 年　イタリア　12 の表からなる法律、ローマ法により墓への金の埋葬は禁止されていたが、歯に充填された金は例外とされた。

紀元前 384-322 年　ギリシャ　科学者であり哲学者でもある Aristotle は、歯の萌出パターン、う蝕や歯肉炎の治療法、フォーセップスを用いた抜歯、抜けた歯の安定や顎骨骨折の修復に用いるワイヤーといった、歯科学についての記述を残している。しかしながら、男性、ヒツジ、ヤギやブタは、女性より歯数が多いと誤った認識をもっていた。

紀元前 50-25 年　イタリア　ローマ人の医学ライター Aulus Cornelius Celsus は、医学の最新知識をまとめ、口腔衛生、動揺歯の安定化、歯痛の治療、歯の移植について記述した。彼はまた、顎関節脱臼の整復「牙関緊急（がかんきんきゅう）」処置、について記述した。本法は現在においても実施されている方法である。

Copyright © Myriad Editions

31 歴史
歯科学 7000 BCE – AD 1699

紀元前 600 - 紀元後 400 年　イタリア／ヨーロッパ　ローマ人は修復処置のエキスパートとなり、ゴールドのクラウン、冠橋義歯も用いていた。部分床、全部床義歯もかなり作製されていた。骨、卵の殻、カキの殻を蜂蜜と混合し歯を清潔にするために用いていた。貴族は、自らの歯を清潔にするために特別な奴隷を雇っていた。

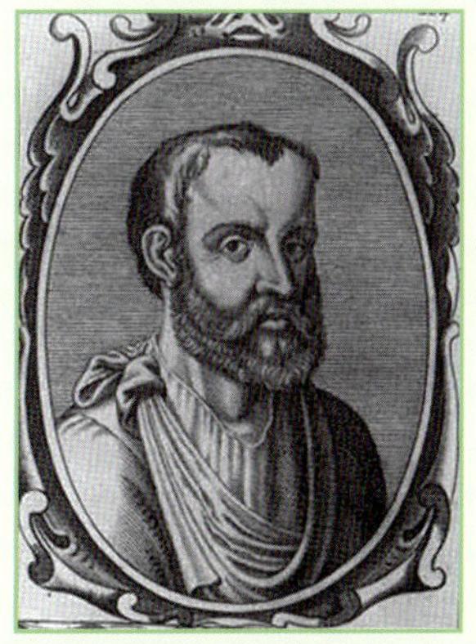

174 年　イタリア
皇帝 Marcus Aurelius のお抱え医師である Galen は、口腔の疾患を含む医学に関するすべての知識と自分自身の研究をまとめた。彼は、臓器の数以上の医者が早晩出現し、各々の疾病ごとに専門の医者が必要となる、と述べた。

650 年　インド　インド人作家 Vagbhata は、75 種類の口腔疾患を記述した。

500 - 1000 年　ヨーロッパ　中世においては、内科、外科、そして歯科は、その時代において最も教育を受けた人々である修道士によって行われた。ローマやギリシャ時代の知識は失われてしまい、多くのいかがわしい瀉血のような治療法を含む新しい民間療法が出現した。

963 - 1013 年　スペイン　スペイン出身のアラブの外科医である Abùl-Qàsim は、彼の内科・外科についてのエッセイの中で数々の抜歯用器具を図解した。

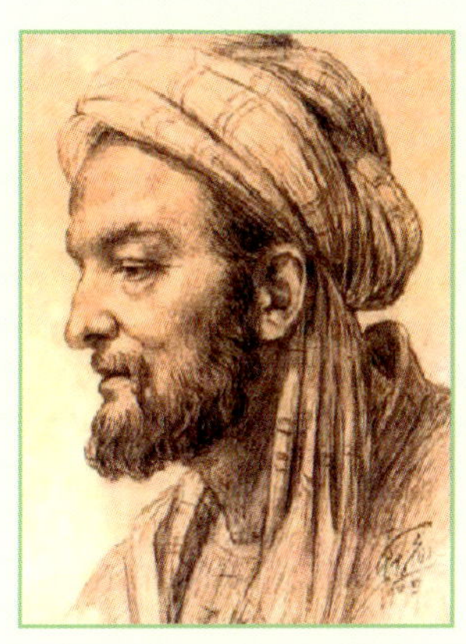

980-1037 年　イラン／ウズベキスタン　医師で哲学者であった Ibn Sinà は、またの名を Avicenna（イブン＝シーナー）ともいうが、彼はその時代の医学を記録し、歯科疾患とその治療法についても記述した。彼の著作は、中世時代を通してヨーロッパの医学思想に影響を与えた。

1258 年　フランス　理容師ギルドが確立された。理容師は究極的に 2 つのグループに進化した。複雑な手術を行うべく教育を受けトレーニングした外科医と、他方は、髭剃り、瀉血や抜歯を行う素人理容師または理容師ー外科医である。

1280 年　中国　医学は歯科を含む 13 種の専門科に分かれた。

1400 年代　フランス　一連の王からの命令により、素人理容師が瀉血、カッピング療法、ヒルによる吸血療法や抜歯以外のすべての外科医療行為を行うことが禁止された。

1498 年　中国　植毛された歯ブラシが初めて記録された。

1500 年　カリビアン　新しい植民地、特にカナリア諸島や西インド諸島にサトウキビのプランテーションが作られた。

1530 年　ドイツ　歯科のみを扱った最初の著作「**歯に関する疾患を網羅した小医学書**」が出版された。口腔衛生、抜歯、歯の切削や金充塡といった実践的な内容であった。この本は、200 年以上にもわたってスタンダードな教科書であり続けた。最終版は、1756 年に出版された。

1533 - 1603 年　イングランド　Queen Elizabeth I 世は、公の場で見栄えをよくするために、歯列不正部分に布を詰めていた。

1575 年　フランス　Ambroise Paré は、外科医の父として知られているが、抜歯、う蝕や顎骨骨折の治療といった実践的な内容を記した完璧な仕事について上梓した。彼はまた、唇裂に対しての手術を初めて行った。

1687 年　フランス　フランス王 Louis XIV 世（1638 - 1715）は、上顎臼歯の抜歯を行った際、顎骨骨折と上顎洞穿孔をきたした。それに続いて感染が起こり、治療を行ったが生涯上顎の歯がないままであった。

1690 年　アメリカ合衆国　サトウキビの栽培がアメリカ合衆国でも開始された。

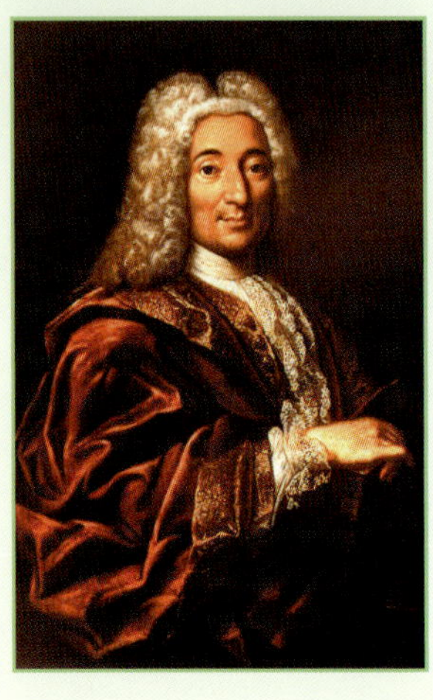

1728年　フランス　歯科医師のPierre Fauchardは、現代歯科学の父と称されているが、彼の著書***Le Chirurgien Dentiste, ou traité des dents***　において、口腔解剖と口腔機能といった基礎を含む、修復手技、義歯作製などの歯科実技を包括的に述べている。彼はまた、それまで一般に信じられていた歯に生息する虫がう蝕の原因となるという説に反対した。彼の著作は1946年に英語に翻訳された。

1746年　フランス　Claude Moutonはゴールドクラウンや根管内に設置するポスト（合釘）を記録に残した。

1756年　ドイツ　Philipp Pfaffは、プロシャの王Frederick II世のお抱え歯科医であったが、彼は印象採得時にワックスと焼石膏を用いる方法を紹介した。このおかげで、義歯の適合が大変改善した。Pierre Fauchardは、口腔ケアの方法を確立し、歯科医療を新しい段階へと向上させた。

1771年　イギリス　John Hunterは、***A Practical Treatise on the Diseases of the Teeth***とともに、***Natural History of the Human Teeth***を出版した。

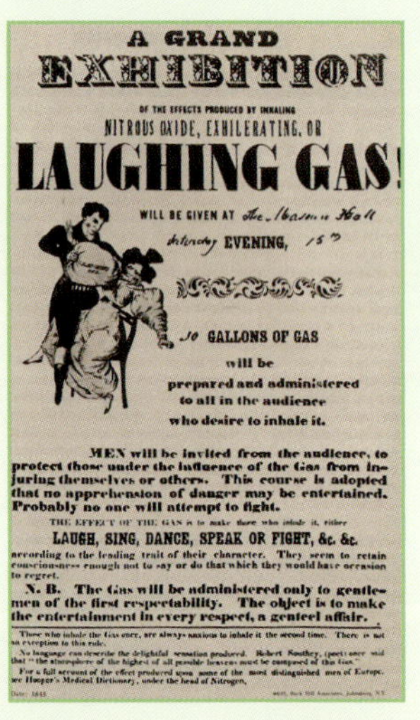

1776年　イギリス　Joseph Priestleyは後に笑気と呼ばれる亜酸化窒素の合成を行った。1840年代まで歯科医、外科医の間で亜酸化窒素の麻酔作用、痛みを麻痺させる作用が特に利用されていた。

1776年　アメリカ合衆国　初の法歯学における祖の一人であるJohn Revereは、歯科医であり独立戦争の志士であったが、自分が作製した冠橋義歯により友人の死を確認した。

1790年　アメリカ合衆国　George Washingtonのお抱え歯科医師の一人である、John Greenwoodは、足踏み式の歯科用エンジンを最初に作製した。彼は、母親の使用していた紡ぎ機をドリルが回転するように改造した。

1790年　アメリカ合衆国　歯科医のJosiah Flaggは、歯科患者に特化した椅子を最初に作製した。

1791年　フランス　Nicolas Dubois de Chemantは、患者に陶材歯を適用した。

1795年　アメリカ合衆国　Samuel Thomas von Soemmeringによりパイプ喫煙者に口唇の癌が高率に発生することが報告された。

1800年代　中国　上流階級の夫人は、結婚している証として歯を黒く塗っていた。

1815年　アメリカ合衆国　ニューオルリンズの歯科医Levi Spear Parmlyは、絹糸製の現代的なデンタルフロスの発明者とされた。しかしながら、フロスとして用いられた糸は先史時代にも存在していた。

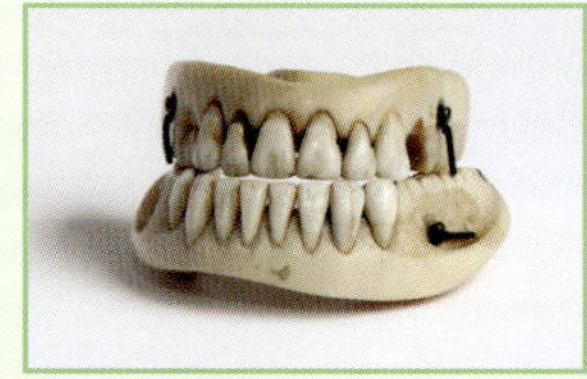

1815年　イギリス　ワーテルローの戦いで戦死した5万人の兵士から歯が抜去され、ワーテルローの歯という名の義歯の作製に利用された。ポーセレイン歯や新たな材質の人工歯が出現し広く用いられるようになっても、抜去歯は義歯作製のために1860年代まで利用された。

1832年　アメリカ合衆国　James Snellは、最初の歯科用リクライニングシートを発明した。

1839年　アメリカ合衆国　世界で初めての歯科雑誌である、***American Journal of Dental Science***が初めて出版された。

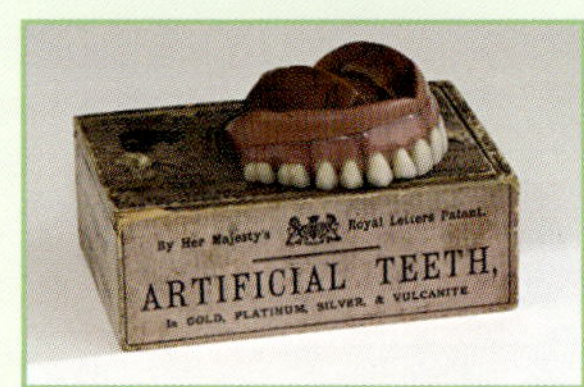

1839年　アメリカ合衆国　初期のドイツ人の発見に基づいて、Charles Goodyearは加硫したゴムを開発し、安価で適合の良好な義歯の原料となった。

1839年　アメリカ合衆国　世界で初めての歯科学校、The Baltimore College of Dental Surgeryが開校した。歯科学校は1855年にベルリン（ドイツ）、1858年にロンドン（イギリス）、1880年代にパリ（フランス）ではFDIの創立者であるCharles Godonにより、1881年にジュネーブ（スイス）、1888年にストックホルム（スウェーデン）、1890年にウイーン（オーストリア）で開校した。

Copyright © Myriad Editions

32 歴史
歯科学 1700–1899

1840年　アメリカ合衆国　世界で最初の歯科団体である The American Society of Dental Surgeons（アメリカ歯科医師会）が設立された。

1841年　イギリス　John Tomes (1815–1895) が抜歯のための鉗子の起源について出版した。彼の構想に基づいた外科用器具は現在においても使用されている。

1846年　フランス／アメリカ合衆国　鉛や錫で作られた折りたためるチューブが両国で発明された。ドイツとアメリカ合衆国でチューブ入りの歯磨剤の発売が開始されたのは1896年である。

1858年　イギリス　イギリスで最初の歯科学校である The London School of Dental Surgery が開校した。

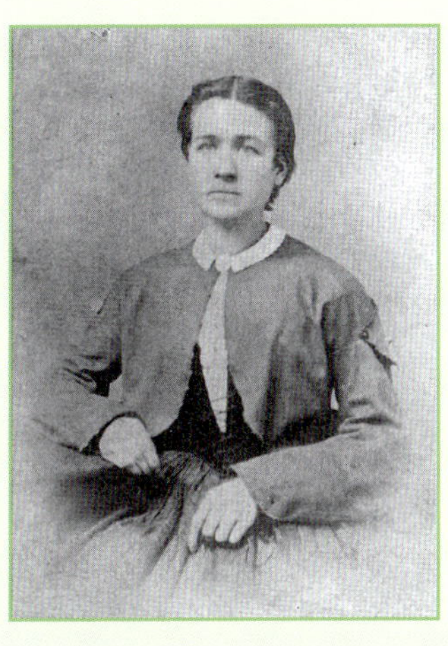

1866年　アメリカ合衆国　Lucy Beaman Hobbs は The Ohio College of Dental Surgery を卒業し、歯科学の学位を得た世界初の女性となった。

1872年　アメリカ合衆国　James B. Morrison により制作された初の足踏み式歯科用エンジンが New York, Binghamton で開催された歯科会議で販売された。Morrison による廉価で機械化された道具として、エナメル質や象牙質を滑らかにかつ迅速に切削可能な歯科用バーが供給され、歯科治療に革命を引き起こした。

1873年　アメリカ合衆国　コルゲート社は、ジャーに入った歯磨剤を大量生産した。

1874年　イギリス　Gladstone 首相時代のイギリス政府は、砂糖への課税を撤廃した。これにより、大衆にも砂糖が入手可能となった。

1875年　アメリカ合衆国　George Green は、最初の歯科用電気エンジンの特許を取得した。

1884年　オーストリア　眼科医である Carl Koller により、歯科領域における局所麻酔、コカインの使用が紹介された。

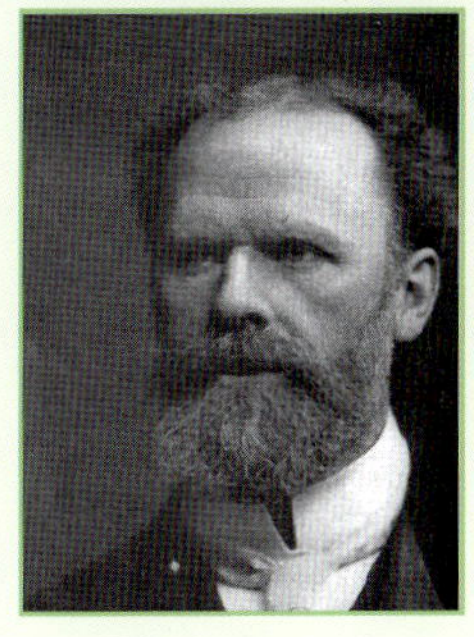

1890年　ドイツ　ベルリン在住のアメリカ人科学者である Willoughby Dayton Miller は、彼の著書 ***Micro-Organisms of the Human Mouth*** の中で、う蝕を細菌学的に考察した。これは、口腔衛生および修復学に関心を呼び起こす新しい時代の始まりとなった。

1895年　イギリス　イギリス初の女性歯科医師である Lilian Lindsay は、エジンバラで開業した。

1896年　ドイツ／アメリカ合衆国　物理学者 Wilhelm Roentgen により、X線が発見された。歯や顎の初のX線写真はそのたった3カ月後にドイツで撮影された。アメリカでは Edmond Kells が8カ月後に撮影した。彼は持続性に放射線に曝露されたため、指と腕に難治性の癌を発症してしまった。42回の手術を受けた後、腕と肩を切断することとなり、1928年に自殺した。

1898年　アメリカ合衆国　Johnson & Johnson はデンタルフロスの特許を取得した最初の会社である。

1899年　アメリカ合衆国　Edward Angle は、不正咬合を分類した。彼の提唱した分類法は、現在でも利用されている。これは、矯正歯科学の始まりでもあった。

1900年　フランス　フランス人歯科医師 Charles Godon によって、Fédération Dentaire Internationale (FDI) がパリに設立された。

1901年　FDI に公衆歯科衛生委員会が設立された。

1903年　アメリカ合衆国　Charles Land が、ポーセレンジャケットクラウンを発明した。

1905年　ドイツ　化学者 Alfred Einhorn は、局所麻酔剤としてプロカインを合成した。後年、Novocain として商品化された。

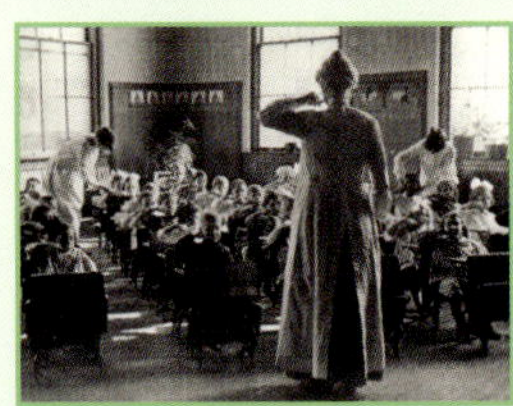

1905年　アメリカ合衆国　Irene Newman は、初の歯科衛生士となり子供たちの口腔衛生に尽力した。

1908年　アメリカ合衆国　G. V. Black は、記念すべき2巻の歯冠修復学専門書を上梓したが、本書は、50年間にわたり臨床歯科学の基本であり続けた。Black は、後年修復技術の開発、治療方法、器具の標準化、アマルガム法の開発、歯科を教授する際に視覚教材を利用する、といった点の先駆者となった。

1910年　アメリカ合衆国　歯科看護師のための公式トレーニングプログラムが作られた。このプログラムは、1915年に中止された。主な理由は、歯科医師からの反対があったからである。

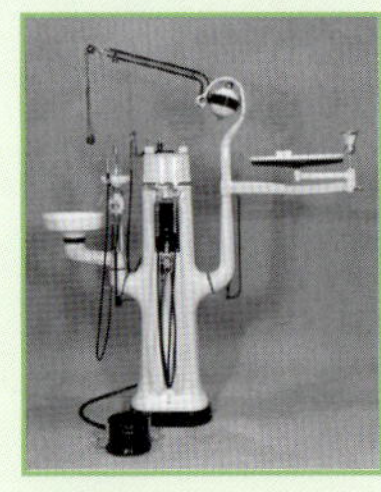

1919年　アメリカ合衆国／ドイツ　Ritter 社は、切削ドリル、加圧水、空気、バーナー、ライトを装備したデンタルユニットを発表した。他のメーカーも追随し、歯科治療のための装置の標準化が確立した。

1920年代　フランス　パリの歯科医師である Constant Doriot により、コードによって動力を伝達する Doriot アームが発明されたが、これはドリルやバーに電動エンジンの動力を伝達する機構の標準となった。

1926年　アメリカ合衆国　Willian J. Gies は、合衆国における歯科教育についてのレポートを出版した。標準化が不十分であることを批判し、歯科教育にもっと大学がかかわりアカデミックにすべきであると主張した。

1926年　フィラデルフィアで開催された FDI 会議にて、国ごとに主任歯科長官を設定することが採択された。

1937年　アメリカ合衆国　Alvin Stock は、ビタリウム製のインプラントを初めて適用した。

1938年　アメリカ合衆国　最初の合成剛毛であるナイロン製歯ブラシが市販された。剛毛はとても硬く使い心地は不良だった。1950年代になってナイロンが改良され柔らかい毛となり、動物の毛を用いた歯ブラシに取って代わっていった。

1938年　アメリカ合衆国　Klein と Palmer および Knutson による、合衆国におけるう歯の大規模調査の際に DMFT 指数が初めて用いられた。

1940年代　アメリカ合衆国　Trendley Dean は、斑状歯を発症させず、かつう蝕を減少させる飲料水中のフッ化物濃度を決定した。

1945年　アメリカ合衆国　水道水中にフッ化物を混合させる時代が始まった。ニューバーグ（ニューヨーク州）、グランドラピッズ（ミシガン州）にて、フッ化ナトリウムが公共水道水に添加された。

1949年　スイス　化学者 Oskar Hagger は、アクリリックレジンと象牙質を接着させるシステムを初めて開発した。

1949年　ニュージーランド　John Patrick Walsh は圧搾空気で回転させる歯科用ドリルの特許を取得した。これにより、大変高い回転数が得られるようになった。

1951年　FDI は、う蝕のコントロールにフッ化物を用いる決定を下した。

1951年　スイス　世界保健機関（WHO）の世界健康会議において、歯科プログラムを WHO 活動の一環とすることを決定した。

1954年　スイス　世界で初めての電動ブラシが実用化された。1960年代初頭、コードレスモデルが開発された。

1955年　アメリカ合衆国　フッ化物を含有した歯磨剤が紹介された。

1957年　ローマで開催された FDI の世界歯科会議において、アメリカ人の John Borden は、高速のエアーハンドピースを紹介した。Aritor（Dentsply により市販された）は、毎分30万回転し、商業的にも大成功だった。そして、高速な歯科という新しい時代を形成した。

1958年　アメリカ合衆国　完全に水平位になるデンタルチェアーが紹介された。

1960年代　歯科医が椅子にすわり、4ハンド（歯科医と助手）での治療と患者の水平位が一般的となった。このことにより、生産性が向上し、治療時間が短縮された。

1960年代　ヨーロッパ　レーザーが発展し、軟組織の治療にその利用が推奨された。

Copyright © Myriad Editions

33 歴史
歯科学 1900–2009

1961年　アメリカ合衆国／ソビエト社会主義共和国連邦　宇宙における歯科が訓練として確立された。無重力状態が長期にわたり、宇宙飛行士は骨密度が低下し、歯の喪失を招来するからである。

1962年　アメリカ合衆国　Rafael Bowen は熱硬化性のレジンを発明し、現在修復剤として用いられている。

1965年　ドイツ　Siemens により初のマイクロモーターハンドピースが発表され、デトロイトアームは終焉を告げた。

1971年　ドイツ人教授 Joachim Viohl の初期の助言により、FDI は歯式を2桁の数字で表す方式を世界基準として紹介した。

1975年　ドイツ　Articain が歯科の局所麻酔剤の標準として紹介された。

1980年代　スウェーデン　Pre-Ingvar Brånemark がインプラントと骨とのオッセオインテグレーションについて記述し、インプラント学の基礎となった。

1980年　ヨーロッパ　最初のヨーロッパ歯科教育連合はヨーロッパの学校におけるトレーニングを統一させた。これにより、卒業生は連合内のいかなる場でも歯科医療を行うことが可能となった。

1981年　スイス／イギリス　世界保健機関（WHO）と FDI は、2000年までの口腔保健の世界的目標を宣言した。

1989年　アメリカ合衆国　最初のホームブリーチングが販売された。

1990年代　アメリカ合衆国　新しい歯の色の修復材料、漂白、ベニア修復、インプラントが、審美歯科の始まりとなった。

1994年　スイス／イギリス　世界保健機関（WHO）と FDI は、1994年は口腔保健の国際年と宣言した。4月7日を世界口腔保健の日とした。

1997年　アメリカ合衆国　FDA がエルビウムヤグレーザーのう蝕治療への適用を推奨した。はじめは、象牙質への使用であった。

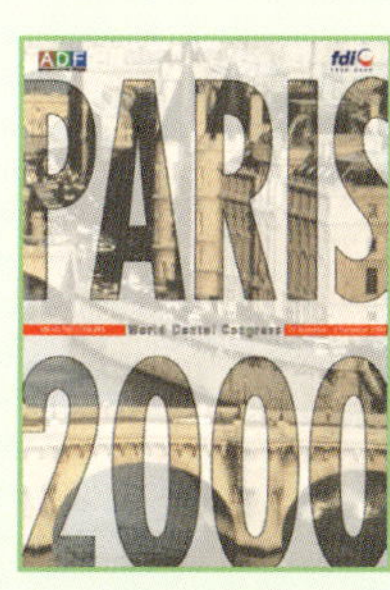

2000年　フランス　パリの FDI 年次世界歯科会議において、100周年が祝賀された。その際フランス大統領の Jacques Chirac は、エリゼ宮にて FDI 評議会と接見した。

2001年　フランス　世界で生じつつある口腔衛生状態の乖離に適応するため、FDI は世界歯科の発展と健康プロモーション会議を設立した。

2002年　アメリカ合衆国　アメリカにおける口腔の健康についてのレポート、「**医務総監のレポート**」が出版された。

2003年　WHO, FDI, IADR により2020年までの口腔の健康に対する世界目標が決定された。

2004年　アフリカ、ナイロビで最初の口腔健康会議が FDI 国際歯科連盟や WHO により開催された。Nairobi Declaration on Oral Health in Africa（アフリカの口腔保健に対するナイロビ宣言）によって、口腔の健康は基本的な人間の権利であることが確認された。

2005年　WHO のタバコ・コントロール機構（FCTC）は、タバコ消費量を減少させるよう政府に要求することによって人々の健康を改善しようと、国際法を用いて強力に推し進めた。

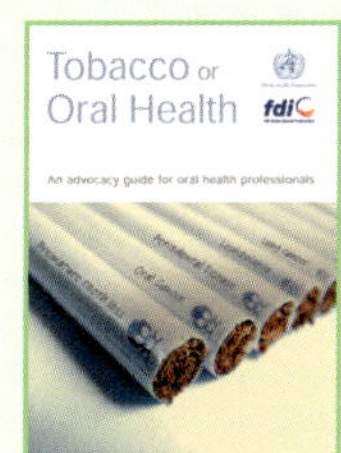

2005年　***Tobacco or Oral Health***（タバコを吸うか口腔の健康か）、これは FDI/WHO により共同発表された標語であるが、6カ国語に翻訳された。

2006年　エジプト　3人の王家専属の歯科医の墓が、カイロ近郊の最も古いピラミッドで発見された。

2006年　フランス／スイス　WHO、FDI、IADR により召集された専門家の諮問により、適切なフッ化物の使用が人間の権利（人権）であることが認められた。

2007年　スイス　193カ国の厚生大臣は、ジュネーブで開催された第60回世界健康会議において26年間にわたる口腔の健康に関する方針を採択し、世界規模で継続的に口腔の健康に留意するよう求めた。

2008年　スイス　世界健康会議の開催に際して、第1回世界水ガン（壊疽性口内炎）デーがジュネーブで祝賀された。WHO、FDI や他の機関により、この忘れ去られた、貧困による疾患について世界に向けて注意喚起が行われた。

2008年　FDI は9月12日を世界口腔健康の日とし、毎年祝賀する日とした。この日は、FDI の創立者である Charles Godon の誕生日であり、プライマリ・ヘルスケアの歴史的都市アルマトゥイ（天山山脈の北麓に位置し、シルクロードの一地点）での会議の開催日であった。

2009年　***Oral Health Atlas*** の初版が発行された。

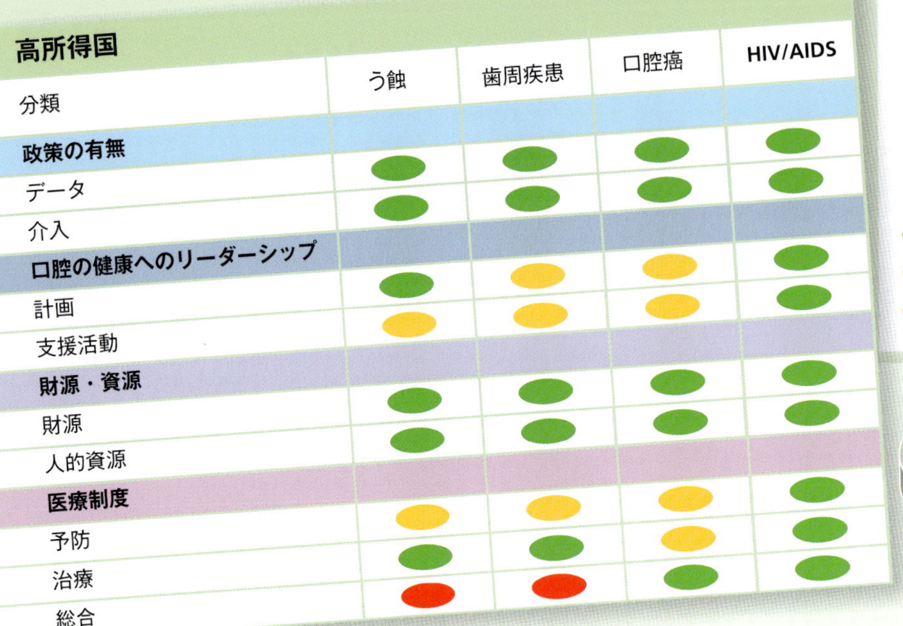

高所得国
分類
う蝕
歯周疾患
口腔癌
HIV/AIDS
政策の有無
データ
介入
口腔の健康へのリーダーシップ
計画
支援活動
財源・資源
財源
人的資源
医療制度
予防
治療
総合

スコアカード

口腔の健康の重要領域での、政策の有無、リーダーシップ、財源・資源、医療制度の各項目に対する評価　*2009*年

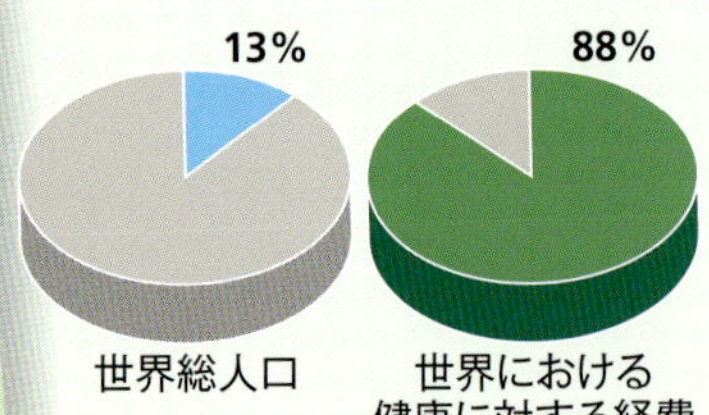

高所得国

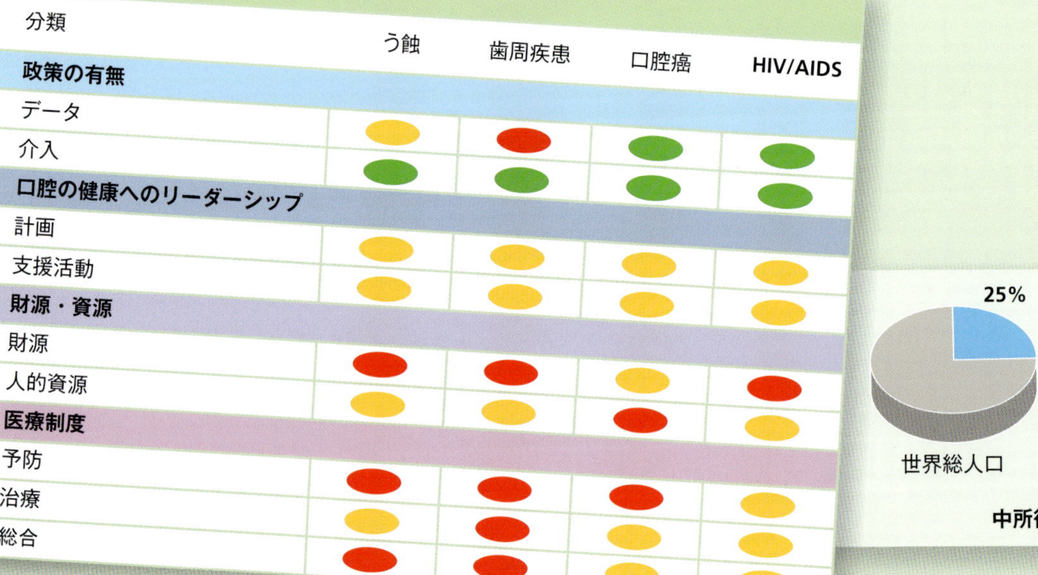

中所得国
分類
う蝕
歯周疾患
口腔癌
HIV/AIDS
政策の有無
データ
介入
口腔の健康へのリーダーシップ
計画
支援活動
財源・資源
財源
人的資源
医療制度
予防
治療
総合

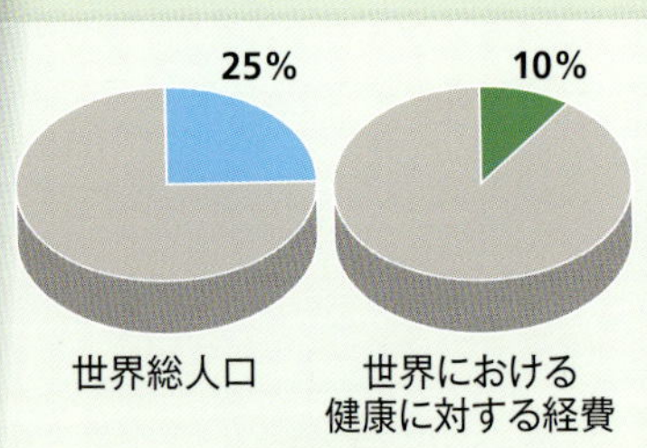

中所得国

> **得られる知識を利用しないならば、進歩は阻害されたままとなる。**
> （ロバート・ビーグルホール＆ルース・ボニータ *2008*）

本書 ***Oral Health Atlas*** は、口腔の健康についての世界規模の知見および、本書のサブタイトルにも謳ってあるように、国際的には一般的となっている健康から見放されてしまった地域について述べています。放置された度合いは、多くの地域で一目瞭然であり、疾病に対する大きな不均衡、すなわち、同一国家の中、さらには国家間でリスクファクターへの曝露の度合いや疾病に対するケアにおいて不均衡が存在するのです。

スコアカードは現在の状況を反映し、基本を提供し、口腔の健康の問題についての議論を喚起し、緊急で持続的な行動が必要な地域に光を当てることを意図しています。

世界的な公衆衛生に対するスコアボードというコンセプト（Beaglehole & Bonita, 2008）に基づき、本アトラスの著者は、口腔の健康において重要な

Copyright © Myriad Editions

34 現在：スコアカード

世界的、特に低・中所得国においては、健康問題において口腔疾患が無視されています。

低所得国

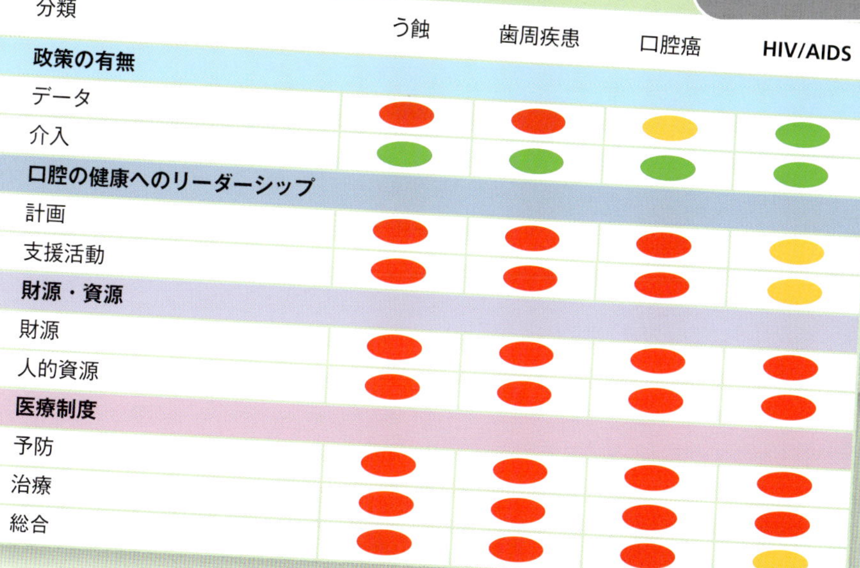

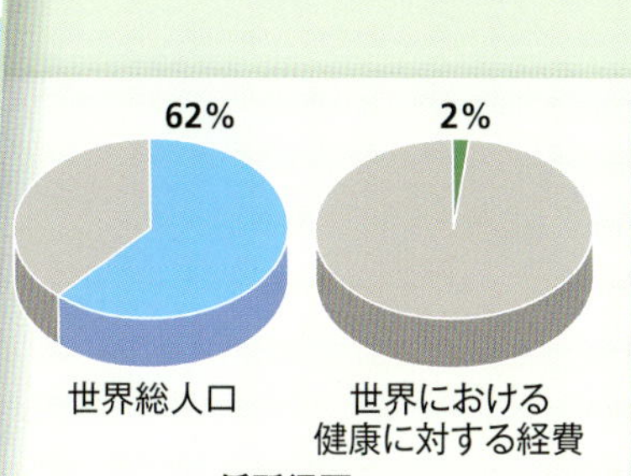

多くの口腔内疾患に対してエビデンスに基づく介入が行われているが、多くの国々では行われていない。

スコアリングのための基準

政策の有無

データ：口腔疾患がどれくらい負担となっているか、どのような傾向であるかを知るための最新の統計があるか。
介入：疾患という負担に取り組む際に効率のよい介入を行っているか。

口腔の健康へのリーダーシップ

計画：口腔の健康が全身の健康の中にきちんと組み込まれているか。
支援活動：実際の活動に対して、強力で持続性のあるエビデンスに基づいた強制力がかかっているか。

財源・資源

財源：口腔の健康に対して計上する適正な財源があるか。
人的資源：口腔の健康にかかわる人員は十分かつ適切であるか。

医療制度

予防：医療制度は、口腔疾患の予防に注意を払っているか。
治療：医療制度は、適切な治療を提供しているか。
総合：国家の健康計画において、口腔の健康は他の部分の健康と関連性をもっているか。

地域に関する状況を、詳しい情報に基づいて判断し評価を下しました。各スコアは、当該地域の現在の状況を反映しています。高・中・低所得国家と分けて評価するのが一般的ですが、そうすると現実と異なった状況を強調してしまうので、理想的にはすべての国家ごとにスコアカードを作製するべきでした。

世界のあらゆる地域で健康を改善するためには、実際の活動、リーダーシップ、財源、さらには適切な医療制度が必要です。う蝕、歯周疾患、口腔癌、HIV/AIDS の口腔での症状といった、重要な４つの疾患に対して詳細に検討し、選択されたスコアリングの基準を示しました。スコアは正確な判定というわけではありませんが、状況を暗示しており、願わくば討論のきっかけとなって欲しいです。

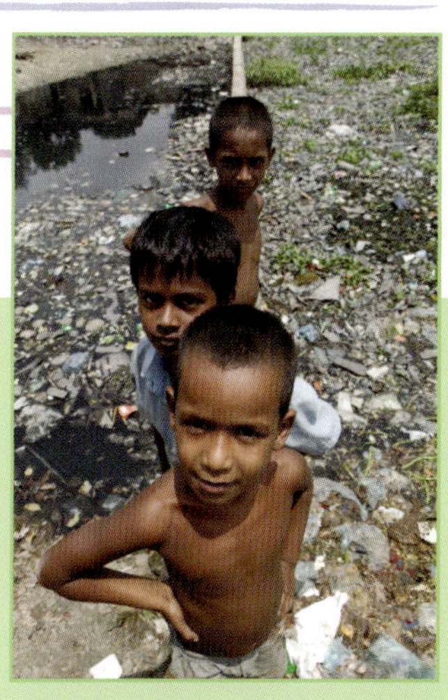

バングラデッシュ、ダッカのスラム街の少年

歯の世界
2010年から2050年において世界に存在すると予想される歯数（単位：10億本）

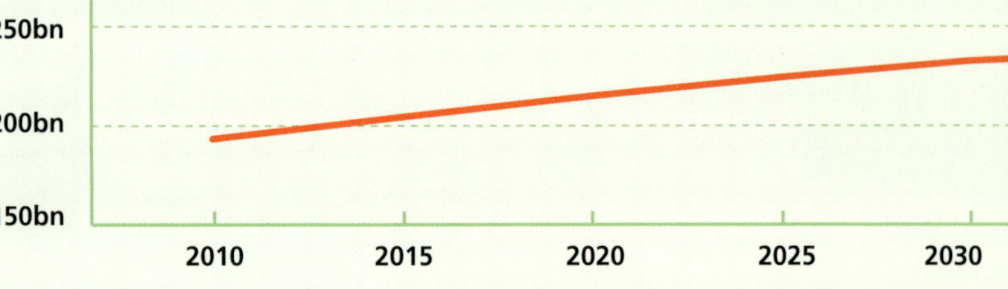

現在の出生率では、毎日約600万本の歯が生を受けています。

	2010–2019	2020–2029
予防	• 多くの国で、食物や飲料に含まれる砂糖の危険性についての警告が紹介された。 • すべての国において、タバコへの課税額は流通価格の少なくとも75%である。 • タバココントロールについてのWHO枠組み協定が承認された。 • 栄養、身体活動と健康についてのWHO世界戦略が40%の国家で履行されている。 • アルコールや他のリスクファクターについてのWHO協定が施行された。 • 永久的に口腔内細菌を殺菌するか、病原性のある細菌を入れ替える治療法が開発された。	• 歯科医が日常業務として禁煙にかかわった。 • 革命的なフッ化物投与方法が開始された。 • 政府はフッ化物入り歯磨剤に対する課税を撤廃した。 • WHOにて食事と栄養に関する協定が施行された。 • 数カ国でタバコが禁止された。 • 多くの新興国では、公衆衛生のために砂糖に対する課税額が引き上げられた。
治療と科学技術	• 環境汚染の観点から水銀を含有する製品が排除された。 • ロボットを使用するインプラント治療が標準となった。 • 赤ちゃんや智歯由来の幹細胞が身体各部の器官となった。	• これまでのX線フィルムがデジタル方式に変わった。 • 歯周治療における再生療法が開発された。 • チェアサイドで瞬時に組み立てられる歯科医療機器が出現した。 • 歯周疾患の細胞工学療法が標準的な治療法となった。 • 胎児期の遺伝子検査や先天性欠損症の治療が可能となった。 • 新しく、安全な3D画像が、X線に取って代わった。 • 口腔疾患、癌、歯肉疾患などの疾患について、家庭で検査可能なキットが入手可能となった。
労働力と医療制度	• 国連の21世紀の発展目標を終了させ、非伝染性の疾患に焦点を当てた新たな目標に変更した。	• 医療費支出が治療から予防にシフトした。

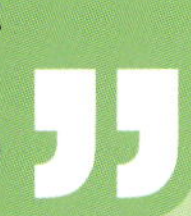

明日という日は、今日の内に明日の用意をした人のもとに訪れる。
（アフリカのことわざ）

本ページにおける各年代での象徴的な出来事は、事実に基づくものではありません。しかし、これからの40年間に起こるであろう事柄を予想したものです。

一般的に100年前の先人たちよりも、現代の人々は口腔内の健康が保たれています。しかし、全ての人々がこのような状況を享受しているわけではなく、これからチャレンジしていくべき大きな問題です。

経済的に裕福な国家においては、う蝕、歯肉の疾患、喪失歯の割合は低下し、口腔癌患者の生存率も予防、口腔衛生、早期発見の改善とともに、低下していくと考えられます。低または中所得国家では、砂糖消費の増加、フッ化物の低適用率、適切な口腔ケアの不備のために、う蝕罹患率は増加していくでしょう。

Copyright © Myriad Editions

35 未来

科学技術が発達しても、口腔の健康における不均衡に対するチャレンジは続きます。

2035 2040 2045 2050

2030–2039

- 健康食品についての WHO 枠組み協定が協議された。
- 食品には口腔の健康のための一助となる物質（細菌かフッ化物）が含まれるようになる。
- う蝕ワクチンによって世界的にう蝕が減少した。
- 水ガンが撲滅された。
- 流通している砂糖の半分が、代替糖になった。

- 歯科用ドリルに代わってレーザーが台頭した。
- 幹細胞による歯が治療のオプションとなった。
- 血液に代わって、唾液が標準的な診断材料となった。
- 無痛治療が世界のどこにおいても一般的になった。

- インドの歯科医師が最多となった。

2040–2050

- 触れない「歯ブラシ」が悪玉菌のみを排除する。
- 歯に悪影響を及ぼさない糖が遺伝子工学的に開発された。

- 歯ブラシに健康状態が記録され、歯科医により日常業務として分析される。
- 歯にセンサーが内蔵され、バイタルサインをモニターしており、その情報はヘルスケアのプロバイダーに転送される。
- 生涯う蝕を防御するコーティング剤が入手可能となった。
- 歯に埋め込まれた携帯電話。
- 口腔内の記録用インプラントと脳が脳神経で繋がれている。

疾病による死

全世界における死（単位：100 万人）
2008–2030 年

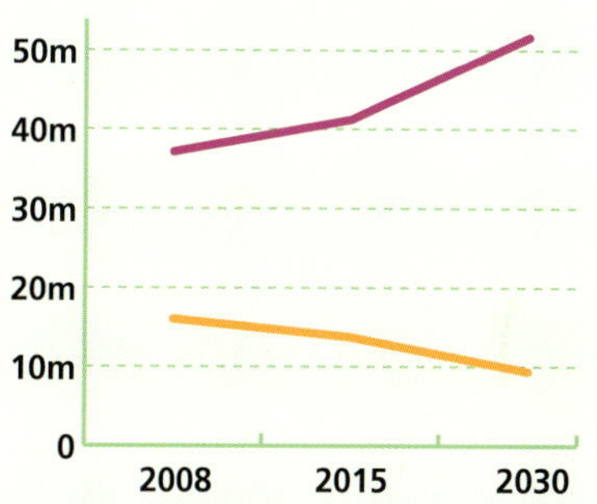

感染性疾患を原因とする死亡者数は一貫して減少すると考えられるが、ほとんどの口腔疾患を含む、非感染性疾患による死亡者数は、上昇すると予想され、将来公衆衛生における大きな問題となるだろう。

2050 年には FDI は 150 周年を祝賀するだろう。

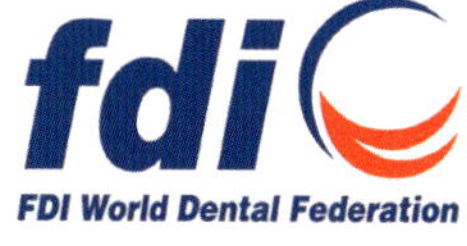

経済的に裕福な国家においても、高齢の人々においては、後の世代の人々よりもより徹底的なケアが必要となります。

予防に焦点を当てることが、世界的な口腔疾患の流行に対する現実的な方策です。この問題を解決するには、歯磨剤といった口腔衛生商品を課税対象外とし、少量で販売するなどして、手ごろ感を増すようにすることが必要です。フッ化物の適用方法を改善することによって、より容易にかつより効果的にう蝕予防を完遂することが可能となります。特にインドや中国などにおいては、何百万人もの貧困者が新たな消費者となり、その結果、口腔衛生商品および治療のマーケットは急激に拡大するでしょう。

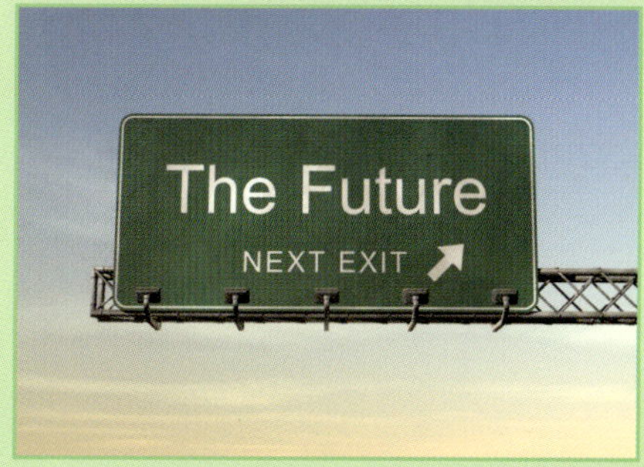

“知らないことは恥ではない、
気がつかないことが恥なのだ。”
（ロシアのことわざ）

第8章 付添—世界の一覧表

	1 GNI （国民総所得） 首都圏当たり （ドル） *2006* 年	2 健康管理 GDP に占める割合 （%） *2005* 年	3 DMFT 12 歳の平均スコアー		4 歯科う蝕 6-19 歳の若い世代		5 無歯顎 65 歳以上の世代	
			スコアー	年	罹患率（%）	年	罹患率（%）	年
アフガニスタン	–	5.2	2.9	1991	80	1991	–	–
アルバニア	6,000	6.5	3.1	2005	–	–	69	1996
アルジェリア	5,940	3.5	2.3	1987	–	–	–	–
アンドラ	–	6.3	–	–	–	–	–	–
アンゴラ	3,890	1.8	1.7	1981	–	–	–	–
アンティグア・バーブーダ	15,130	4.8	0.7	1988–89	43	1988–89	–	–
アルゼンチン	11,670	10.2	3.4	1987	99.8	1995	–	–
アルメニア	4,950	5.4	2.4	1985–90	–	–	–	–
オーストラリア	33,940	8.8	0.8	2000	55.1	2000	20	2004–06
オーストリア	36,040	10.2	1.0	2002	54.7	2006	15	1992
アゼルバイジャン	5,430	3.9	–	–	–	–	–	–
バハマ	–	6.7	1.6	2000	–	–	–	–
バーレイン	–	3.8	1.4	1995	52	1995	–	–
バングラディッシュ	1,230	2.8	1.0	2000	46.4	2000	–	–
バルバドス	–	6.8	0.9	2001	37	2001	–	–
ベラルーシ	9,700	6.6	2.7	2000	94	1994	14	2000
ベルギー	33,860	9.6	1.1	2001	75	2001	41	1998
ベリーズ	7,080	4.9	0.6	1999	–	–	–	–
ベナン	1,250	5.4	0.8	1998	38.8	1998	–	–
ブータン	4,000	4.0	1.4	1985	76	1985	–	–
ボリビア	3,810	7.1	4.7	1995	87.7	1995	–	–
ボスニア・ヘルツェゴビナ	6,780	8.8	4.8	2004	91	2004	78	1998
ボツワナ	11,730	8.3	0.5	1981	–	–	–	–
ブラジル	8,700	7.9	2.8	2002–03	89	2002–03	68	2002
ブルネイ	49,900	2.0	4.8	1999	88.7	1999	–	–
ブルガリア	10,270	7.7	4.4	2000	80	2000	56	2000
ブルキナファソ	1,130	6.7	0.7	1999	–	–	–	–
ブルンジ	320	3.4	1.0	1987–88	50.6	1987–88	–	–
カンボジア	1,550	6.4	1.1	2003–07	48	2003–07	15	1990–91
カメルーン	2,060	5.2	2.8	1996	93	1996	–	–
カナダ	36,280	9.8	2.1	1996–97	76	1985	58	1993
カーボベルデ	2,590	5.6	2.8	1989	89.6	1988–89	–	–
中央アフリカ共和国	690	4.0	4.1	1986	–	–	–	–
チャド	1,170	3.7	–	–	–	–	–	–
チリ	11,300	5.4	1.9	2006–07	64.4	2006–07	–	–
中国	4,660	4.7	1.0	1995–96	55.3	1995–96	11	1995–96
コロンビア	6,130	7.3	2.3	1998	–	–	–	–
コモロ	1,140	3.0	–	–	–	–	–	–
コンゴ	270	1.9	–	–	–	–	–	–
コンゴ民主共和国	–	4.2	0.4–1.1	1987–91	31	1982	–	–
コスタリカ	9,220	7.1	2.3	1999	83	1996	–	–
コートジボワール	1,580	3.9	1.8	1996	62.4	1999	–	–
クロアチア	13,850	7.4	6.7	2005	85.1	1999	45	2005
キューバ	–	7.6	1.4	1998	50	2005	–	–
キプロス	25,060	6.1	1.1	2005	45	2002	–	–
チェコ共和国	20,920	7.1	2.5	2002	93.4	1998	34	2002
デンマーク	36,190	9.4	0.7	2007	57.3	2005	27	2000
ジブチ	2,180	6.9	0.9	1990	–	–	–	–

世界の一覧表

6 口腔癌 人口10万人に対する、年齢無関係 2002年		7 HIV/AIDS 15-49歳の世代 2007年	8 砂糖 1人当たりの消費量 2007年		9 紙巻きタバコ 15歳以上の世代による消費率 2007年	10 歯科医師 2007年			
男性	女性	HIVを伴う(%)	kg	データ元†		働く歯科医師	歯科医師1人当たり人口	データ元†	
6.8	5.9	–	2	1	–	900	30,161	4	アフガニスタン
7.0	2.4	–	30	1	1,201	532	5,996	3	アルバニア
2.5	1.1	0.1	37	1	577	842	40,211	3	アルジェリア
–	–	–	–	1	–	51	1,471	3	アンドラ
9.7	4.7	2.1	15	1	397	225	75,662	3	アンゴラ
–	–	–	–	–	–	13	6,538	4	アンティグア・バーブーダ
5.4	1.3	0.5	47	1	1,014	9,000	4,392	3	アルゼンチン
5.5	1.2	0.1	29	1	2,083	550	5,458	3	アルメニア
11.1	4.7	0.2	50	1	1,130	9,131	2,272	3	オーストラリア
6.6	1.8	0.2	44	2	1,684	4,458	1,876	3	オーストリア
3.0	1.3	0.2	22	1	1,089	500	16,934	3	アゼルバイジャン
6.6	2.3	3.0	39	–	–	60	5,517	3	バハマ
4.7	1.8	–	–	–	–	148	5,088	3	バーレイン
13.4	16.8	–	7	1	172	4,500	35,259	3	バングラディッシュ
4.9	1.5	1.2	51	1	–	63	4,667	4	バルバドス
12.9	1.8	0.2	44	1	1,846	1,860	5,209	3	ベラルーシ
7.7	2.5	0.2	–	1	1,763	5,902	1,772	3	ベルギー
6.7	2.4	2.1	47	1	–	32	9,000	4	ベリーズ
2.5	1.3	1.2	4	1	–	57	158,474	3	ベナン
12.8	8.4	0.1	–	–	–	65	10,123	4	ブータン
6.7	3.8	0.2	37	1	178	1,000	9,525	3	ボリビア
8.7	2.5	<0.1	36	1	2,145	400	9,838	3	ボスニア・ヘルツェゴビナ
23.1	9.5	23.9	23	–	–	60	31,367	3	ボツワナ
8.3	1.7	0.6	65	1	580	223,000	860	3	ブラジル
3.6	3.1	–	33	–	–	70	5,571	4	ブルネイ
6.5	1.6	–	19	1	2,437	15,087	980	3	ブルガリア
2.7	1.8	1.6	6	1	–	80	184,800	3	ブルキナファソ
5.9	4.8	2.0	2	–	–	14	607,714	4	ブルンジ
10.2	2.7	0.8	8	–	447	450	32,098	3	カンボジア
6.1	1.5	5.1	7	1	141	70	264,986	3	カメルーン
6.9	2.9	0.4	44	1	897	11,513	2,856	3	カナダ
2.5	1.3	–	34	1	–	11	48,182	4	カーボベルデ
4.4	2.2	6.3	3	1	–	13	334,077	4	中央アフリカ共和国
4.4	2.2	3.5	8	1	–	15	718,733	4	チャド
2.7	0.9	0.3	42	1	909	2,800	5,941	3	チリ
1.1	0.7	0.1	10	1	1,646	16,232	82,296	3	中国
3.8	2.6	0.6	34	1	479	3,000	15,385	3	コロンビア
5.9	4.8	<0.1	6	–	–	29	28,931	4	コモロ
1.7	2.0	3.5	21	1	–	20	5,450	–	コンゴ
2.3	1.9	–	1	1	131	300	208,787	3	コンゴ民主共和国
2.1	1.7	0.4	53	1	552	3,200	1,396	3	コスタリカ
2.2	2.1	3.9	12	1	198	100	192,620	3	コートジボワール
12.5	2.7	<0.1	44	1	1,849	8,018	568	3	クロアチア
6.4	2.8	0.1	61	1	1,010	3,080	3,658	3	キューバ
2.4	1.6	–	43	2	1,830	731	1,170	3	キプロス
6.8	2.0	–	49	2	2,368	8,184	1,245	3	チェコ共和国
7.0	3.3	0.2	56	–	1,495	5,698	955	3	デンマーク
5.9	4.8	3.1	–	–	–	60	13,883	4	ジブチ

†p 115 参照

	1 **GNI** （国民総所得） 首都圏当たり （ドル） *2006年*	2 **健康管理** GDPに占める割合 （%） *2005年*	3 **DMFT** 12歳の平均スコアー		4 **歯科う蝕** 6–19歳の若い世代		5 **無歯顎** 65歳以上の世代	
			スコアー	年	罹患率（%）	年	罹患率（%）	年
ドミニカ	–	6.5	2.0	1995	–	–	–	–
ドミニカ共和国	5,550	5.7	4.4	1997	–	–	–	–
東ティモール	7,850	13.7	–	–	–	–	–	–
エクアドル	6,810	5.3	3.0	1996	77.6	–	–	–
エジプト	4,940	6.1	0.4	2001–02	37	2001–02	17	1991
エルサルバドル	5,610	7.0	1.4	2000	–	–	–	–
赤道ギニア	16,620	1.7	–	–	–	–	–	–
エリトリア	680	4.7	–	–	–	–	–	–
エストニア	18,090	5.0	2.7	1998	76	1998	37	1987
エチオピア	630	4.9	1.0	1993	45	1990	–	–
フィージー	4,450	4.1	1.5	1998	68	1990	6	1998
フィンランド	33,170	7.5	1.2	2000	76.9	1991	41	1998
フランス	32,240	11.2	1.2	2006	80.9	1991	16	2000
ガボン	11,180	4.1	4.4	2000	–	–	–	–
ガンビア	1,110	5.2	2.3	1995	77	1995	6	1995
グルジア	3,880	8.6	2.4	1985–90	–	–	21	1986
ドイツ	32,680	10.7	0.7	2005	53.9	2005	23	2005
ガーナ	1,240	6.2	0.4	1999–2000	22.4	2006	–	–
ギリシャ	30,870	10.1	2.2	2000	72	2000	25	1998
グレナダ	–	7.2	2.2	2000	–	–	–	–
グアテマラ	5,120	5.2	5.2	2002	82.3	1989	–	–
ギニア	1,130	5.6	–	–	–	–	–	–
ギニアビサウ	460	6.2	0.5	1986	75	1986	–	–
ガイアナ	3,410	5.4	1.3	1995	55	1995	–	–
ハイチ	1,070	6.2	0.7	1999	46	1995	–	–
ホンジュラス	3,420	7.5	3.7	1997	83.4	1999	–	–
香港	39,200	–	0.8	2001	37.8	1997	9	2001
ハンガリー	16,970	7.8	3.3	2001	84.5	1996	26	2000
アイスランド	33,740	9.4	1.4	2005	86	1993	70	1992
インド	2,460	5.0	1.3	2005	83	2003	19	2005
インドネシア	3,310	2.1	2.2	1995	89.4	2005	24	1995
イラン	9,800	7.8	1.2	2003	48	2003	–	–
イラク	–	4.1	1.7	2003	62	2003	–	–
アイルランド	34,730	8.2	1.3	2002	74	2003	48	1989
イスラエル	23,840	7.8	1.7	2002	53.9	2002	–	–
イタリア	28,970	8.9	1.1	2004	59.1	2002	44	1995–98
ジャマイカ	7,050	4.7	1.1	1995	40.9	2004–05	–	–
日本	32,840	8.2	1.7	2005	15.7	1995	–	–
ヨルダン	4,820	10.5	3.3	1995	76	2004	–	–
カザフスタン	8,700	3.9	2.1	1985–90	–	2004	–	–
ケニヤ	1,470	4.5	1.8	1986	50	1987	–	–
キリバス	6,230	12.7	1.0	1994	–	–	–	–
北朝鮮	–	3.5	3.0	1991	–	–	–	–
韓国	22,990	6.0	3.1	1995	83	2000	–	–
クエート	–	2.2	2.6	2000	87.4	2001	–	–
キルギスタン	1,790	6.0	3.1	1973	–	–	46	1987
ラオス	1,740	3.6	2.0	1991	61.3	2000	–	–
ラトビア	14,840	6.4	3.4	2004	97.6	1993	–	–

6 口腔癌 人口10万人に対する、年齢無関係 2002年		7 HIV/AIDS 15-49歳の世代 2007年	8 砂糖 1人当たりの消費量 2007年		9 紙巻きタバコ 15歳以上の世代による消費率 2007年	10 歯科医師 2007年			
男性	女性	HIVを伴う(%)	kg	データ元†		働く歯科医師	歯科医師1人当たり人口	データ元†	
–	–	–	–	–	–	4	16,750	4	ドミニカ
3.0	2.1	1.1	33	1	335	6,000	1,627	3	ドミニカ共和国
–	–	–	–	–	–	42	–	3	東ティモール
1.6	1.4	0.3	37	1	234	3,000	4,447	3	エクアドル
0.7	0.2	–	36	1	1,082	26,000	2,904	3	エジプト
0.4	0.2	0.8	35	1	275	800	8,571	3	エルサルバドル
4.4	2.2	3.4	–	–	–	15	33,800	4	赤道ギニア
5.9	4.8	1.3	3	–	–	16	303,188	4	エリトリア
8.4	2.1	1.3	58	2	1,718	688	1,940	3	エストニア
7.7	7.9	2.1	4	1	52	65	1,278,446	3	エチオピア
1.9	1.5	0.1	68	1	–	70	11,986	3	フィージー
5.3	2.7	0.1	34	2	956	4,863	1,085	3	フィンランド
14.8	2.7	0.4	40	2	876	20,800	2,964	3	フランス
14.1	3.8	5.9	17	1	–	20	66,550	3	ガボン
1.0	1.4	0.9	44	1	–	20	85,450	3	ガンビア
9.0	1.4	0.1	31	1	1,040	1,125	3,907	3	グルジア
11.1	2.8	0.1	46	1	1,125	52,202	1,582	3	ドイツ
2.5	1.3	1.9	9	1	80	100	234,780	3	ガーナ
3.0	1.2	0.2	34	–	3,017	17,900	623	3	ギリシャ
–	–	–	–	–	–	20	5,300	4	グレナダ
2.5	1.4	0.8	54	1	325	2,046	6,527	4	グアテマラ
2.9	1.5	1.6	14	1	–	60	156,167	4	ギニア
2.5	1.3	1.8	5	–	–	13	130,385	3	ギニアビサウ
2.6	0.9	2.5	35	1	–	20	36,900	3	ガイアナ
2.4	1.0	2.2	20	1	–	60	159,967	3	ハイチ
2.5	1.4	0.7	37	1	450	500	14,212	3	ホンジュラス
–	–	–	26	1	499	1,630	4,421	3	香港
19.1	4.5	0.1	45	2	1,623	2,000	5,015	3	ハンガリー
4.3	3.9	0.2	37	1	–	327	920	3	アイスランド
12.8	7.5	0.3	18	1	99	34,500	33,885	3	インド
1.5	1.0	0.2	19	1	974	9,500	24,382	3	インドネシア
2.9	1.7	0.2	31	1	764	12,500	5,697	3	イラン
3.9	3.5	–	24	1	784	2,323	12,481	3	イラク
5.3	1.6	0.2	39	2	1,391	1,360	3,163	3	アイルランド
5.1	2.6	0.1	38	1	1,173	4,300	1,611	3	イスラエル
7.1	1.9	0.4	31	–	1,596	28,857	2,040	3	イタリア
4.1	2.4	1.6	40	1	480	212	12,802	4	ジャマイカ
2.8	2.0	–	19	1	2,028	63,236	2,024	3	日本
2.2	1.1	–	47	1	846	982	6,033	3	ヨルダン
14.9	2.7	–	30	1	1,805	500	30,844	3	カザフスタン
6.9	3.6	–	20	1	167	250	150,152	3	ケニヤ
–	–	–	–	–	–	3	31,667	4	キリバス
3.4	1.8	–	4	1	714	8,315	2,725	4	北朝鮮
3.4	1.8	<0.1	47	1	1,733	21,788	1,092	4	韓国
2.6	1.2	–	33	1	1,509	1,168	2,441	3	クエート
8.1	1.7	0.1	24	1	1,017	146	36,418	3	キルギスタン
2.6	6.1	0.2	9	1	544	196	29,893	4	ラオス
8.3	1.0	0.8	35	1	1,890	1,860	1,224	3	ラトビア

†p 115 参照

	1 **GNI** (国民総所得) 首都圏当たり (ドル) *2006*年	2 **健康管理** GDPに占める割合 (%) *2005*年	3 **DMFT** 12歳の平均スコアー		4 **歯科う蝕** 6-19歳の若い世代		5 **無歯顎** 65歳以上の世代	
			スコアー	年	罹患率(%)	年	罹患率(%)	年
レバノン	9,600	8.7	3.4	2000	86	1991	35	1994
レソト	1,810	5.5	0.4	1991	20	1991	–	–
リベリア	260	6.4	0.4	1977	–	–	–	–
リビア	11,630	3.2	1.0	1994	59.6	1989	–	–
リトアニア	14,550	5.9	3.6	2001	84	2001	39	1998
ルクセンブルク	60,870	7.7	3.0	1990	–	–	–	–
マカオ	–	–	1.8	2006	82	1996	–	–
マケドニア	7,440	7.8	3.0	1999	95.2	1999	–	–
マダガスカル	870	3.2	3.1	1993	92	1993	–	–
マウライ	690	12.2	0.8	1992–94	–	–	–	–
マレーシア	12,160	4.2	1.6	1997	83.9	1997	42	2000
モルジブ	4,740	12.4	2.1	1984	97	1984	–	–
マリ	1,000	5.8	2.2	1983	–	–	–	–
マルタ	20,990	8.4	1.6	1985	–	–	–	–
マーシャル諸島	8,040	15.4	–	–	86.8	1990	–	–
モーリタニア	1,970	2.7	2.0	1990	–	–	–	–
モーリシャス	10,640	4.3	4.9	1993	84	1990	–	–
メキシコ	11,990	6.4	2.0	2001	80.5	1997	31	2002–03
ミクロネシア連邦	6,070	13.5	2.1	1984	–	–	–	–
モルドバ	2,660	7.5	2.3	1992	–	–	–	–
モンゴル	2,810	4.3	1.9	1997	75	1997	–	–
モンテネグロ	8,930	8.0	2.9–7.8	1994	–	–	–	–
モロッコ	3,860	5.3	2.5	1999	86	1999	–	–
モザンビーク	660	4.3	0.5–2.1	1983	50	1997	–	–
ミャンマー	–	2.2	1.0	1999	86	1991	–	–
ナミビア	4,770	5.3	1.2	1996–97	59	1996–97	–	–
ネパール	1,010	5.8	0.5	2004	67	1999–00	–	–
オランダ	37,940	9.2	0.8	2002	45	1992–93	61	1998
ニュージーランド	25,750	8.9	1.6	2006	54.3	1997	–	–
ニカラグア	2,720	7.9	1.5	2002	72.6	2002	–	–
ニジェール	630	3.8	1.3	1997	55.5	1997	–	–
ナイジェリア	1,410	3.9	0.5	2003–04	46.2	1990–91	1	1998–99
ノルウェー	50,070	9.1	1.7	2004	59.8	2004	16	2008
オマーン	–	2.5	1.7	2001	84.5	1994	–	–
パキスタン	2,410	2.1	1.4	2003	–	–	20	2003
パナマ	8,690	7.3	3.6	1997	92.8	1993	19	1993
パプアニューギニア	1,630	4.2	1.7	1995	57	1995	–	–
パラグアイ	4,040	7.8	3.8	1999	–	–	–	–
ペルー	6,490	4.5	2.9	1996	–	–	–	–
フィリピン	3,430	3.2	2.9	2005–06	97.1	2005–06	–	–
ポーランド	14,250	6.2	3.2	2003	81.1	2003	35	1999
ポルトガル	19,960	10.2	1.5	1999	53	2000	70	2000
カタール	–	4.1	–	–	–	–	–	–
ルーマニア	10,150	5.5	2.8	2000	94	1995	–	–
ロシア	12,740	5.2	2.9	1996–98	–	–	–	–
ルワンダ	730	7.2	0.3	1993	–	–	–	–
セントクリストファー・ネイビス	–	5.5	5.5	1979–83	–	–	–	–
セントルシア	–	5.9	6.0	2004	–	–	–	–

6 口腔癌 人口10万人に対する、年齢無関係 *2002年*		7 HIV/AIDS 15-49歳の世代 *2007年*	8 砂糖 1人当たりの消費量 *2007年*		9 紙巻きタバコ 15歳以上の世代による消費率 *2007年*	10 歯科医師 *2007年*			
男性	女性	HIVを伴う(%)	kg	データ元†		働く歯科医師	歯科医師1人当たり人口	データ元†	
6.0	1.1	0.1	37	1	1,837	4,285	957	3	レバノン
2.9	1.6	23.2	14	–	–	16	125,500	4	レソト
4.3	2.3	1.7	4	–	–	13	288,462	4	リベリア
3.3	1.6	–	45	1	860	850	7,247	4	リビア
8.5	1.4	0.1	42	2	920	2,900	1,169	3	リトアニア
9.0	2.7	0.2	–	2	–	301	1,551	3	ルクセンブルク
–	–	–	–	–	–	51	9,431	3	マカオ
7.1	1.9	<0.1	37	1	2,336	800	2,548	3	マケドニア
5.9	4.8	0.1	7	1	276	410	48,007	4	マダガスカル
1.3	1.2	11.9	12	1	–	–	–	–	マウライ
3.4	2.7	0.5	48	1	646	2,203	12,062	3	マレーシア
–	–	–	–	–	–	14	21,857	4	モルジブ
1.1	0.5	1.5	9	1	–	50	8,140	3	マリ
8.9	2.9	0.1	50	2	1,287	102	3,990	3	マルタ
–	–	–	–	–	–	4	14,750	4	マーシャル諸島
2.5	1.3	0.8	53	1	–	64	48,813	4	モーリタニア
6.9	1.2	1.7	33	1	846	83	15,205	3	モーリシャス
2.7	1.5	0.3	19	1	470	4,500	23,674	3	メキシコ
4.4	2.7	–	–	–	–	10	11,100	4	ミクロネシア連邦
10.1	1.7	0.4	28	1	2,239	258	14,705	3	モルドバ
1.2	1.3	0.1	–	–	–	305	8,620	3	モンゴル
7.0	2.5	–	13	2	–	263	2,274	4	モンテネグロ
2.6	1.2	0.1	38	1	430	500	62,448	3	モロッコ
2.0	7.0	12.5	8	1	213	159	134,572	4	モザンビーク
8.6	3.5	0.7	4	1	209	1,500	32,532	3	ミャンマー
16.1	7.2	15.3	29	1	–	63	32,921	3	ナミビア
12.8	8.4	0.5	5	1	274	383	73,619	3	ネパール
5.6	3.3	0.2	48	–	888	8,000	2,052	3	オランダ
5.6	3.3	0.1	55	1	565	2,100	1,990	3	ニュージーランド
1.3	0.3	0.2	38	1	386	500	11,206	3	ニカラグア
2.4	1.0	0.8	6	1	–	36	395,167	3	ニジェール
2.6	1.0	3.1	9	1	103	3,853	38,436	3	ナイジェリア
5.5	2.7	0.1	35	1	493	5,200	903	3	ノルウェー
2.3	1.2	–	–	–	–	460	5,641	4	オマーン
14.7	14.7	0.1	26	1	391	7,000	23,415	3	パキスタン
3.9	2.7	1.0	37	1	291	950	3,519	3	パナマ
40.9	26.3	1.5	6	1	–	17	372,412	3	パプアニューギニア
5.1	0.8	0.6	4	1	968	140	199,307	3	パラグアイ
2.7	2.3	0.5	37	1	129	14,766	1,890	3	ペルー
5.7	4.7	–	22	1	1,073	10,181	8,640	3	フィリピン
7.3	1.4	0.1	46	2	1,810	39,523	964	3	ポーランド
13.4	2.5	0.5	32	1	1,318	9,132	1,163	3	ポルトガル
2.6	2.1	–	–	1	–	690	1,219	4	カタール
7.2	1.1	0.1	28	1	1,480	3,930	5,455	3	ルーマニア
6.9	1.5	1.1	46	1	2,319	37,200	3,831	3	ロシア
6.2	0.8	2.8	2	1	–	11	884,091	3	ルワンダ
–	–	–	50	1	–	17	2,941	4	セントクリストファー・ネイビス
–	–	–	–	–	–	9	18,333	4	セントルシア

†p 115 参照

	1 GNI (国民総所得) 首都圏当たり (ドル) *2006年*	2 健康管理 GDPに占める割合 (%) *2005年*	3 DMFT 12歳の平均スコアー		4 歯科う蝕 6-19歳の若い世代		5 無歯顎 65歳以上の世代	
			スコアー	年	罹患率 (%)	年	罹患率 (%)	年
セントビンセント・グレナディーン諸島	–	6.0	3.2	1991	85	1991	–	–
サモア	5,090	4.9	2.5	1994	–	–	–	–
サントメ・プリンシペ	1,490	9.8	–	–	–	–	–	–
サウジアラビア	22,300	3.4	5.9	2002	96	2002–03	46	1992
セネガル	1,560	5.4	1.2	1994	82.1	2000	–	–
セルビア	9,320	8.0	2.9–7.8	1994	–	–	–	–
セーシェル	14,360	6.8	1.5	2005	70.9	2005	–	–
シエラレオネ	610	3.7	1.3	1986	65	1991	–	–
シンガポール	43,300	3.5	1.0	2002	–	–	33	1995
スロバキア	17,060	7.1	4.3	1998	88	1998	–	–
スロベニア	23,970	8.5	1.8	1998	95.1	1998	16	1998
ソロモン諸島	1,850	4.3	2.7	1994	–	–	–	–
ソマリア	–	–	1.0	1992	–	–	–	–
南アフリカ共和国	8,900	8.7	1.1	1999–2002	60.3	1999–2000	26	1998
スペイン	28,200	8.2	1.1	2000	68	2000	31	2001
スリランカ	–	4.1	1.4	1994–95	76.4	1994–95	37	1994–95
スーダン	1,780	3.8	2.1	1990	73.8	1990	–	–
スリナム	7,720	5.3	1.9	2002	–	–	–	–
スワジランド	4,700	6.3	0.8	1994	–	1998	–	–
スウェーデン	34,310	9.2	1.0	2005	42	2005	16	1996–97
スイス	40,840	11.4	0.9	1998	52	200	14	2002
シリア	4,110	4.2	2.3	1998	–	–	–	–
タジキスタン	1,560	5.0	1.2	1985–90	–	–	–	–
タンザニア	33,650	5.1	0.3	2004	65	1999	13	2001
タイ	980	3.5	1.6	1999	87.4	2000–01	16	1994
トーゴ	5,100	5.3	0.3	1986	–	1998	–	–
トンガ	770	5.0	3.1	1998	92.3	1998	–	–
トリニダード・トバゴ	5,470	4.5	0.6	2004	62	1994	–	–
チュニジア	16,800	5.5	1.3	1994	58	1994	–	–
トルコ	6,490	5.7	2.7	1988	85	2001–02	67	2007
トルクメニスタン	8,410	4.8	2.6	1985–90	–	–	–	–
ツバル	–	8.8	2.0	1994	–	–	–	–
ウガンダ	–	7.0	0.9	2002	80	2002	–	–
ウクライナ	880	7.0	4.4	1992	–	–	–	–
アラブ首長国連邦	6,110	2.6	1.6	1995	76.1	2002	–	–
イギリス	–	8.2	0.7	2004–05	53.7	1997	46	1998
アメリカ合衆国	980	15.2	1.2	1999–2004	78.2	1999–2004	24	1999–02
ウルグアイ	44,070	8.1	2.5	1999	90.3	1999	–	–
ウズベキスタン	9,940	5.0	1.4	1996	83.4	1996	22	1996
バヌアツ	2,190	4.3	1.2	1994	–	–	–	–
ベネズエラ	3,480	4.7	2.1	1997	–	–	–	–
ベトナム	10,970	6.0	1.9	2001	83.7	2001	–	–
イエメン	2,310	5.1	3.1	1987	79	1987	–	–
ザンビア	2,090	5.6	2.3	1982	25.9	1989	–	–
ジンバブエ	1,140	8.1	1.3	1991	45	1995	–	–
世界	**9,209**	**6.3**	**2.0**		**69.5**		**32.2**	

6 口腔癌 人口10万人に対する、年齢無関係 2002年		7 HIV/AIDS 15-49歳の世代 2007年	8 砂糖 1人当たりの消費量 2007年		9 紙巻きタバコ 15歳以上の世代による消費率 2007年	10 歯科医師 2007年			
男性	女性	HIVを伴う(%)	kg	データ元†		働く歯科医師	歯科医師1人当たり人口	データ元†	
–	–	–	–	–	–	5	24,000	4	セントビンセント・グレナディーン諸島
5.2	0.7	–	21	–	–	8	23,375	3	サモア
–	–	–	–	–	–	11	14,364	4	サントメ・プリンシペ
3.0	4.1	–	32	1	648	6,673	3,707	3	サウジアラビア
3.8	3.0	1.0	16	1	380	300	41,263	3	セネガル
7.0	2.5	0.1	33	1	–	800	12,323	3	セルビア
–	–	–	–	–	–	94	926	4	セーシェル
2.5	1.3	1.7	5	1	–	14	419,000	3	シエラレオネ
4.0	2.2	0.2	72	1	406	1,350	3,286	3	シンガポール
12.2	1.8	<0.1	32	2	1,430	3,200	1,684	3	スロバキア
9.3	2.1	<0.1	15	2	2,537	786	2,547	3	スロベニア
34.1	21.7	–	–	–	–	26	19,077	4	ソロモン諸島
5.9	4.8	0.5	25	1	–	36	241,639	3	ソマリア
11.2	2.9	18.1	46	1	511	3,348	14,509	3	南アフリカ共和国
13.5	2.3	0.5	33	–	2,225	24,515	1,806	3	スペイン
24.5	9.2	–	35	1	205	825	23,393	3	スリランカ
10.6	5.7	1.4	24	1	75	487	79,179	3	スーダン
2.0	1.0	2.4	48	1	–	4	114,500	4	スリナム
2.4	1.4	26.1	102	1	–	32	35,656	4	スワジランド
4.5	3.0	0.1	44	2	751	11,000	829	3	スウェーデン
9.0	2.5	0.6	75	1	1,698	4,350	1,720	3	スイス
3.4	1.3	–	42	1	1,067	2,000	9,965	3	シリア
2.6	1.3	0.3	17	1	–	1,003	6,716	4	タジキスタン
8.5	4.3	6.2	8	1	108	450	89,898	3	タンザニア
4.5	4.2	1.4	39	1	634	7,300	8,751	3	タイ
2.5	1.3	3.3	10	1	306	39	168,846	3	トーゴ
–	–	–	25	–	–	10	10,000	3	トンガ
4.3	2.3	1.5	56	1	1,337	86	15,500	3	トリニダード・トバゴ
3.0	1.2	0.1	36	1	1,532	300	34,423	3	チュニジア
3.2	1.7	–	27	1	1,499	18,226	4,108	3	トルコ
12.9	3.3	<0.1	18	1	496	1,000	4,965	3	トルクメニスタン
–	–	–	–	–	–	2	5,500	4	ツバル
2.2	2.5	5.4	8	1	–	170	181,671	3	ウガンダ
12.2	1.8	1.6	51	1	2,526	6,500	7,108	3	ウクライナ
3.2	2.8	–	37	1	1,092	1,200	3,650	3	アラブ首長国連邦
5.0	2.7	0.2	41	–	790	20,680	2,939	3	イギリス
7.9	3.4	0.6	30	1	1,196	136,417	2,242	3	アメリカ合衆国
6.4	1.3	0.6	39	1	793	2,546	1,312	3	ウルグアイ
9.3	2.3	0.1	19	1	317	1,980	13,824	3	ウズベキスタン
3.7	2.0	–	–	–	–	–	–	–	バヌアツ
3.2	2.1	–	39	1	622	30,000	922	3	ベネズエラ
3.8	2.9	0.5	15	1	887	1,500	58,250	3	ベトナム
4.6	6.4	–	23	1	317	850	26,340	4	イエメン
5.1	0.4	15.2	10	1	71	20	596,100	3	ザンビア
2.7	2.2	15.3	18	1	86	120	111,242	3	ジンバブエ
6.3	**3.2**	**2.3**	**30**		**967**	**1,128,591**	**62,595**		**世界**

†p 115 参照

データに対するコメント

公衆衛生に携わる人を含め多くの人々が、正しい価値と信頼できる健康統計を評価できない状況である。その反対に、いかなる行動を起こす前にも統計を取る必要があることだけが強調されてきた。この両方は共に極端であり、おそらく両方とも適当ではないのであろう。しかしながら、その中道を行く現実的なものを探すことはさらに難しいのが現状なのである。

健康に関するデータを収集することは、複雑で困難を極める。なぜなら、適切な内容、同意された項目、調査を行うための十分な健康管理システム、そして一般的に報告されたデーターが要求され、そのうえ統計を取るために十分な政府の予算を配分されることが必要だからである。とはいえ、現実的には、いわゆる全身の健康をみるためのシステムのデータの収集で統計がなされていて、それは、最低限の国民健康目標に関連したもので、特に口腔健康に関連したものに関しては、すべての領域で統計を取り直さなければならない。WHO、ヨーロッパ共同体と日常の健康データ調査におけるデータについて、口腔診査指標の適当な統合整合性を行う手始めとして、多くの国々が賛同できる国際レベルでの正しい方向性を作ることは歓迎されるべきことである。なぜなら、国際健康統計の中に、口腔健康データを含めることはより広いスケールで健康を捉える仕事となるからである。

本アトラスの地図とチャートは、多様な報告範囲と本質的に異なる種々なデータから、平均的に影響を受け書かれているとご理解いただきたい。つまり、この平均的とは、残念ながら曖昧であるが、それぞれの国の人口の顕著な部位地域におけるデータにより明確で、正確である。これらの平均は、将来調査されるべきデータである。

このアトラスを通じて使われているいくつかのデータは、時代遅れで、現実味がなく、また報告可能範囲内で意味深いものではないものが含まれている。このようなデータを調査することは、有効性と質において、驚くべき隔たりを示すことになる。それは、たとえばある指標が存在する、または、すべての中で多くのデータが欠如している、等を意味する。反対に、多くの国で、受け入れられているような大変よいデータも含まれているのも事実である。この隔たりを埋めるためには、政治的かつ財政的援助が必要なのである。このように、いくつかの根本的なデータの欠点があるにもかかわらず、使われてい情報源は、一般的によいものであるといえる。

可能な限りの努力がなされても、そして、最も新しく現実的なデータであるにもかかわらず、エラーと省略が起こってしまう。われわれは、特別なデータに対する助言とコメントは歓迎するが、次にあげる注意事項を最初に読んでいただき、特殊なデータには限界あることを理解してもらいたい。結局、“悪いニュースを持ってくる伝達者は誰も愛さない”のである（*Antigone* より、ソフォクレス、ギリシアの悲劇詩人、496-406 BCE）。

5 世界う蝕地図

う蝕は、地球上において、もっとも早く広がった病気にもかかわらず、信頼できるデータの欠如が際立っている病気である。本アトラスで地図を使用している WHO Oral Health Country / Area Profile Programme は、唯一の世界的データの情報源で、全体の 41％のう蝕が 10-19 歳、16％が 20 歳以上、そして 8％が 5 歳以下のデータベースによるものである。さらに、多くのデータが国際的規準に則っておらず、そのデータは、全ての国において再現性のあるものではない。ただの一つの場所や町、村からのデータではないものの、国内における相違、たとえば、都市と田舎の間、社会・経済的差は、このデータでは全てあらわされてはいない。データの焦点は 5-6 歳か 12-15 歳の子供で、他の年齢のグループのデータは詳細に記録されていない。加えて、DMFT 指数をう蝕罹患率測定に使うには、一般的な批判がある（より詳細には Fejerskov O, Kidd EAM, Dental Caries; the disease and its clinical management. Oxford; Blackwell Munksgaard; 2008,p126）。いくつかの国々（セルビア、モザンビーク、モンテネグロ、コンゴ共和国）では、WHO のデータベースはただ DMFT の範囲として使用しているだけで、アトラスの地図のカラーは平均値としてのみ示されている。

グラフは国の収入別による DMFT 構成の違いの割合を示しており、これは 2007 年の Baelum らによるデータを改変したものである（Baelum V., van Palenstein Helderman W., Hugson A, Yee R., Fejerskov O. A global perspective on changes in the burden of caries and periodontitis; implication for dentistry. J Oral Rehabilitation. 2007, 34: 872-906）。

6 歯周疾患

歯周病はいつも CPITN 指標により記録されているが、それはこの本で使うには複雑すぎる。それゆえわれわれは、総歯牙欠損（無歯顎）を、歯周病に重ね、歯牙欠損に貢献した他の要素の数も引用した。データは WHO Oral Health Country / Area Profile Programme に基づいている。それはう蝕より歯周病に言及されたものである。データは 127 カ国のみが有効で、60 以上の情報は、10 歳以上のものである。以前にコメントしたう蝕のように、国の中で、年齢群、社会経済的違いを再現するのには限界があった。しかし、ただ少しの歯牙欠損ばかりでなく、QOL に重大な影響がある総義歯に関するデータが記載されている（p27）。

7 口腔癌

口腔癌の男性と女性の年齢別発生と死亡率は WHO の一部組織である国際癌研究所（International Agency for Research on Cancer）によるものである。それらのGLOBOCANデータベースは2002年の罹患図の最新のものからである。しかしながら、異なる国々の人口統計が2002年半ばのもので、有病率は2002年のものではない。最も最近のデータとして表示されているものは、一般的に2-5年早いデータであると思われる。GLOBOCAN2002のデータはhttp://wwww-dep.iarc.fr/globocan/database.htmから取ることができる。

GLOBOCAN2002データーベースはICD10コードC00-C08で口腔癌を明確にしている。定義では、口唇、舌、口腔底、歯肉、口蓋、唾液腺とそのほかの口腔粘膜を口腔癌の発生場所としている。

8 水ガン

水ガンに関する世界的なデータは多く欠落している。その理由は、この病気の特徴的な病態によるからである。唯一得やすいデータは再発処置が行われた水ガンのケースで、これは個々の患者の医療記録のシステムが存在しているか否かにかかっている。1994年にWHOはDelphi法を用いて、専門的に統計を取ることを企画した。それによると10-15%の水ガンの流行は再発の処置によるもので、死亡率は80-90%であるとしていた。世界的総発生数は、14万人であった。

アフリカの挿入図は、2006年からの有効な図である。データは、WHO/AAFRO（未発表データ）による調査を基盤としており、このデータは21のサハラ地域の国々からの報告で、10%の再発ケースと90%の死亡率というシナリオの流行を示している。このようにして、Figerら（Fieger A., Marck KW, Busch R., Schmidt A. An estimation of the incidence of noma in north-west Nigeria. Trop Med Int Health. 2003 : 8, 402-407）により使われた方法と、水ガンのWHO（World Health Organization. Noma today: a public health problem? Report of an expert consultation organized by WHO using the Delphi method（WHO /MMC / Noma / 98.1）、ジュネーブ、WHO、1998）の報告が使われた。2006年の42,800のケースは、おそらく低く見積もられたものである。なぜならWHO / AFROに参加しているのは21の国だけで、水ガンに関係する国、たとえばスーダンとソマリアはWHO / AFROに加盟していないからである。

9 HIV/AIDS

図は、UNAIDSからの最終有効データに基づいており、15-49歳のHIV陽性の人口の割合を概算で見積もったものである（Joint United Nations Programme on HIV / AIDS（UNAIDS）、ジュネーブにおいて2008年世界エイズ流行が報告された）。

10 先天異常

事例発生割合は、Gundlach KK, Maus C.のヨーロッパと世界の顎裂頻度の研究（J Craniomaxillofac Sur.2006, Sep ; 34 Suppl 2 : 1-2）によるものである。事例発生率を可視的にあらわすために、保存された範囲を平均して掲載した。範囲は、簡単にするためのチャートばかりでなく、再現性を持たせた。事例発生率は、出生した10万人に対する出生時異常として表わされた。用語的な民族の関係は改定した。アジア群には、日本とモンゴルを含んでいない。

12 経済

為替は2007年のMedical Tourism Surveyに則り、アメリカドルを基本にして1.75$USは1ポンドで、1.2ユーロを1ポンドとした。

13 口腔疾患の影響

子供のう蝕罹患率を示す世界地図の多くは、WHO Oral Health Country / Area Profile Programmeによるものである。ここで述べられている似たような限界が、以前のデータと関連している（5のう蝕の図と6の歯周病の図）。世界の一覧表では、異なる年齢群と使われた年度が掲げられている。ほとんどのデータが、国内での特別な群であって、全ての国で再現性があるとはいえない。データは古く、28%が5-9歳、50%が10-19歳、10%が20歳かデータ外で、ただの10%が5歳までである。

15 砂糖

地図のデータは主として国際砂糖連盟により統計的に掲載されたものを基にしており、それは、2007年の報告で、2008年の砂糖年報に掲載された砂糖産業の世界機構によるものである。いくつかの国では、これらの統計は、エタノール産業のデータと同じように、産業砂糖消費のデータを含んでいる。首都圏における砂糖消費は、人口で除されたデータから総砂糖消費を基に掲載されている。これは、経済と社会部の国連部の2007年の人口分野における最終的有効人口データである。首都圏ごとの砂糖消費の量の結果は、実際の砂糖摂取量とは同じである必要はない。この割合は他の方法により消費されているからである（食物輸出やエタノールなど）。

ヨーロッパ連合の国々のデータと他の多くの国々は2008年の砂糖年報を使うことはできない。その代り、データは2005-2006年のFAO統計年報を使った（データ元は世界の一覧表に示される）。

16 タバコ

世界的タバコの消費データはMackay J, Eriksen M, Shafey, Oの「タバコアトラス3版」を使った。これはアメリカ癌協会の2009年の厚意による。

17 社会経済状況

挿入図の、う蝕予防と収入のデータは、WHO Oral Health Country / Area Profile Programmeと「2002年の世界銀行国民総生産データ」を使用したHobdell&Ortiz（2009、投稿中）の論文を基にしている。

ケア指標と国民総生産（諸国収入と歯科ケア）に関連する

ダイヤグラムは BrutonPA, Vrihoef T., Wilson NH.（Restorative care and economic wealth : a global perspective. Int. Dent J. 2003, Apr. 53-97)）を改変したものである。それらのデータは世界健康報告 1999（GDP, adjusted for purchasing parity）を基にしており、これらは、DMFT 指数の詳細がある国々を選び WHO Oral Health Country / Area Profile Programme から利用することができたものである。

異なる口腔疾患と社会経済状態に関連する Hodbell MH, Oliveira ER, Bautista R., Myburgh Ng, Lalloo R., Narendran S., Johnson NW の Oral diseases and soci-economic status (SES) Br. Dent J. 2003, Jan 25 ; 194 ; 91-6 の discussion 88 を改変した。

「口腔健康の貢献」のグラフィックは、Boufford J., Leadership development for global health. Foege WH, Daulaire N.,Black R., Pearson C. 編集、Global health leadership and management. San Francisco : Jossey-Bass, 2005,p241 を改変した。

19 フッ化物

最適水準のフッ化物が含まれた水道水を利用している人口割合を示す国別世界地図は、British Fluoridation Society の発行物の *One in a million-the facts about water fluoridation 2004* に使われたデータを基にしている。多くのデータ、特にフッ化物が自然水に含まれているデータは 1990 年以前のものである。より新しいデータは、それらが有効と認められた時に使われた。

消費者の選択によるフッ化物の使用方法により、フッ素化塩が有効に使われている国の中で、フッ化物使用人口割合のデータがわずかながらある。フッ素化塩の有効性は、PAHO 発行の *Promoting Oral Health* の中に含まれている情報を基にしている。それは、*The Use of Salt Fluoridation to Prevent Dental Caries, 2005* と雑誌と他の情報源からのより最近のデータである。

The Borrow Foundation は、その国際ミルクフッ素化プログラムによりカバーされた子供の人数の情報を準備するのに十分理解があった。

世界的フッ化物の情報は、2000 年の Rugg-Gunn（2001）による見積りを基にしたが、より新しい見積りが出た時には、更新した。しかし、心配なのは、フッ化物の使用情報源が有効であるという見せかけをするからである。たとえば、おそらく、歯磨剤を使うことにもまた有効性があることを無視できないのである。多くの人たちが異なるフッ素使用法を使っているので、単純に何人が世界でフッ化物の恩恵を受けているかを述べることはできない。

ミルクフッ素化に到達する子供の割合は、全ての子供の合計の中に換算してある。全ての子供の人口は 2009 年の CIA World Factbook and included people aged 0-14 years から取った。

20 フッ化物配合歯磨剤

フッ化物入り歯磨剤が商業商品になって以来、フッ化物入り歯磨剤が売られ、使われたが、簡単にはそのデータを使用することができなかった。フッ化物入り歯磨剤は、フッ化物製剤の中で最も世界的に使われていると思われる。1 人あたりの歯磨剤の消費平均のデータは Stamm（2007）からである。

歯磨剤の消費平均のデータは、部位による歯磨剤の値段ばかりでなく、歯磨剤を使う人間の数と、1 年間に 1 人の人が使う量も記されるべきである。加えて、フッ化物を含まない歯磨剤は、地域別の歯磨剤の一般消費として発表されるデータに限界がある。

世帯における消費量におけるフッ化物入り歯磨剤の一般的値段は、Goldman et al.（2008）により報告されたものを基にしている。一般的な供給は 182g/ 人を基にしている。

23 宣言と目標

世界地図は、政府内の口腔健康に専念する主任歯科長官か、似たような人物の存在を示していて、これは、FDI の世界主任歯科長官のデータベースに基づいている。この収集には、以下のデータを使った。

- 政府独自の報告データ
- 公衆衛生の FDI 部門による通常の質問
- WHO / AFRO によるデータ
- Pan American Health Organzation（PAHO）により編集された *Directorio odontologico del latinoamerica y del carbe (DOLAC)* からのデータ

この情報の正確さは保障できない。

24 歯科医療チーム

歯科助手、歯科衛生士、歯科セラピストそして歯科技工士に関する世界的で複雑な統計はない。しかしながら、2 つの報告（Kravitz & Treasure, Survey of the dental workforce in the Commonwealth. London: Commonwealth Dental Association 2007 と Manual of dental practice. Brussels: Council of European Dentists,2008）が Commonwealth とヨーロッパ統合メンバーについてのいくらかのデータを与えてくれているが、残りの世界的なデータは簡単には手に入らない。最近の 2 つの報告は、21 世紀に 45 万人の歯科衛生士（Johnsoon PM., International profiles of dental hygiene 1987-2006, a 21-nation comparative study. Int Dent. J. 2009, 59 : 63-77)、および 1 万 4,500 人の歯科セラピスト（Nash DA, Friedman JW, Kardos TB et al. dental therapists: a global perspective. Int Dent J. 2008 ; 58 : 61-70）が 54 の国にいることを示している。ＷＨＯの世界健康統計 2008 による歯科関係者の数は、十分に把握できているとはいえない。それは同じカテゴリーの中で歯科チームの数をグループ化するのと同じように難しい。加えて、それらのデータの情報源は、明らかにすることはできない。

25 歯科医師

各国における歯科医師の数は2つの異なる情報源から統計が出されている。

- FDIに所属している会員の個人的報告データから（2002-2009：世界の一覧表のデータ元3に示されている）
- WHO世界健康統計2008（世界の一覧表のデータ元4に示されている）

WHOの情報源は、正確な歯科医師の数というより、個人開業医の数を示している(これには歯科看護師、歯科衛生士、歯科技工士を含む)。WHOの世界健康統計からの健康専門家に対する全ての統計の間で、医師、看護師、薬剤師のようによく分類されているものに比べ、歯科医師の範疇だけがこのようなよく分類されていない方法で行われている。この違いの理由は、統計的登録が不明瞭であるからである。

2002年から2009年のFDI会員のデータベースから、もっとも高い個人報告による国際歯科協会会員数が、国際歯科協会の会員の変動をカバーするために使われている。しかしながら、さまざまな国において、全ての歯科医師が国際歯科協会の委任統治会員ではない。それゆえ、会員数は現実より低い傾向にある。WHOの世界健康統計による会員数より多いことを好み、なぜなら、この範疇において、全ての歯科関係者を一つの塊にすることで、歯科医師の数を過大評価するからである。問題をもっとも大きくしているのは、アメリカ合衆国の歯科医師が、WHOの情報源では、(2002-2006) 463,663人と示しているにもかかわらず、US労働オフィスの報告では161,000人であるのに（2006, http:///www.bls.gov/oco/ocos072.htm)、アメリカ歯科医師会により117,822人と報告されていることである（2008)。FDI会員協会からのデータはないが、国がFDIの会員ではなく（2002-2009)、図は世界の一覧表に示されている如く、2007年のWHOの世界健康統計から使われている。

歯科医師と人口比の計算は、前に示された（United Nations, 2007）ように同じ人口図が使われている。少数の国の割合は、注意深く見る必要がある。なぜなら、歯科医師数のわずかな相違は割合に大きな影響を与えるからである。加えて、世界地図は、それぞれの国での平均をあらわしており、このようにして国々の間で、一般的に大きな地理的差を生み出してしまう。歯科医師の人口比は、アフリカ地域の挿入図に見られるように、都会に比べ田舎でより大きくなってしまう。

性差に関連する挿入図は、WHOの地球健康アトラスから取られていて、そして2000年またはそれ以降からの情報を使っている（http:///www.who.int/globalatlas/docs/HRH/HTML/Sex_occ.htm)。地球的口腔健康ワークフォースでは性別分布に複雑なデータがないことが興味深い。この研究により与えられた全ての歯科医師の数は、世界の一覧表で与えられた国の歯科医師数データと照合しない。これは、異なる年代と情報源が使われているからである。

26 ワークフォースチャレンジ

一つの国の歯科医師総数として使われたCartgram（上で示したように計算されている）は、地図の上の国の機能として示されている。地図の一つの正方形は1,000人の歯科医師をあらわしている。

看護師と医師が移動したデータを収集する国際的な努力はあるが、国際的に移動してきた歯科医師の総数の事実上のデータはない。このことは、歯科医師の国際的な移動があまり多くないことを意味しているからで、小さな国々の歯科医師の移動は重大な問題となる。移動の流れのデータはOECDの発行物に基づいている。(Dumont JC, Zurn P. Part III, immigrant health workers in OECD countries. International Migration Outlook SOPEMI 2007, Edition. Paris; OECD 2007)。しかしながら、この見積もりは1999-2000年のものに基づいている。このようにして、地図はただ10年前のものに過ぎない。しかし、それ以上最近のものもないのである。歯科医師の移動のデータは、より単純にされ、そして濃縮されている。ただの100人の歯科医師の主たる移動の流れが、地図の上で示されているに過ぎない。

27 歯科医学教育

世界における歯科大学の統計は、多くの情報源を基にしていて、主として、2006年の最新の歯科大学のFDI世界住所録からである。The FDI Basic Country Facts from 2004, a collection of self-reported data from FDI member associations: and the *Directorio odontologico del latinoamerica y del caribe (DOLAC)* from the Pan American Health Organization（PAHO)．世界統計に示された、加えられた情報源は、このデータを複雑にしている。多くの国にとって、歯科大学の数は、特に高収入の国では、過去10年間安定している。ブラジルやインド、パキスタンなど特別な国では、私立歯科大学設立ブームのため、多くの歯科教育機関は顕著に増加している。

29 FDI 国際歯科連盟

FDIメンバーの国の地図は、2009年4月の最新のデータを使った。

参考文献

1 ORAL HEALTH

American Dental Association. Definition of dentistry. 1997.

Burket LW, Greenberg MS, Glick M, Ship JA. Burket's oral medicine, 11th edition. Hamilton, Ontario: BC Decker; 2008.

Petersen PE. The World Oral Health Report: continuous improvement of oral health in the 21st century - the approach of the WHO Global Programme. Community Dentistry and Oral Epidemiology. 2003;31:3-24.

U.S. Department of Health and Human Services. Oral health in America: a report of the Surgeon General. Rockville: National Institutes of Health, National Institute of Dental and Craniofacial Research; 2000.

2 TEETH FOR LIFE

Bath-Balogh M, Fehrenbach MJ, Thomas P. Illustrated dental embryology, histology, and anatomy. St. Louis, Mo: Elsevier Saunders; 2006.

Nanci A. Ten Cate's oral histology : development, structure, and function. St. Louis: Mosby/Elsevier; 2008.

Scheid RC, Woelfel JB, Woelfel JB. Woelfel's dental anatomy : its relevance to dentistry. Philadelphia: Lippincott Williams & Wilkins; 2007.

Wynbrandt J. The excruciating history of dentistry - toothsome tales & oral oddities from Babylon to braces. New York: St. Martin's Press; 1998; p 229.

3 ORAL HEALTH AND GENERAL HEALTH

Azarpazhooh A, Leake JL. Oral health and respiratory diseases. Evid Based Dent. 2007;8:116.

Boggess KA. Maternal oral health in pregnancy. Obstet Gynecol. 2008;111:976-986.

Burket LW, Greenberg MS, Glick M, Ship JA. Burket's oral medicine, 11th edition. Hamilton, Ont: BC Decker; 2008.

Dowsett SA, Kowolik MJ. Oral Helicobacter pylori: can we stomach it? Crit Rev Oral Biol Med. 2003;14:226-233.

Ford PJ, Yamazaki K, Seymour GJ. Cardiovascular and oral disease interactions: what is the evidence? Prim Dent Care. 2007;14:59-66.

Khader YS, Ta'ani Q. Periodontal diseases and the risk of preterm birth and low birth weight: a meta-analysis. J Periodontol. 2005;76:161-165.

Lamster IB, Lalla E, Borgnakke WS, Taylor GW. The relationship between oral health and diabetes mellitus. J Am Dent Assoc. 2008;139 Suppl:19S-24S.

Limbrock GJ, Castillo-Morales R, Hoyer H, Stover B, Onufer CN. The Castillo-Morales approach to orofacial pathology in Down syndrome. Int J Orofacial Myology. 1993;19:30-37.

Little JW, Rhodus NL. Dental management of the heart transplant patient. Gen Dent. 1992;40:126-131.

Lo Muzio L, Lo Russo L, Massaccesi C et al. Eating disorders: a threat for women's health. Oral manifestations in a comprehensive overview. Minerva Stomatol. 2007;56:281-292.

Mathus-Vliegen EM, Nikkel D, Brand HS. Oral aspects of obesity. Int Dent J. 2007;57:249-256.

Moynihan P. Nutrition & oral health: update on nutrition and periodontal disease. Quintessence Int. 2008;39:326-330.

Pischon N, Heng N, Bernimoulin JP, Kleber BM, Willich SN, Pischon T. Obesity, inflammation, and periodontal disease. J Dent Res. 2007;86:400-409.

Rautemaa R, Lauhio A, Cullinan MP, Seymour GJ. Oral infections and systemic disease--an emerging problem in medicine. Clin Microbiol Infect. 2007;13:1041-1047.

Russell SL, Mayberry LJ. Pregnancy and oral health: a review and recommendations to reduce gaps in practice and research. MCN Am J Matern Child Nurs. 2008;33:32-37.

Williams RC, Barnett AH, Claffey N et al. The potential impact of periodontal disease on general health: a consensus view. Curr Med Res Opin. 2008;24:1635-1643.

Ximenes R, Couto G, Sougey E. Eating disorders in adolescents and their repercussions in oral health. Int J Eat Disord. March 2009.

4 TOOTH DECAY

Aas JA, Paster BJ, Stokes LN, Olsen I, Dewhirst FE. Defining the normal bacterial flora of the oral cavity. J Clin Microbiol. 2005;43:5721-5732.

Baelum V, van Palenstein Helderman W, Hugson A, Yee R, Fejerskov O. A global perspective on changes in the burden of caries and periodontitis: implications for dentistry. J Oral Rehabilitation. 2007;34:872-906.

Bagramian RA, Garcia-Godoy F, Volpe AR. The global increase in dental caries. A pending public health crisis. Am J Dent. 2009;22:3-8.

Bardow A, Lagerlöf F, Nauntofte B, Tenovuo J. The role of saliva. Oxford: Blackwell Munksgaard; 2008:189.

Centers for Disease Control and Prevention (CDC), Division of Oral Health. Fact sheet: Children's oral health. 2004

Encyclopedia Britannica Online. Oral Microbiology, 2009 (accessed April 2009). Available from: www.britannica.com

Fejerskov O, Kidd EAM. Dental caries: the disease and its clinical management. Oxford: Blackwell Munksgaard; 2008

Moynihan P, Petersen PE. Diet, nutrition and the prevention of dental diseases. Public Health Nutr. 2004;7:201-226.

Petersen PE. The burden of oral disease: challenges to improving oral health in the 21st century. Bull World Health Organ. 2005;83:3.

Twetman S. Prevention of early childhood caries (ECC)--review of literature published 1998-2007. Eur Arch Paediatr Dent. 2008;9:12-18.

Uribe S. Prevention and management of dental decay in the pre-school child. Evid Based Dent. 2006;7:4-7.

Watt R, Sheiham A. Inequalities in oral health: a review of the evidence and recommendations for action. British Dental Journal. 1999;187:6-12.

5 MAPPING DENTAL CARIES

Baelum V, van Palenstein Helderman W, Hugson A, Yee R, Fejerskov O. A global perspective on changes in the burden of caries and periodontitis: implications for dentistry. J Oral Rehabilitation. 2007;34:872-906.

Bagramian RA, Garcia-Godoy F, Volpe AR. The global increase in dental caries. A pending public health crisis. Am J Dent. 2009;22:3-8.

Edelstein BL. The dental caries pandemic and disparities problem. BMC Oral Health. 2006;6 Suppl 1:S2.

Fejerskov O, Kidd EAM. Dental caries: the disease and its clinical management. Oxford: Blackwell Munksgaard; 2008

Nadanovsky P, Sheiham A. Relative contribution of dental services to the changes in caries levels of 12-year-old children in 18 industrialized countries in the 1970s and early 1980s. Community Dent Oral Epidemiol. 1995;23:331-339.

Petersen PE, Bourgeois D, Ogawa H, Estupinan-Day S, Ndiaye C. The global burden of oral diseases and risks to oral health. Bull World Health Organ. 2005;83:661-669.

Whelton H. Overview of the impact of changing global patterns of dental caries experience on caries clinical trials. J Dent Res. 2004;83 Spec No C:C29-34.

World Health Organization. WHO Oral Health Country/ Area Profile (accessed April 2009). Available from: www.whocollab.od.mah.se

World Health Organization. Oral Health Surveys: Basic methods. 4th edition. Geneva: WHO; 1997

6 GUM DISEASES

Ainamo J, Ainamo A. Validity and relevance of the criteria of the CPITN. Int Dent J. 1994;44:527-532.

Beirne P, Forgie A, Worthington HV, Clarkson JE. Routine scale and polish for periodontal health in adults. Cochrane Database Syst Rev 2005 (accessed April 2009). Available from: www.mrw.interscience.wiley.com

Colussi CF, Freitas SF. Aspectos epidemiológicos da saúde bucal do idoso no Brasil [Epidemiological aspects of oral health among the elderly in Brazil]. Cad Saude Publica. 2002;18:1313-1320.

Department of Health, Medical Research Council. Chapter

14: oral health and oral care in adults. South Africa Demographic and Health Survey 1998. Pretoria: Department of Health; 1998.
Hodge P, Binnie V. Smoking cessation and periodontal health--a missed opportunity? Evid Based Dent. 2009;10:18-19.
Müller F, Naharro M, Carlsson GE. What are the prevalence and incidence of tooth loss in the adult and elderly population in Europe? Clin Oral Implants Res. 2007;18 Suppl 3:2-14.
Petersen PE, Ogawa H. Strengthening the prevention of periodontal disease: the WHO approach. J Periodontol. 2005;76:2187-2193.
Simunkovic SK, Boras VV, Panduric J, Zilic IA. Oral health among institutionalised elderly in Zagreb, Croatia. Gerodontology. 2005;22:238-241.
The Spanish Geriatric Oral Health Research Group. Oral health issues of Spanish adults aged 65 and over. The Spanish Geriatric Oral Health Research Group. Int Dent J. 2001;51:228-234.
Unluer S, Gokalp S, Dogan BG. Oral health status of the elderly in a residential home in Turkey. Gerodontology. 2007;24:22-29.

7 ORAL CANCER

Ferlay J, Parkin DM, Pisani P. GLOBOCAN 2002: Cancer incidence, mortality and prevalence worldwide. Lyon: IARC Press; 2004.
Gupta PC, Ray CS. Epidemiology of betel quid usage. Ann Acad Med Singapore. 2004;33:31-36.
Hellenic Cancer Society, International Congress on Oral Cancer, Hellenic Association for the Treatment of Maxillofacial Cancer, World Health Organization. The Crete Declaration on Oral Cancer Prevention 2005 - a commitment to action (accessed April 2009). Available from: www.whoint
Johnson N. Tobacco use and oral cancer: a global perspective. Journal of Dental Education. 2001;65:328-339.
Khawaja MI, Shafiq M, Nusrat R, Khawaja MR. Preventing the oral cavity cancer epidemic. Asian Pac J Cancer Prev. 2005;6:420.
Lopez AD, Mathers CD, Ezzati M, Jamison DT, Murray CJL. Global Burden of Disease and Risk Factors. New York: Oxford University Press; 2006.
Mathers CD, Loncar D. Projections of global mortality and burden of disease from 2002 to 2030. PLoS Med. 2006;3: e442.
Mignogna MD, Fedele S, Russo LL. The World Cancer Report and the burden of oral cancer. Eur J Cancer Prev. 2004;13:139-142.
Office for National Statistics. Cancer survival: England and Wales, 1991-2001. 2005 (accessed February 2009). Available from: www.statistics.gov.uk
Parkin DM, Bray F, Ferlay J, Pisani P. Global cancer statistics, 2002. CA Cancer J Clin. 2005;55:74-108.
Petersen PE. Oral cancer prevention and control - The approach of the World Health Organization. Oral Oncol. 2009 in press.
The Oral Cancer Foundation. Oral Cancer Facts (accessed February 2009) Available from: www.oralcancerfoundation.org
US National Institute of Health, National Cancer Institute. Surveillance epidemiology and end results (SEER) Stat Fact Sheets: Oral cavity and pharynx. 2008.
US National Institute of Health, National Cancer Institute. Surveillance epidemiology and end results (SEER) Stat Fact Sheets: Stomach. 2008.
World Health Organization. Global data on incidence of oral cancer. Geneva: World Health Organization; 2005.
Boyle P, Peter L, editors. World Cancer Report 2008. Lyon: IARC; 2008.
Yeole BB, Ramanakumar AV, Sankaranarayanan R. Survival from oral cancer in Mumbai (Bombay), India. Cancer Causes Control. 2003;14:945-952.

8 NOMA

Auluck A, Pai KM. Noma: life cycle of a devastating sore - case report and literature review. J Can Dent Assoc. 2005;71:757.
Baratti-Mayer D, Pittet B, Montandon D, Bolivar I, Bornand JE, Hugonnet S, Jaquinet A, Schrenzel J, Pittet D. Noma: an "infectious" disease of unknown aetiology. Lancet Infect Dis. 2003;3:419-431.
Barmes DE, Enwonwu CO, Leclercq MH, Bourgeois D, Falkler WA. The need for action against oro-facial gangrene (noma). Trop Med Int Health. 1997;2:1111-1114.
Bourgeois DM, Diallo B, Frieh C, Leclercq MH. Epidemiology of the incidence of oro-facial noma: a study of cases in Dakar, Senegal, 1981-1993. Am J Trop Med Hyg. 1999;61:909-913.
Bourgeois DM, Leclercq MH. The World Health Organization initiative on noma. Oral Dis. 1999;5:172-174.
Commonwealth Health Ministers. The Commonwealth Oral Health Statement. British Dental Journal. 2001;191:48.
Enwonwu CO. Noma--the ulcer of extreme poverty. N Engl J Med. 2006;354:221-224.
Enwonwu CO, Falkler WAJ, Phillips RS. Noma (cancrum oris). Lancet. 2006;368:147-156.
Fieger A, Marck KW, Busch R, Schmidt A. An estimation of the incidence of noma in north-west Nigeria. Trop Med Int Health. 2003;8:402-407.
Ndiaye C. Annotated bibliography on noma (AFRO/ORH/05.2). Brazzaville: World Health Organization Regional Office for Africa; 2005.
Ndiaye C, Tapsoba H. The World Health Organization action against noma. Noma Contact. 2006;2.
Van Damme PA. Noma. Lancet Infect Dis. 2004;4:73.
Weaver GH, Turncliff R. Noma. J Infectious Diseases. 1907;8-35.
World Health Organization. Noma today: a public health problem? Report of an expert consultation organised by WHO using the Delphi method (WHO/MMC/NOMA/98.1). Geneva: WHO; 1998

9 HIV/AIDS

5th World Workshop on Oral Health and Disease in AIDS. Proceedings of the Workshop. Phuket, Thailand. July 6-9, 2004. Adv Dent Res. 2006;19:1-172.
Birnbaum W, Hodgson TA, Reichart PA, Sherson W, Nittayannanta SW, Axell TE. Prognostic significance of HIV-associated oral lesions and their relation to therapy. Oral Dis. 2002;8 Suppl 2:110-114.
Dobalian A, Andersen RM, Stein JA, Hays RD, Cunningham WE, Marcus M. The impact of HIV on oral health and subsequent use of dental services. J Public Health Dent. 2003;63:78-85.
FDI World Dental Federation. Human immunodeficiency virus infection and other blood borne infections. FDI Policy Statement. 2000.
Gennaro S, Naidoo S, Berthold P. Oral health & HIV/AIDS. MCN Am J Matern Child Nurs. 2008;33:50-57.
HIVdent. The internet's HIV/AIDS Oral Health Care Resource (accessed April 2009). Available from: www.hivdent.org
Holmes HK, Stephen LX. Oral lesions of HIV infection in developing countries. Oral Dis. 2002;8 Suppl 2:40-43.
Joint United Nations Programme on HIV/AIDS (UNAIDS). Report on the global AIDS epidemic 2008. Geneva: UNAIDS; 2008
Ogunbodede EO. HIV/AIDS situation in Africa. Int Dent J. 2004;54:352-360.
Petersen PE. Policy for prevention of oral manifestations in HIV/AIDS: the approach of the WHO Global Oral Health Program. Adv Dent Res. 2006;19:17-20.
Ranganathan K, Hemalatha R. Oral lesions in HIV infection in developing countries: an overview. Adv Dent Res. 2006;19:63-68.

10 BIRTH DEFECTS

Christensen K, Juel K, Herskind AM, Murray JC. Long term follow up study of survival associated with cleft lip and palate at birth. BMJ. 2004;328:1405.
Eichholzer M, Tonz O, Zimmermann R. Folic acid: a public-health challenge. Lancet. 2006;367:1352-1361.
Eppley BL, van Aalst JA, Robey A, Havlik RJ, Sadove AM. The spectrum of orofacial clefting. Plast Reconstr Surg. 2005;115:101e-114e.
Gundlach KK, Maus C. Epidemiological studies on the frequency of clefts in Europe and world-wide. J Craniomaxillofac Surg. 2006;34 Suppl 2:1-2.
Hodges S, Wilson J, Hodges A. Plastic and reconstructive surgery in Uganda--10 years experience. Paediatr Anaesth. 2009;19:12-18.
Johnson CY, Little J. Folate intake, markers of folate status and oral clefts: is the evidence converging? Int J Epidemiol.

2008 Oct;37:1041-1058.
Olasoji HO, Ukiri OE, Yahaya A. Incidence and aetiology of oral clefts: a review. Afr J Med Med Sci. 2005 Mar;34:1-7.
Robin NH, Baty H, Franklin J, Guyton FC, Mann J, Woolley AL, Waite PD, Grant J. The multidisciplinary evaluation and management of cleft lip and palate. South Med J. 2006;99:1111-1120.
Slavkin HC. Meeting the challenges of craniofacial-oral-dental birth defects. J Am Dent Assoc. 1996;127:681-682.
Vieira AR. Unraveling human cleft lip and palate research. J Dent Res. 2008;87:119-125.
World Health Organization, Human Genetics Programme. Global strategies to reduce the health-care burden of craniofacial anomalies. Report of WHO meetings on international collaborative research on craniofacial anomalies. Geneva: WHO; 2002.

11 TRAUMA

ADA Council on Access, Prevention and Interprofessional Relations, ADA Council on Scientific Affairs. Using mouthguards to reduce the incidence and severity of sports-related oral injuries. J Am Dent Assoc. 2006;137:1712-1720.
Andreasen J, Andreasen F, Andersson L. Textbook and Color Atlas of Traumatic Injuries to the Teeth. Oxford: Blackwell Munksgaard; 2007
Ferreira JM, Fernandes de Andrade EM, Katz CR, Rosenblatt A. Prevalence of dental trauma in deciduous teeth of Brazilian children. Dent Traumatol. 2009;25:219-223.
Glendor U. Aetiology and risk factors related to traumatic dental injuries--a review of the literature. Dent Traumatol. 2009;25:19-31.
Huang B, Marcenes W, Croucher R, Hector M. Activities related to the occurrence of traumatic dental injuries in 15- to 18-year-olds. Dent Traumatol. 2009;25:64-68.
Knapik JJ, Marshall SW, Lee RB, Darakjy SS, Jones SB, Mitchener TA, delaCruz GG, Jones BH. Mouthguards in sport activities : history, physical properties and injury prevention effectiveness. Sports Med. 2007;37:117-144.
Naidoo S, Sheiham A, Tsakos G. Traumatic dental injuries of permanent incisors in 11- to 13-year-old South African schoolchildren. Dent Traumatol. 2009;25:224-228.
Robson F, Ramos-Jorge ML, Bendo CB, Vale MP, Paiva SM, Pordeus IA. Prevalence and determining factors of traumatic injuries to primary teeth in preschool children. Dent Traumatol. 2009;25:118-122.
World Health Organization, UNESCO, Education Development Center. Oral Health Promotion: An essential element of a health-promoting school. Geneva: World Health Organization; 2003.

12 ECONOMICS

American Dental Association. The economic impact of dentists: over $200 billion. Chicago: ADA; 2002.
Brown LJ, Meskin LH. The economics of dental education. Chicago: American Dental Association; 2004.
(CDCR) CDoCaR. Fourth Quarter 2008 Facts and Figures. 2008 (accessed April 2009). Available from: www.cdcr.ca.gov
Canadian Dental Association. Dental Health Services in Canada 2007. 2008 (accessed April 2009). Available from: www.cda-adc.ca
FDI World Dental Federation. Basic facts: USA. 2004 (accessed March 2009). Available from: www.fdiworldental.org
FDI World Dental Federation. Basic facts: United Kingdom. 2004 (accessed March 2009). Available from: www.fdiworldental.org
Intuition Communication Ltd. Medical Tourism: Key facts. 2008 (accessed April 2009). Available from: www.treatmentabroad.net
Johnson JD, Robert W Baird & Co. Inc. Dental Industry overview. Presentation given at Dental Trade Alliance 2007 Annual Meeting (Nemacolin Woodlands Resort, Pennsylvania, USA). July 2007 (accessed March 2009). Available from: www.dentaltradealliance.org
Kassenzahnärztliche Bundesvereinigung, Bundeszahnärztekammer. Zahnärztliche Versorgung: Daten & Fakten 2008 [Dental care: facts & figures 2008]. Berlin: KZBV / BZÄK; 2008
Manski RJ, Brown E. Dental use, expenses, private dental coverage, and changes, 1996 and 2004. Rockville (MD): Agency for Healthcare Research and Quality; 2007
Musgrove P, Zeramdini R, Carrin G. Basic patterns in national health expenditure. Bull World Health Organ. 2002;80:134-142.
Organisation for Economic Cooperation and Development OECD. 5.3. Health expenditure by function. Health at a glance 2007. OECD Indicators. Paris: OECD; 2007, p. 90-91.
Schwartz E. Dental care in Australia - the opportunity to do better. Canberra: Australian Institute of Health and Welfare (AIHW); 2008.
Smith D, Batchelor L. Britons fly east for discount dentistry. The Guardian 23 March 2008 (accessed March 2009). Available from: www.guardian.co.uk
Statistik Austria. Laufende Gesundheitsausgaben nach Leistungserbringer und Finanzierungsquelle in Österreich für das Jahr 2006 [Current health expenditure per provider and source of financing in Austria for the year 2006] (accessed March 2009). Available from: www.statistik.at
The NHS Information Centre for Health and Social Care. NHS expenditure for general dental services and personal dental services. Engand, 1997/98 to 2005/2006 Factsheet. 2008 (accessed April 2009). Available from: www.ic.nhs.uk
Turner L. "Dental tourism": issues surrounding cross-border travel for dental care. J Can Dent Assoc. 2009 Mar;75:117-119.
US Department of Health and Human Services, Centers for Medicare & Medicaid Services. National health expenditure projections 2008-2018. 2008 (accessed April 2009). Available from: www.cms.hhs.gov
Yee R, Sheiham A. The burden of restorative dental treatment for children in Third World countries. International Dental Journal. 2002;52:1-9.

13 IMPACT OF ORAL DISEASES

Aggarwal VR, Macfarlane TV, Macfarlane GJ. Why is pain more common amongst people living in areas of low socio-economic status? A population-based cross-sectional study. Br Dent J. 2003;194:383-7.
Barbosa TS, Gaviao MB. Oral health-related quality of life in children: part I. How well do children know themselves? A systematic review. Int J Dent Hyg. 2008;6:93-99.
Barbosa TS, Gaviao MB. Oral health-related quality of life in children: part II. Effects of clinical oral health status. A systematic review. Int J Dent Hyg. 2008;6:100-107.
Barbosa TS, Gaviao MB. Oral health-related quality of life in children: part III. Is there agreement between parents in rating their children's oral health-related quality of life? A systematic review. Int J Dent Hyg. 2008;6:108-113.
Barros Vde M, Seraidarian PI, Cortes MI, de Paula LV. The impact of orofacial pain on the quality of life of patients with temporomandibular disorder. J Orofac Pain. 2009;23:28-37.
Bergh I, Jakobsson E, Sjostrom B. Worst experiences of pain and conceptions of worst pain imaginable among nursing students. J Adv Nurs. 2008;61:484-491.
British Association for the Study of Community Dentistry (BASCD). BASCD Survey Report 2005/2006. 15 March 2007 (accesed April 2009). Available from: www.bascd.org
Brunton PA, Vrihoef T, Wilson NH. Restorative care and economic wealth: a global perspective. Int Dent J. 2003;53:97-99.
Cohen LA, Bonito AJ, Akin DR, Manski RJ, Macek MD, Edwards RR, Cornelius LJ. Toothache pain: Behavioral impact and self-care strategies. Spec Care Dentist. 2009;29:85-95.
Cohen LA, Harris SL, Bonito AJ, Manski RJ, Macek MD, Edwards RR, Cornelius LJ. Coping with toothache pain: a qualitative study of low-income persons and minorities. J Public Health Dent. 2007;67:28-35.
Department of Education, Health and Nutrition Center. National oral health survey among the public school population in the Philippines. Manila: Department of Education; 2008.
Feitosa S, Colares V, Pinkham J. The psychosocial effects of severe caries in 4-year-old children in Recife, Pernambuco, Brazil. Cad Saude Publica. 2005;21:1550-1556.
Gift HC, Reisine ST, Larach DC. The social impact of dental problems and visits. American Journal of Public Health. 1992;82:1663-1668.
Harford J. Population ageing and dental care. Community Dent Oral Epidemiol. 2009;37:97-103.
Institut der Deutschen Zahnärzte. Vierte Deutsche Mundgesundheitsstudie (DMS IV) [Fourth German Oral

Health Survey]. Cologne: Institut der Deutschen Zahärzte (IDZ); 2006.
Kikwilu EN, Masalu JR, Kahabuka FK, Senkoro AR. Prevalence of oral pain and barriers to use of emergency oral care facilities among adult Tanzanians. BMC Oral Health. 2008;29(8):28.
Kuhnen M, Peres MA, Masiero AV, Peres KG. Toothache and associated factors in Brazilian adults: a cross-sectional population-based study. BMC Oral Health. 2009;9:7.
Leung WS, McMillan AS, Wong MC. Chronic orofacial pain in southern Chinese people: experience, associated disability, and help-seeking response. J Orofac Pain. 2008;22:323-330.
Maiuro LS. Emergency Department visits for preventable dental conditions in California. Oakland: California HealthCare Foundation; 2009.
McMillan AS, Wong MC, Zheng J, Lam CL. Prevalence of orofacial pain and treatment seeking in Hong Kong Chinese. J Orofac Pain. 2006;20:218-225.
Moles DR, Ashley P. Hospital admissions for dental care in children: England 1997-2006. Br Dent J. 2009;E14
Naidoo S, Chikte UM, Sheiham A. Prevalence and impact of dental pain in 8-10-year-olds in the western Cape. SADJ. 2001;56:521-523.
New York State Department of Health, Bureau of Dental Health. The impact of oral disease in New York State. 2006
Nunn J, Freeman R, Anderson E, Carneiro LC, Carneiro MS, Formicola A, Frezel R, Kayitenkore J, Luhanga C, Molina G, Morio I, Nartey NO, Ngom PI, de Lima Navarro MF, Segura A, Oliver S, Thompson S, Wandera M, Yazdanie N. Inequalities in access to education and healthcare. Eur J Dent Educ. 2008;12 Suppl 1:30-39.
Pau A, Khan SS, Babar MG, Croucher R. Dental pain and care-seeking in 11-14-yr-old adolescents in a low-income country. Eur J Oral Sci. 2008;116:451-457.
Pongpichit B, Sheiham A, Pikhart H, Tsakos G. Time absent from school due to dental conditions and dental care in Thai schoolchildren. J Public Health Dent. 2008;68:76-81.
Ratnayake N, Ekanayake L. Prevalence and impact of oral pain in 8-year-old children in Sri Lanka. Int J Paediatr Dent. 2005;15:105-112.
Reisine ST. Dental health and public policy: the social impact of dental disease. American Journal of Public Health. 1985;75:27-30.
Sanders AE, Slade GD, Lim S, Reisine ST. Impact of oral disease on quality of life in the US and Australian populations. Community Dent Oral Epidemiol. 2009;37:171-181.
Slade GD. Epidemiology of dental pain and dental caries among children and adolescents. Community Dent Health. 2001;18:219-227.

14 RISK FACTORS

Ford PJ, Yamazaki K, Seymour GJ. Cardiovascular and oral disease interactions: what is the evidence? Prim Dent Care. 2007;14:59-66.
Moynihan P. Nutrition & oral health: update on nutrition and periodontal disease. Quintessence Int. 2008;39:326-330.
Rautemaa R, Lauhio A, Cullinan MP, Seymour GJ. Oral infections and systemic disease--an emerging problem in medicine. Clin Microbiol Infect. 2007;13:1041-1047.
Sheiham A, Watt RG. The common risk factor approach: a rational basis for promoting oral health. Community Dentistry and Oral Epidemiology. 2000;28:399-406.
Watt RG. Strategies and approaches in oral disease prevention and health promotion. Bull World Health Organ. 2005;83:711-718.
Whitehead M, Dahlgren G. What can be done about inequalities in health? Lancet. 1991;(26)338:1059-1063.
World Health Organization. Obesity and overweight. Fact Sheet No 311, 2006 (accessed March 2009). Available from: www.who.int
World Health Organization. Diabetes. Fact Sheet No 312, 2008 (accessed March 2009). Available from: www.who.int

15 SUGAR

Burt BA, Pai S. Sugar consumption and caries risk: a systematic review. J Dent Educ. 2001;65:1017-1023.
Enwonwu CO, Phillips RS, Ibrahim CD, Danfillo IS. Nutrition and oral health in Africa. Int Dent J. 2004;54:344-351.
Euromonitor International. US national annual soft-drink consumption. 2009 (accessed February 2009). Available from: www.euromonitor.com
Food and Agriculture Organization of the United Nations (FAO). FAO Statistical Yearbook. Country profile Democratic Republic of Congo. 2006.
Food and Agriculture Organization of the United Nations (FAO). FAO Statistical Yearbook. Country profile United States of America. 2006.
International Sugar Organization. Sugar Year Book 2008. London: ISO; 2008.
Ismail AI, Tanzer JM, Dingle JL. Current trends of sugar consumption in developing societies. Community Dent Oral Epidemiol. 1997;25:438-443.
Jamel H, Plasschaert A, Sheiham A. Dental caries experience and availability of sugars in Iraqi children before and after the United Nations sanctions. Int Dent J. 2004;54:21-25.
Kellogg's Marketing & Sales Company (UK) Ltd. Kellogg's Frosties Nutrition Facts. (accessed February 2009). Available from: www.kelloggs.co.uk
Mann J. Sugar revisited -- again. Bull World Health Organ. 2003;81:552.
Mrdjenovic G, Levitsky DA. Nutritional and energetic consequences of sweetened drink consumption in 6- to 13-year-old children. J Pediatr. 2003;142:604-610.
Naidoo S, Myburgh N. Nutrition, oral health and the young child. Matern Child Nutr. 2007;3:312-321.
Nestle Nutrition Information. Sugar in a Nestle Kit Kat. 2008 (accessed February 2009). Available from: www.nestle.co.uk/
Rugg-Gunn AJ. Nutrition, diet and oral health. Journal of the Royal College of Surgeons of Edinburgh. 2001;46:320-328.
Scoop Business News. Kiwi fizzy drink consumption doubles in five years. Skoop Business News, 2 May 2006 (accessed March 2009). Available from: www.scoop.co.nz
Sheiham A. Dietary effects on dental diseases. Public Health Nutr. 2001;4:569-591.
Sognnaes RF. Analysis of wartime reduction of dental caries in European children. American Journal of Diseases of Childhood. 1948;75:792-821.
Steyn NP, Myburgh NG, Nel JH. Evidence to support a food-based dietary guideline on sugar consumption in South Africa. Bull World Health Organ. 2003;81:599-608.
Takeuchi M. Epidemiological study on Japanese children before, during and after World War II. Int Dent J. 1961;11:443-457.
Touger-Decker R, van Loveren C. Sugars and dental caries. Am J Clin Nutr. 2003 Oct;78:881S-892S.
U.S. Department of Agriculture, Agricultural Research Service, Nutrient Data Laboratory. USDA Database for the added sugar content of selected foods. 2006 (accessed February 2009). Available from: www.ars.usda.gov/nutrientdata
WHO. Diet, nutrition and the prevention of chronic diseases. Report of a joint FAO/WHO expert consultation. Geneva: World Health Organization; 2003.
Yudkin JS. Pure, White and Deadly: Problem of Sugar: The new facts about the sugar you eat as a cause of heart disease, diabetes and other killers. London: Penguin Books Ltd; 1988

16 TOBACCO

Beaglehole R, Watt R. Helping smokers stop: A guide for the dental team. London: Health Development Agency; 2004.
Beaglehole R, Benzian H. Tobacco or Oral Health: An Advocacy Guide for Oral Health Professionals. FDI World Dental Press Ltd; 2005.
Carr AB, Ebbert JO. Interventions for tobacco cessation in the dental setting. A systematic review. Community Dent Health. 2007;24:70-74.
FDI World Dental Federation. Tobacco or oral health. FDI Policy Statement, 2008.
Institue of Medicine of the National Academies. The role of the health care industry in reducing tobacco use. Report Brief May 2007 (accessed April 2009). Available from: www.iom.edu
John J. Tobacco cessation counselling interventions delivered by dental professionals may be effective in helping tobacco users to quit. Evid Based Dent. 2006;7:40-41.
Johnson NW. The role of the dental team in tobacco cessation. Eur J Dent Educ. 2004;8 Suppl 4:18-24.
Mackay J, Eriksen M, Shafey O. The Tobacco Atlas, 3rd edition. American Cancer Society; 2009.
Mathers CD, Loncar D. Projections of global mortality and

burden of disease from 2002 to 2030. PLoS Med. 2006;3: e442.
Simpson D. India: tobacco toothpaste squeezed out. Tobacco Control. 1997;6:171.
Strietzel FP, Reichart PA, Kale A, Kulkarni M, Wegner B, Kuchler I. Smoking interferes with the prognosis of dental implant treatment: a systematic review and meta-analysis. J Clin Periodontol. 2007;34:523-544.
Warnakulasuriya S, Sutherland G, Scully C. Tobacco, oral cancer, and treatment of dependence. Oral Oncol. 2005;41:244-260.
Watt R, Benzian H, Binnie V, Gafner C, Hovius M, Newton TJ, Mecklenburg RE. Public health aspects of tobacco control: setting the agenda for action by oral health professions across Europe. Oral Health Prev Dent. 2006;4:119-126.
World Healh Organization (WHO), Centers for Disease Control and Prevention (CDC), Canadian Public Health Association (CPHA). Tobacco use and cessation counselling--global health professionals survey pilot study, 10 countries, 2005. MMWR Morb Mortal Wkly Rep. 2005;54:505-509.
World Health Organization. Report on the global tobacco epidemic, 2008. The MPOWER package. Geneva: WHO; 2008.

17 SOCIO-ECONOMIC STATUS

Braveman P, Tarimo E. Social inequalities in health within countries: not only an issue for affluent nations. Social Science and Medicine. 2002;54:1621-1635.
British Association for the Study of Community Dentistry (BASCD). BASCD Survey Report 2005/2006. 15 March 2007 (accessed April 2009). Available from: www.bascd.org
Boufford J. Leadership development for global health. In: Foege WH, Daulaire N, Black R, Pearson C, editors. Global health leadership and management. San Francisco: Jossey-Bass; 2005:p. 241.
Conway DI, Petticrew M, Marlborough H, Berthiller J, Hashibe M, Macpherson LM. Socioeconomic inequalities and oral cancer risk: a systematic review and meta-analysis of case-control studies. Int J Cancer. 2008;122:2811-2819.
Department of Education, Health and Nutrition Center. National oral health survey among the public school population in the Philippines. Manila: Department of Education; 2008.
Edelstein BL. The dental caries pandemic and disparities problem. BMC Oral Health. 2006;6 Suppl 1:S2.
Gift HC, Reisine ST, Larach DC. The social impact of dental problems and visits. American Journal of Public Health. 1992;82:1663-1668.
Hobdell MH, Lalloo R, Myburgh NG. The Human Development Index and Per Capita Gross National Product as predictors of dental caries prevalence in industrialized and industrializing countries. Annals of the New York Academy of Science. 1999;896:329-331.
Hobdell MH, Oliveira ER, Bautista R, Myburgh NG, Lalloo R, Narendran S, Johnson NW. Oral diseases and socio-economic status (SES). Br Dent J. 2003;194:91-6.
Lawton B, Rose S, Kieser J, Broadbent J, Sussex P, Thomson M, Dowell A. Disparities in edentulism and tooth loss between Maori and non-Maori New Zealand women. Aust N Z J Public Health. 2008;32:254-260.
Marmot M. Social determinants of health inequalities. Lancet. 2005;365:1099-1104.
New York State Department of Health, Bureau of Dental Health. The impact of oral disease in New York State. 2006.
Petersen PE. Sociobehavioural risk factors in dental caries - international perspectives. Community Dent Oral Epidemiol. 2005;33:274-279.
Watt RG. From victim blaming to upstream action: tackling the social determinants of oral health inequalities. Community Dent Oral Epidemiol. 2007;35:1-11.
WHO Commission on Social Determinants of Health. Closing the gap in a generation: health equity though action on the social determinants of health: final report of the Commission on the Social Determinants of Health. Geneva: WHO; 2008.
Worthington HV, Craven RC. Relationship between the care index and mean dmft/DMFT. Community Dent Health. 1998;15:248-251.

18 BEHAVIOUR AND CHOICES

Berchier CE, Slot DE, Haps S, Van der Weijden GA. The efficacy of dental floss in addition to a toothbrush on plaque and parameters of gingival inflammation: a systematic review. Int J Dent Hyg. 2008;6:265-279.
Deery C, Heanue M, Deacon S, Robinson PG, Walmsley AD, Worthington H, Shaw W, Glenny AM. The effectiveness of manual versus powered toothbrushes for dental health: a systematic review. J Dent. 2004;32:197-211.
Fischman SL. The history of oral hygiene products: how far have we come in 6000 years? Periodontol 2000. 1997;15:7-14.
Hujoel PP, Cunha-Cruz J, Banting DW, Loesche WJ. Dental flossing and interproximal caries: a systematic review. J Dent Res. 2006;85:298-305.
Lemelson-MIT Program. 2003 Invention Index: Toothbrush beats our PC, car, cell phone as the inventions most amedicans say they cannot live without. 21 January 2003.
Mickenautsch S, Leal SC, Yengopal V, Bezerra AC, Cruvinel V. Sugar-free chewing gum and dental caries: a systematic review. J Appl Oral Sci. 2007;15:83-88.
Moynihan P. Nutrition & oral health: update on nutrition and periodontal disease. Quintessence Int. 2008;39:326-330.
Outhouse TL, Fedorowicz Z, Keenan JV, Al-Alawi R. A Cochrane systematic review finds tongue scrapers have short-term efficacy in controlling halitosis. Gen Dent. 2006;54:352-9.
Robinson PG, Deacon SA, Deery C, Heanue M, Walmsley AD, Worthington HV, Glenny AM, Shaw WC. Manual versus powered toothbrushing for oral health. Cochrane Database Syst Rev 2005 (accessed April 2009). Available from: www.ncbi.nlm.nih.gov
Sheiham A. Dietary effects on dental diseases. Public Health Nutr. 2001;4:569-591.
Sicilia A, Arregui I, Gallego M, Cabezas B, Cuesta S. Home oral hygiene revisited. Options and evidence. Oral Health Prev Dent. 2003; Suppl 1:407-22.
van L, C, Duggal MS. The role of diet in caries prevention. Int Dent J. 2001;51:399-406.
Wu CD, Darout IA, Skaug N. Chewing sticks: timeless natural toothbrushes for oral cleansing. J Periodontal Res. 2001;36:275-284.

19 FLUORIDE

From the Centers for Disease Control and Prevention. Ten great public health achievements--United States, 1900-1999. JAMA. 1999 Apr 28;281:1481.
Borrow Foundation. Milk fluoridation data 2008. Personal communication, February 2009.
British Fluoridation Society, UK Public Health Association, British Dental Association, The Faculty of Public Health of the Royal College of Physicians. One in a million. The facts about water fluoridation. Manchester: The British Fluoridation Society; 2004.
Centers for Disease Control and Prevention (CDC). Recommendations for using fluoride to prevent and control dental caries in the United States. MMWR Recomm Rep. 2001;50:1-42.
Cheng KK, Chalmers I, Sheldon TA. Adding fluoride to water supplies. British Medical Journal. 2007;335:699-702.
Cury JA, Tenuta LM, Ribeiro CC, Paes Leme AF. The importance of fluoride dentifrices to the current dental caries prevalence in Brazil. Braz Dent J. 2004;15:167-174.
Department of Health and Human Services, Public Health Services. Surgeon General statement on community water fluoridation. 2001.
Estupiñan-Day SR, Baez R, Horowitz H, Warpeha R, Sutherland B, Thamer M. Salt fluoridation and dental caries in Jamaica. Community Dent Oral Epidemiol. 2001;29:247-252.
Featherstone JD. The science and practice of caries prevention. J Am Dent Assoc. 2000 Jul;131:887-899.
Gillespie GM, Marthaler TM. Cost aspects of salt fluoridation. Schweiz Monatsschr Zahnmed. 2005;115:778-784.
Griffin SO, Jones K, Tomar SL. An economic evaluation of community water fluoridation. J Public Health Dent. 2001;61:78-86.
Health Canada, Office of the Chief Dental Officer. Provincial and territorial estimates for community water fluoridation coverage. 2006.
Jones S, Burt BA, Petersen PE, Lennon MA. The effective use of fluorides in public health. Bull World Health Organ. 2005;83:670-676.
Levine R, What Works Working Group, Kinder M. Millions

Saved: Proven Successes In Global Health. Washington: Center for Global Development; 2004.

Marthaler TM. Overview of salt fluoridation in Switzerland since 1955, a short history. Schweiz Monatsschr Zahnmed. 2005;115:651-655.

Marthaler TM, Petersen PE. Salt fluoridation--an alternative in automatic prevention of dental caries. Int Dent J. 2005;55:351-358.

Marthaler TM, Pollak GW. Salt fluoridation in Central and Eastern Europe. Schweiz Monatsschr Zahnmed. 2005;115:670-674.

McDonagh M, Whiting P, Bradey M, Cooper J, Sutton A, Chestnutt I, Misso K, Wilson P, Treasure E, Kleijnen J. A systematic review of public water fluoridation. York: NHS Centre for Reviews and Dissemination, University of York; 2000.

Pan American Health Organization, Estupiñan-Day S. Promoting Oral Health: the use of salt fluoridation to prevent dental caries. Washington DC: PAHO; 2005.

Petersen PE, Lennon MA. Effective use of fluorides for the prevention of dental caries in the 21st century: the WHO approach. Community Dent Oral Epidemiol. 2004;32:319-321.

Rugg-Gunn A. Founders' and Benefactors' lecture 2001. Preventing the preventable--the enigma of dental caries. Br Dent J. 2001;191:478-82.

Schulte AG. Salt fluoridation in Germany since 1991. Schweiz Monatsschr Zahnmed. 2005;115:659-662.

Research. Call to action to promote dental health by using fluoride. Global Consultation on Oral Health through Fluorides November 2006 (accessed November 2008). Available from: www.who.int

Yeung C, Hitchings J, Macfarlane T, Threlfall A, Tickle M, Glenny A. Fluoridated milk for preventing dental caries. Cochrane Database Syst Rev. 2005;3:CD003876.

20 FLUORIDE TOOTHPASTE

BBC - Edited Guide Entry. How do they get the stripes on the toothpaste? (accessed March 2009). Available from: www.bbc.co.uk

Bratthall D, Hansel-Petersson G, Sundberg H. Reasons for the caries decline: what do the experts believe? Eur J Oral Sci. 1996;104:416-22.

Clarkson JE, Ellwood RP, Chandler RE. A comprehensive summary of fluoride dentifrice caries clinical trials. Am J Dent. 1993;6 Spec No:S59-106.

Goldman A, Yee R, Holmgren C, Benzian H. Global affordability of fluoride toothpaste. Globalization and Health. 2008;4:7.

Marinho V, Higgins J, Logan S, Sheiham A. Fluoride toothpastes for preventing dental caries in children and adolescents (Cochrane Review). Oxford: Update Software; 2003.

Miskell P. How Crest made business history. 2005 (accessed March 2009). Available from: http://hbswk.hbs.edu/archive/4574.html

Stamm JW. Multi-function toothpastes for better oral health: a behavioural perspective. Int Dent J. 2007;57:351-363.

Topping G, Assaf A. Strong evidence that daily use of fluoride toothpaste prevents caries. Evid Based Dent. 2005;6:32.

van Loveren C, Moorer WR, Buijs MJ, van Palenstein Helderman WH. Total and free fluoride in toothpastes from some non-established market economy countries. Caries Res. 2005;39:224-230.

Yee R, McDonald N, Walker D. A cost-benefit analysis of an advocacy project to fluoridate toothpastes in Nepal. Community Dent Health. 2004;21:265-270.

21 TREATMENT

Da Silva, JD, Mitchell DA, Mitchell L. Oxford American handbook of clinical dentistry. Oxford: Oxford University Press; 2008.

Hollins C. Basic Guide to dental procedures. Oxford: Blackwell Munksgaard; 2008.

Intuition Communication Ltd. Medical Tourism: Key facts. 2008 (accessed April 2009). Available from: www.treatmentabroad.net

Kikwilu EN, Frencken JE, Mulder J, Masalu JR. Barriers to restorative care as perceived by dental patients attending government hospitals in Tanzania. Community Dent Oral Epidemiol. 2009;37:35-44.

Marcus MB. Many Americans say they forgo routine dental care. USA Today Online. 10 March 2009.

National Institute for Health and Clinical Excellence (NICE). Clinical Guideline: Dental recall - Recall interval between routine dental examinations. 2004.

22 ORAL HEALTH AND PRIMARY HEALTH CARE

Baart JA, Bosgra JFL, van Palenstein Helderman W. Basic oral emergency care by auxiliaries for underserved populations. Developing Dentistry. 2005;6.

Chher T, Hak S, Courtel F, Durward C. Improving the provision of the Basic Package of Oral Care (BPOC) in Cambodia. Int Dent J. 2009;59:47-52.

Frencken JE, Holmgren C. Atraumatic restorative treatment for dental caries. Nijmegen: STIbook; 1999

Frencken JE, Holmgren C, van Palenstein Helderman W. Basic Package of Oral Care (BPOC). Nijmegen, Netherlands: WHO Collaborating Centre for Oral Health Care Planning and Future Scenarios, University of Nijmegen; 2002

Pradhan A, Yee R. Basic Package of Oral Care (BPOC) in Nepal. Developing Dentistry. 2003;4:27-31.

van 't Hof MA, Frencken JE, van Palenstein Helderman W, Holmgren C. The Atraumatic Restorative Treatment (ART) approach for managing dental caries: a meta-analysis. Int Dent J. 2006;56:345-351.

van Palenstein-Helderman W, Lo E, Holmgren C. Guidance for the planning, implementation and evaluation of oral health care demonstration projects for under-served populations. International Dental Journal. 2002;52:449-452.

van Palenstein-Helderman W, Mikx F. Priorities in oral health care in non-EME countries. International Dental Journal. 2002;52:30-34.

van Palenstein-Helderman W, Mikx F, Begum A, Adyatmaka A, Bajracharya M, Kikwilu E, Rugauabamu P. Integrating oral health into primary health care - experiences in Bangladesh, Indonesia, Nepal and Tanzania. Int Dent J. 1999;49:240-248.

23 ADVOCACY AND INTEGRATION

Aggeryd T. Goals for oral health in the year 2000: cooperation between WHO, FDI and the national dental associations. International Dental Journal. 1983;33:55-59.

American Academy of Pediatric Dentistry, American Dental Association, American Dental Edcuation Association, FDI World Dental Federation, International Association for Dental Research, Pan American Health Organization, World Health Organization. Oral Health - integration and collaboration. Testimony for the 2005 Global Health Summit. Philadelphia, Pennsylvania. June 5 2005.

Baelum V, van Palenstein Helderman W, Hugson A, Yee R, Fejerskov O. A global perspective on changes in the burden of caries and periodontitis: implications for dentistry. J Oral Rehabilitation. 2007;34:872-906.

Collins RJ. Celebrating the Year of Oral Health: changing public expectation and challenges for the profession. J Am Coll Dent. 1994;61:6-12.

FDI World Dental Federation. Global goals for oral health in the year 2000. Int Dent J. 1982;32:74-77.

FDI/WHO Planning Conference for Oral Health in the African Region. Nairobi Declaration on oral health in Africa - a commitment to action. Nairobi, April 2004.

Garetto LP, Yoder KM. Basic oral health needs: a professional priority? J Dent Educ. 2006;70:1166-1169.

Global Oral Health Planning Workshop. Ferney-Voltaire Declaration on global oral health development. Ferney-Voltaire, France, 2003.

Hancocks S. EB120.R5--so what? Br Dent J. 2007 Aug 25;203:173.

Hancocks S. Are oral health and dentisty compatible? Br Dent J. 2009;206:113.

Hellenic Cancer Society, International Congress on Oral Cancer, Hellenic Association for the Treatment of Maxillofacial Cancer, World Health Organization. The Crete Declaration on Oral Cancer Prevention 2005 - a commitment to action (accessed Aril 2009). Available from: www.whoint

Hobdell M, Petersen PE, Clarkson J, Johnson N. Global goals for oral health 2020. Int Dent J. 2003;53:285-288.

Mautsch W, Sheiham A, editors. The Berlin Declaration 1992 on oral health and oral health services in deprived communities. Berlin: German Foundation for International

Development (DSE); 1995:61.
Petersen PE. The burden of oral disease: challenges to improving oral health in the 21st century. Bull World Health Organ. 2005;83:3.
Petersen PE. World Health Organization global policy for improvement of oral health - World Health Assembly 2007. Int Dent J. 2008;58:115-121.
van Palenstein-Helderman W, Mikx F. Priorities in oral health care in non-EME countries. Int Dent J. 2002;52:30-34.

24 THE DENTAL TEAM

FDI World Dental Federation. Leading the world to optimal oral health: the role of the dental team. FDI Policy Statement, 2006.
Gallagher JE, Wilson NH. The future dental workforce? Br Dent J. 2009;206:195-199.
Gamani M. Charlatanisme dentaire - cessons d'être hypocrite [Dental charlatans - let's stop being hypocrite]. 2007 (accessed March 2009). Available from: http://faux-dentiste.bestoof.com
Johnson PM. International profiles of dental hygiene 1987 to 2001: a 19-nation comparative study. Int Dent J. 2003 Oct;53:299-313.
Johnson PM. International profiles of dental hygiene 1987 to 2006: a 21-nation comparative study. Int Dent J. 2009;59:63-77.
Kravitz AS, Treasure E. Survey of the dental workforce in the Commonwealth. London: Commonwealth Dental Association; 2007.
Nash D, Ruotoistenmaki J, Argentieri A, Barna S, Behbehani J, Berthold P, Catalanotto F, Chidzonga M, Goldblatt L, Jaafar N, Kikwilu E, Konoo T, Kouzmina E, Lindh C, Mathu-Muju K, Mumghamba E, Nik Hussein N, Phantumvanit P, Runnel R, Shaw H, Forna N, Orliaguet T, Honkala E. Profile of the oral healthcare team in countries with emerging economies. Eur J Dent Educ. 2008;12 Suppl 1:111-119.
Nash DA, Friedman JW, Kardos TB, Kardos RL, Schwarz E, Satur J, Berg DG, Nasruddin J, Mumghamba EG, Davenport ES, Nagel R. Dental therapists: a global perspective. Int Dent J. 2008;58:61-70.
Sanz M, Treasure E, van Dijk W, Feldman C, Groeneveld H, Kellett M, Pazdera J, Rouse L, Sae-Lim V, Seth-Smith A, Yen E, Zarkowski P. Profile of the dentist in the oral healthcare team in countries with developed economies. Eur J Dent Educ. 2008;Suppl 1:101-110.
United States Department of Labor, Bureau of Labor Statistics. Occupational Outlook Handbook 2008-09: Dental Assistants. 2008.
World Health Organization. World Health Report 2006: Working together for health. Table 4: Global distribution of health workers in WHO Member States. Geneva: World Health Organization; 2006:191-199.
World Health Organization. World Health Statistics 2008.

25 DENTISTS

American Dental Association. Definition of dentistry. 1997 (accessed March 2009). Available from: www.ada.org
Bundeszahnärztekammer. Anzahl der zahnärztlich tätigen Zahnärzte/innen nach Kammern und Geschlecht [Numbers of working dentists per sex and councils]. (accessed March 2009). Available from: http://statistik.bzaek.de
FDI World Dental Federation. International principles of Ethics for the Dental Profession. 1997.
Lanka Business Online. Expensive Dentists - Sri Lanka dentists, vets cost more to produce than doctors. 18 August 2008 (accessed February 2009). Available from: www.lankabusinessonline.com
Sheiham A. Impact of dental treatment on the incidence of dental caries in children and adults. Community Dentistry and Oral Epidemiology. 1997;25:104-112.
United Nations Development Programme (UNDP). Official National MDG Reports: MDGs Cuba, first report. 2004 (accessed Feb 2009). Available from: www.mdgmonitor.org
World Health Organization. The global atlas of the health workforce: Geograpic distribution by occupation - dentists. Geneva: WHO; 2006.
World Health Organization. World Health Report 2006: Working together for health. Table 4: Global distribution of health workers in WHO Member States. Geneva: World Health Organization; 2006:191-199.
World Health Organization. World Health Statistics 2008.
Zillèn PÅ, Mindak M. World Dental Demographics. Int Dent J. 2000;50:194-234.

26 WORKFORCE CHALLENGES

Beiruti N, van Palenstein Helderman WH. Oral health in Syria. Int Dent J. 2004;54:383-388.
Buchan J. International recruitment of health professionals. BMJ. 2005 Jan 29;330:210.
Chen L, Evans T, Anand S, Boufford JI, Brown H, Chowdhury M, Cueto M, Dare L, Dussault G, Elzinga G, Fee E, Habte D, Hanvoravongchai P, Jacobs M, Kurowski C, Michael S, Pablos-Mendez A, Sewankambo N, Solimano G, Stilwell B, de Waal A, Wibulpolprasert S. Human resources for health: overcoming the crisis. Lancet. 2004 Nov 27-Dec 3;364:1984-1990.
Corbet E, Akinwade J, Duggal R, Gebreegziabher G, Hirvikangas H, Hysi D, Katrova L, Karaharju-Suvanto T, McGrath C, Ono K, Radnai M, Schwarz E, Scott J, Sixou JL, Soboleva U, Uoshima K, Yaneva-Ribagina K, Fox C. Staff recruitment, development and global mobility. Eur J Dent Educ. 2008 Feb;12 Suppl 1:149-160.
Dumont JC, Zurn P. Part III: Immigrant health workers in OECD countries in the broader context of highly skilled migration. International Migration Outlook SOPEMI 2007 Edition. Paris: OECD; 2007.
FDI World Dental Federation. Ethical international recruitment of oral health professionals. FDI World Dental Federation Policy Statement. 2006
Ozar DT. Basic oral health needs: a public priority. J Dent Educ. 2006 Nov;70:1159-1165.
Watkins S. Migration of healthcare professionals: practical and ethical considerations. Clin Med. 2005 May-Jun;5:240-243.

27 DENTAL EDUCATION

Brown LJ, Meskin LH. The economics of dental education. Chicago: American Dental Association; 2004.
Donaldson ME, Gadbury-Amyot CC, Khajotia SS, Nattestad A, Norton NS, Zubiaurre LA, Turner SP. Dental education in a flat world: advocating for increased global collaboration and standardization. J Dent Educ. 2008;72:408-421.
FDI World Dental Federation. World Directory of Dental Schools. Ferney Voltaire: FDI World Dental Federation; 2006.
Fu Y, Ling J, Jang B, Yin H. Perspectives on dental education in mainland China. Int Dent J. 2006 Oct;56:265-271.
Gallagher JE, Wilson NH. The future dental workforce? Br Dent J. 2009;206:195-199.
Karim A, Mascarenhas AK, Dharamsi S. A Global Oral Health Course: Isn't It Time? J Dent Educ. 2008;72:1238-1246.
Mahal AS, Shah N. Implications of the growth of dental education in India. J Dent Educ. 2006 Aug;70:884-891.
Schofield DJ, Fletcher SL. Baby boomer retirement and the future of dentistry. Aust Dent J. 2007;52:138-143.
Sgan-Cohen HD. Principles for planning the teaching of dental public health in an MPH course. Public Health Rev. 2002;30:303-309.
Zarkowski P, Gyenes M, Last K, Leous P, Clarkson J, McLoughlin J, Murtomaa H, Gibson J, Gugushe T, Edelstein B, Matthews R, Vervoorn M, Van Den Heuvel JL. 5.1 The demography of oral diseases, future challenges and the implications for dental education. Eur J Dent Educ. 2002;6 Suppl 3:162-166.

28 DENTAL RESEARCH

Gil-Montoya JA, Navarrete-Cortes J, Pulgar R, Santa S, Moya-Anegon F. World dental research production: an ISI database approach (1999-2003). Eur J Oral Sci. 2006;114:102-108.
Greenspan D. Oral health is global health. J Dent Res. 2007;86:485.
Langer A, Diaz-Olavarrieta C, Berdichevsky K, Villar J. Why is research from developing countries underrepresented in international health literature, and what can be done about it? Bull World Health Organ. 2004;82:802-803.
Petersen PE. Priorities for research for oral health in the 21st century--the approach of the WHO Global Oral Health Programme. Community Dent Health. 2005;22:71-74.
Yang S, Needleman H, Niederman R. A bibliometric analysis of the pediatric dental literature in MEDLINE. Pediatr Dent. 2001;23:415-418.

29 FDI WORLD DENTAL FEDERATION

Benzian H, Nackstad C, Barnard JT. The role of the FDI World Dental Federation in global oral health. Bulletin of the World Health Organization. 2005;83:719-720.

Conrod B, Cohen L. Transforming dentistry's commitment to global oral health. Journal of the Canadian Dental Association. 2007;73:653-655.

FDI. The past, the present and the future. FDI World. 2000;3:14-16.

Freihofer HH. The Fédération Dentaire Internationale, 1900-1975. Int Dent J. 1975;25:157-165.

Gonzales-Giralda R. Dentistry of today and in the future. In: Simonsen RJ, editor. Dentisty in the 21st century - a global perspective. Chicago: Quintessence; 1991. p. 235-237.

30 WORLD HEALTH ORGANIZATION

Hobdell M, Petersen PE, Clarkson J, Johnson N. Global goals for oral health 2020. Int Dent J. 2003;53:285-288.

Petersen PE. The World Oral Health Report: continuous improvement of oral health in the 21st century - the approach of the WHO Global Programme. Community Dentistry and Oral Epidemiology. 2003;31:3-24.

Petersen PE. World Health Organization global policy for improvement of oral health - World Health Assembly 2007. Int Dent J. 2008;58:115-121.

Petersen PE. Promotion of oral health and integrated disease prevention in the 21st century - the WHO approach. Developing Dentistry. 2008;9:3-5.

Petersen PE, Bourgeois D, Ogawa H, Estupiñan-Day S, Ndiaye C. The global burden of oral diseases and risks to oral health. Bull World Health Organ. 2005;83:661-669.

Petersen PE, Estupiñan-Day S, Ndiaye C. WHO's action for continuous improvement in oral health. Bull World Health Organ. 2005;83:642.

Petersen PE, Yamamoto T. Improving the oral health of older people: the approach of the WHO Global Oral Health Programme. Community Dent Oral Epidemiol. 2005;33:81-92.

PetProductNews.com. The world pet market exceeds $56 billion. 2009 (accessed March 2009) Available from: www.petproductnews.com

World Health Organization. Oral health: action plan for promotion and integrated disease prevention. World Health Assembly Resolution WHA60/R17 2007.

World Health Organization. Working for health - an introduction to the World Health Organzation. Geneva: WHO; 2007

World Health Organization. Medium-term strategic plan 2008-1010: Programme Budget 2008-2009. Geneva: WHO; 2000

31, 32, 33 HISTORY

Cohen RA. Lilian Lindsay, 1871-1960. Br Dent J. 1971;131:121-122.

Coppa A, Bondioli L, Cucina A, Frayer DW, Jarrige C, Jarrige JF, Quivron G, Rossi M, Vidale M, Macchiarelli R. Palaeontology: early Neolithic tradition of dentistry. Nature. 2006;440:755-756.

Ennis J. The story of the Fédération Dentaire Internationale 1900-1962. 1967.

Fischman SL. The history of oral hygiene products: how far have we come in 6000 years? Periodontol 2000. 1997;15:7-14.

Hoffman-Axthelm W. History of dentistry. Berlin: Quintessence; 1981.

Ring ME. Dentists famous in other fields. J Calif Dent Assoc. 2002;30:901-907.

Savage DK. A brief history of aerospace dentistry. J Hist Dent. 2002;50:71-75.

Wynbrandt J. The excruciating history of dentistry - toothsome tales & oral oddities from Babylon to braces. New York: St. Martin's Press; 1998.

Zillen PA. 1994--the World Year of Oral Health. FDI World. 1994;3:13-15.

34 THE PRESENT: A SCORECARD

Beaglehole R, Bonita R. Global public health: a scorecard. Lancet. 2008 Oct 20

35 THE FUTURE

American Dental Association. The future of dentistry: Today's vision - tomorrow's reality. Executive summary. Chicago: American Dental Association Health Policy Resources Center; 2002

Belt D. Time in space puts astronauts' teeth at risk. J Calif Dent Assoc. Nov 2001

Mathers CD, Loncar D. Projections of global mortality and burden of disease from 2002 to 2030. PLoS Med. 2006 Nov;3:e442.

Schofield DJ, Fletcher SL. Baby boomer retirement and the future of dentistry. Aust Dent J. 2007 Jun;52:138-143.

Schweisheimer W. Dental problems and dental care during moon flights. Quintessence Int. 1970 Apr;1:97-99.

Shivakumar KM, Vidya SK, Chandu GN. Dental caries vaccine. Indian J Dent Res. 2009 Jan-Mar;20:99-106.

WORLD TABLE

Column 1: GNI per capita, PPP (current international $) 2006, UNDP Human Development Report 2007/2008

Column 2: % of GDP spent on health, WHO World Health Statistics 2008, published health expenditure data for 2000 and 2005 (accessed March 2009). Available from: www.who.int

Column 3: DMFT data per country, WHO Country/Area Profile Programme (accessed May 2009). Available from: www.whocollab.od.mah.se;
data with * refers to 5yr-olds; data for Afghanistan relates to 7–12yr-olds/Cameroon relates to 9–12yr-olds/Croatia 7–14yr-olds.

Columns 4 and 5: WHO Country/Area Profile Programme (accessed May 2009). Available from: www.whocollab.od.mah.se;
specific countries in Column 5: Brazil – Colussi CF, Freitas SF. [Epidemiological aspects of oral health among the elderly in Brazil]. Cad Saude Publica. 2002;18:1313-13; Croatia – Simunkovic SK, Boras VV, Panduric J, Zilic IA. Oral health among institutionalised elderly in Zagreb, Croatia. Gerodontology. 2005;22:238-241; South Africa – Department of Health, Medical Research Council. Chapter 14: oral health and oral care in adults. South Africa Demographic and Health Survey 1998. Pretoria: Department of Health; Spain – Oral health issues of Spanish adults aged 65 and over. The Spanish Geriatric Oral Health Research Group. Int Dent J. 2001;51:228-234; Turkey – Unluer S, Gokalp S, Dogan BG. Oral health status of the elderly in a residential home in Turkey. Gerodontology. 2007;24:22-29.

Column 6: International Agency for Research on Cancer. GLOBOCAN 2002 Database (accessed April 2009). Available fromL www-dep.iarc.fr

Column 7: UNAIDS. Report on the global AIDS epidemic 2008. Geneva: UNAIDS; 2008.

Column 8: International Sugar Organisation. Sugar Year Book 2008. London: ISO; 2008 (data source 1); FAO Statistical Yearbook 2005-06 (data source 2)

Column 9: Mackay J, Eriksen M, Shafey O. The Tobacco Atlas, 3rd edition. American Cancer Society; 2009. Courtesy of the American Cancer Society.

Column 10: Self-reported data from member associations of the FDI (2002-2009; data source 3); WHO World Health Statistics 2008 (data source 4)

COMMENTS ON DATA

Abouzahr C, Gollogly L, Stevens G. Better data needed: everyone agrees, but no one wants to pay. Lancet. 2009 Jan 14 [Epub ahead of print]

Bourgeois DM, Llodra JC, Nordblad A, Pitts NB. Report of the EGOHID I Project. Selecting a coherent set of indicators for monitoring and evaluating oral health in Europe: criteria, methods and results from the EGOHID I project. Community Dent Health. 2008;25:4-10.

Petersen PE, Bourgeois D, Bratthall D, Ogawa H. Oral health information systems--towards measuring progress in oral health promotion and disease prevention. Bull World Health Organ. 2005;83:686-693.

用語解説

amalgam（アマルガム）－銀、銅、水銀および錫を主成分とする普遍的充填材料。形成されたう窩に充填する。

antiretroviral drugs（反共振薬物）－HIV/AIDS の治療に使用する薬物。

Atraumatic Restrative Treatment（ART；非外傷性修復処置）－予防的（予防填塞）および修復材料（充填）を用いたう蝕管理アプローチ。

Basic Package of Oral Care（BPOC；オーラルケアの基本的パッケージ）－診療設備が不足している状況において、WHO が開発した、緊急処置、フッ素配合歯磨剤での歯磨きおよび ART からなるコンセプト。

braces（ブレース；歯列矯正装置）－口腔の歯を調整（整列）する装置。子供や 10 代の青年に用いるが、大人にも使用する。

bridge（ブリッジ；冠橋義歯）－欠損歯に隣接する歯をアンカーとして使用し、1 本以上の歯を置換人工物にてセメントでセットする。技工所で個々に作られる。

bruxism（歯ぎしり）－顎間節に痛みを伴う歯の不随意のグラインド。

bulimia（過食症）－自分で吐くような過度な摂食を特徴にする精神的な摂食異常。胃液からの酸が歯を侵襲し、酸蝕症を引き起こす。

candidiasis（カンジダ症）－カンジダ酵母菌によって引き起こされる菌感染。

cardiovascular diseases（CDV；心血管疾患）－心臓と血管の疾患。CVD に罹患するリスクは、高血圧、肥満、タバコ、精神的ストレスおよび運動不足のリスク因子の数により増加する。

caries（tooth decay；う蝕）－歯の構造を崩壊する脱灰。特異的口腔内細菌、発酵性炭水化物、時間およびその他の因子を含む多因子による進行過程の結果生じる。

calculus（歯石）－歯表面に付着する石灰化した歯垢の蓄積物。tartar としても知られる。

cosmetic dentistry（審美歯科）－口腔の外観を改善する目的の歯科医療の一部。

Community Periodontal Index of Treatment Needs（CPITN；地域歯周疾患治療必要度指数）－個人あるいは集団の歯周病治療の優先度を確立するために使用される複雑な評価指数。

composite filling（コンポジット充填）－レジン（高分子材料）による歯の色に合わせた充填。

country income classification（国別収入分類）－国民 1 人当たりの総収入総額（GNI）を基にし、ＵＳドルで表示される世界銀行（World Bank）の経済的分類。2007 年に、低所得は $935 あるいはそれ以下、中所得は $936 - $11,455、および高所得は $11,455 以上を基準に分類された。

cross – infection control（交差感染抑制）－歯科治療の間に、伝染病が人から人へ伝播するのを避けるために行うすべての衛生的および防御手段。

crown（クラウン；冠）－歯を被覆して装着される装着物で、う蝕や破折の再建、あるいいは歯の審美的改善のために使用される。また、cap としても知られる。

dentine（象牙質）－歯構造の大部分を構成する石灰化物。歯冠部はエナメル質で、歯根部はセメント質で覆われ、鋭敏な内部歯髄を保護している。

dentition（歯列）－（1）歯の萌出の過程。（2）個々人の口腔に歯が生え揃った状態。

fluorosis（歯のフッ素症）－過度のフッ化物摂取の結果生じる歯のエナメル質の状態。軽度および中等度の歯のフッ素症は検出しづらい。まれにみられる重度の歯のフッ素症のみが、可視的斑状を特徴的に呈する。

dental plaque（プラーク；歯垢）－歯の表面上に形成される細菌の塊（バイオフィルム）である。

dento-alveolar trauma（歯槽骨骨折）－一般的に外からの過度な力により引き起こされる、歯あるいは支持骨への傷害あるいは損傷。

dentures（義歯）－上顎および／あるいは下顎用に人工歯を部分的あるいは全部並べた入れ歯。

DMFT（う蝕経験歯）－個人あるいは集団の未処置歯（う蝕歯）、喪失歯（欠損歯）および処理歯（充填歯）を評価し、疫学調査に使用される指数。

Early Childhood Caries（ECC；早期小児う蝕）－アメリカの小児歯科学会が、ECCを、「71カ月（6年）あるいはそれより若い子供に1本あるいはそれ以上の未処置歯、喪失歯、充填歯が存在すること」と定義づけている。

edentulism（無歯顎）－すべての天然歯がないこと。

epidemiology（疫学）－集団を用いて疾患の原因、分布、予防を科学すること。

fillings（充填）－アマルガム、レジン（コンポジット）、金属、セラミックあるいはその他の材料から成るものを、欠損した歯を修復、補綴するのに使用する。

fissure sealant（小窩裂溝填塞）－う蝕の発生（進行）を予防するために、歯の小窩裂溝を封鎖するレジン材料。

fluoride（フッ化物）－推奨量を使用するとう蝕予防の助けとなるミネラル。

gingivitis（歯肉炎）－歯肉の炎症。臨床症状としては、腫脹、プロービングあるいはブラッシング時の出血および／あるいは疼痛を呈する。

Gross Domestic Product（GDP；国内総生産）－ある期間、その国で生産されたすべての商品およびサービスの全市場価格。

halitosis（口臭）－悪い息の医学用語。不良歯口清掃、う蝕歯および歯周疾患のような要因により生じるが、全身的問題によっても生じる。

orthodontics（矯正歯科学）－歯、顎および顔面の不良形成の改善と治療に関する歯科医療の一部。

periodontal diseases（**periodontitis**）（歯周疾患（歯周炎））－歯を支持し、固定する組織に影響する疾患群。

periodontium（歯周組織）－歯周囲の組織および歯槽骨に歯を固定する組織。

Primary Health Care（プライマリ・ヘルスケア）－1978年にWHOは、プライマリ・ヘルスケアを「実際的で、科学的に正しく、社会的に受け入れうる方法および技術、世界的に住民参加により地域全員に受け入れられ、妥当な価格であることを基礎にし、また、自己信頼や自己決定に適応した必須ヘルスケア」と定義している。

public health（公衆衛生）－地域や集団の健康に関連する科学。

root-canal treatment（根管治療）－歯内部の疾患に罹ったあるいは損傷した歯髄組織を除去し、特殊な充填材料で封鎖をする治療法。

squamous cell carcinoma（鱗細胞癌）－上皮細胞に生ずる癌。口腔癌に一般的である。

Streptococcus mutans（ミュータンス連鎖球菌）－歯垢中にみられる細菌で、主としてう蝕に関連する。

temporomandibular joint disorder（TMJ；顎関節異常）－上下顎の接合部や筋肉にみられる症状を総称した言葉。症状は、頭痛、咬合筋の痛み、接合部のクリック音あるいは硬化などである。

wisdom teeth（智歯、親知らず）－歯列最後方の歯。一番最後に、通常は大人の初期に萌出する。空隙不足のため、しばしば埋入したままになり、外科的に抜歯する必要がある。

xerostomia（dry mouth；口腔乾燥症）－口腔を湿潤状態にするのに十分な唾液がない状態。口腔乾燥症になると、味覚、咀嚼、呑み込みおよび会話が困難であり、時にう蝕を増加させることがある。

参照項目

abscess（膿瘍） 22, 26, 39, 58
absenteeism（常習的欠席・欠勤） 23, 36, 38, 39, 62
Affordable Fluoride Toothpaste（AFT；手ごろなフッ化物配合歯磨剤） 60
Africa（アフリカ） 61, 68
alcohol（アルコール） 34, 42, 46, 52, 80
Alma-Ata Conference（アルマ・アタ宣言） 63
American dental Association（アメリカ歯科医師会） 57
American Heart Association（アメリカ心臓協会） 26
anaesthetic（麻酔） 59, 60, 86, 87, 88, 89
Angle, Edward（アングル，エドワード） 87
Atraumatic Restorative Treatment（ART；非外傷性修復処置） 60

Bangkok Charter on Health Promotion in a Globalised World（国際化社会におけるヘルスプロモーションのためのバンコク憲章） 63
Basic Package of Oral Care（BPOC；オーラルケアの基本的パッケージ） 60
Beaglehole, Robert（ビーグルホール，ロバート） 90
Beijing Declaration（北京宣言） 63
Benin（ベナン（共和国）） 68
Berlin Declaration（ベルリン宣言） 63
birth defects（先天異常） 14, 15, 34, 38, 76
Black, G.V.（ブラック，G.V.） 88
Bonita, Ruth（ボニータ，ルース） 90
Brånemark, Per-Ingvar（ブローネマルク，P.I.） 89
Brazil（ブラジル） 70, 74
bridge（ブリッジ，冠橋義歯） 58, 84, 85
bulimia（過食症） 18

Cambodia（カンボジア） 60
cancer（癌；oral cancer の項参照） 42
Carmona, Richard（カルモナ，リチャード） 60
Castillo-Morales Manual Orofacial Therapy（Castillo-Morales Manual 神経筋療法） 19
cavity（窩洞；tooth decay の項参照）
Chan Margaret（チャン，マーガレット） 80
chewing（噛む；oral functions の項参照）
Chief Dental Officer（主任歯科長官） 62-63, 88, 106
China（中国） 37
chronic pain（慢性疼痛） 14
cleft lip/palate（口唇口蓋裂） 34, 85, 105
Community Periodontal Index of Treatment Needs（CPITN；地域歯周疾患治療必要度指数） 26
Congo, Democratic Republic of（コンゴ民主共和国） 45
Creta Declaration on Oral Cancer Prevention（口腔癌予防についてのクレタ宣言） 63
crown（クラウン，冠） 58, 85, 86
Cuba（キューバ） 68

Davis, Adelle（デイヴィス，アデル） 42
Dean, Trendley（ディーン，トレンドリー） 88
dental（歯科，歯学，歯の）
- care（ケア；oral care services の項参照）
- caries（う蝕；tooth decay の項参照）
- education（教育；training の項参照） 74–75, 86, 87, 88, 106
- equipment（用具） 86, 87, 88, 89
- floss（フロス） 53, 86, 87
- forensics（法歯学） 86
- implants（インプラント） 46, 59
- pain（疼痛） 14, 19, 22, 23, 38, 39, 52, 60–61, 62, 63, 85
- research（研究） 76–78
- tourism（旅行；medical tourism の項参照）

dental infection（歯性感染） 19, 26, 32, 39, 62
dentistry（歯科治療） 58–59
- aesthetic（麻酔） 89
- future of（未来） 92–93
- restorative（修復） 33, 34, 35, 87
- space（宇宙） 89

dentists（歯科医師）27, 39
- dentist : physician ratio（歯科医師／医師の割合） 70
- dentist : population ratio（歯科医師／人口の割合） 68–69
- global distribution of（世界分布） 68–69, 106
- in history（歴史） 84–85, 86–87, 88–89
- migration of（移動） 68, 70, 107
- role in dental team（歯科チームの役割） 66–67
- role in primary health care（プライマリ・ヘルスケアの役割） 60–61
- role in screening（スクリーニングの役割） 29, 33
- role in treatment（治療の役割） 58–59
- rural : urban ratio（郊外／都会の割合；training, oral health professionals の項参照） 68

dentition（歯列） 16, 17
dentures（義歯） 59, 86
diabetes（糖尿病） 18, 26, 27, 42, 44
diet（食事；nutrition の項参照）
DMFT index（DMFT 指数；Decayed, Missing, Filled Teeth index，未処置歯（う蝕歯），喪失歯（欠損歯），処置

歯指数） 24, 25, 48, 62, 88
DNA 19
Doriot, Constant（ドリオ，コンスタント） 88
Down Syndrome（ダウン症候群） 18, 19
drug abuse（薬物乱用） 18

early childhood caries（早期小児う蝕；tooth decay, child の項参照）
economics（経済；oral care services の項参照）
edentulousness（無歯顎；tooth loss の項参照）
enamel（エナメル質） 17, 22
Eritrea（エリトリア） 69
Evans, Caswell A.（エヴァンス，キャスウェル，A.） 20, 64
extraction（抜歯） 58

Fauchard, Pierre（フォーシャール，ピエール） 86
FDI Annual World Dental Congress（FDI 年次世界歯科総会） 79
FDI World Dental Federation（FDI 国際歯科連盟） 24, 31, 33, 47, 54, 62, 63, 68, 69, 70, 74, 78-79, 80, 88, 106
Fejerskov, Ole（フェジェルスコフ，オレ） 24
Ferney-Voltaire Declaration on Global Oral Health（国際口腔保健におけるフェルネー・ヴォルテール宣言） 63
filling（充填） 23, 24, 25, 26, 37, 48, 49, 58
historic（歴史） 84, 88, 89
Fischer, Martin H.（フィッシャー，マーティン，H.） 27, 36
fluoride（フッ化物） 54-55, 56-57, 92, 106
in toothpaste（歯磨剤中） 23, 52, 53, 54, 56-57, 88, 106
in water（(飲料) 水中） 54-55, 88
preventive use of（予防使用） 23, 24, 49, 52, 54, 62, 63, 81
shortage of（不足） 22
France（フランス） 68, 70, 78

gangrene（壊疽） 30
Garetto, Lawrence（ガレット，ローレンス） 63
general health（全身の健康） 15, 18-19, 27, 37, 42, 52, 62, 80
Gertrud Hirzel Foundation（ガートルード・ヒルツェル財団） 30
Gies, William J.（ギース，ウィリアム，J.） 76, 77, 88
gingivitis（歯肉炎） 26, 27
global burden of oral diseases（歯科疾患の世界的広がり） 23
Global Goals for Oral Health（口腔保健の世界的目標） 24, 62-63, 89
Gordon, Charles（ゴドン，チャールズ） 63, 68, 78, 86, 88, 89
Gonzales-Giralda, Ruperto（ゴンザレスージラルダ，ルペルト） 78
Greenspan, Deborah（グリーンスパン，デボラ） 77
gum disease (periodontal disease)（歯周疾患） 15, 19, 42, 46, 47, 49, 104
gingivitis（歯肉炎） 26, 27, 47
historic treatment of（歴史的治療） 84
periodontitis（歯周炎） 26
gums（歯肉） 14, 26

halitosis（口臭） 47
heart disease（心疾患） 27, 42
historic treatment of（歴史的治療） 84-85, 86-87, 88-89
HIV/AIDS（エイズ） 18, 26, 31, 46, 52, 62, 76, 81, 105
distribution of（分布） 32-33
global assessment of（世界的評価） 90-91
Hunter, John（ハンター，ジョン） 86
impact of poverty on（貧困の影響） 48-49

India（インド） 28, 29, 47, 55, 57
injuries（傷害；trauma の項参照）
International Association for Dental Research（IADR；国際歯科研究学会） 76-77, 80, 89
International Federation of Dental Education Associations（IFDEA；国際歯科医学教育学会連盟） 66, 74, 75
International Year of Oral Health（口腔保健の国際年） 89

Japan（日本） 45, 76, 77
jaw（顎） 14, 17, 26
European Journal of Dental Education（ヨーロッパ歯科医学教育雑誌） 74
Journal of Dental Research（歯科医学研究雑誌） 77

Kidd, Edwina（キッド，エドウィーナ） 24

lasers（レーザー） 88, 93
leukaemia（白血病） 18, 26
lifestyle（ライフスタイル；risk factors の項参照） 63
lips（口唇） 14, 26, 28

malnutrition（栄養不良；nutrition の項参照）
Marmot, Michael（マーモット，マイケル） 48
measles（麻疹） 18, 31
medical tourism（メディカルツーリズム） 37, 58, 59
Medline（メッドライン；生物医学学術論文のための世界的データベース） 76
miswak（ミスワック（噛んで使用する枝）；chewing sticks） 53

mouth（口） 14, 18
dry mouth（口腔乾燥症；xerostomia） 18, 23
lesions（病変） 18, 33
mouth rinse（洗口） 53
Myanmar（ミャンマー） 57

Nairobi Declaration on Oral Health in Africa（アフリカの口腔保健に対するナイロビ宣言） 63
National Institute of Dental and Craniofacial Research（NIDCR；国立歯科・頭蓋顔面研究所） 76
Ndiaya, Chariotte Faty（ンディアイ，シャーロット ファティ） 31
Nepal（ネパール） 57
Netherlands（オランダ） 57, 60
New Zealand（ニュージーランド） 45, 49, 67, 75
Niger（ニジェール） 30
noma（水ガン） 19, 30-31, 38, 62, 89, 93, 105
non-communication disease（非コミュニケーション疾患） 14
NoNoma Federation（水ガン撲滅連盟） 30, 31
nutrition（栄養） 24, 28, 31, 34, 42, 80, 81
effect of inadequate nutrition（不適切な栄養の影響） 22
historic recognition of importance（重要性の歴史的認識） 84
oral cancer risk（口腔癌のリスク） 28
sugar consumption（砂糖消費） 44-45

obesity（肥満） 34, 42, 44
oral bacteria（口腔細菌） 19, 22, 23, 26, 32, 44, 53, 92
oral cancer（口腔癌） 14, 46, 47, 49, 52, 76, 86, 104
distribution of（分布） 28-29
global assessment of（世界的評価） 90-91
oral care measures（口腔ケア方法） 52, 53
oral care services（口腔ケア（診療）サービス） 23, 33, 36-37, 48-49, 58-59
access to（アクセス） 48-49, 59, 67
cost of（費用） 35, 36-37, 38, 55, 58-59, 61
expenditure on（支出） 36-37
global assessment of（世界的評価） 90-91
global dental market（歯科世界市場） 36
jobs relating to（関係する仕事；dentists; oral health professionals の項参照） 36-37, 66-67
screening for oral cancer（口腔癌のスクリーニング） 29
oral diseases（口腔疾患）
cost of treatment（治療費用） 36-37, 38
determining factors（決定因子） 48-49
economic impact of（経済的影響） 38-39
historic treatment of（歴史的治療） 84-85, 86-87, 88-89
impact on quality of life（生活の質への影響） 38-39, 42-43, 105
prevention of（予防） 62-63, 90-91, 92, 93
oral functions（口腔機能）
chewing（噛む，咀嚼） 14, 17, 26, 38
speaking（会話） 15, 38
swallowing（燕下） 38
oral health data（口腔保健データ） 90-91, 96-103, 104-106
oral health products（口腔保健製品） 93
oral health professionals（口腔保健の専門家） 26, 27, 33, 47, 66-67, 106
distribution of（分布） 70-71
global number of（世界の人数） 67, 70-71
migration of（移動） 70-71
role in oral care education（口腔ケア教育における役割） 52, 53
role in primary health care（プライマリ・ヘルスケアにおける役割） 60-61, 62-63
training of（training の項参照）
oral health programmes（口腔健康計画） 19, 31, 60-61, 78, 79, 80, 89
oral hygiene（歯口清掃） 22, 26, 85, 87
Oral Urgent Treatment（OUT；口腔緊急治療） 60
orthodontics（矯正歯科学） 59, 87

paan（パーン） 28
Paré, Ambroise（パレ，アンブロワーズ） 85
Pasteur, Louis（パスツール，ルイス） 28
periodontal disease（歯周疾患）
global assessment of（世界的評価；gum disease の項参照） 90-91
Petersen, Poul Erik（パターソン，ポール エリック） 81
Pfaff, Philipp（ファフ，フィリップ） 86
Philippines（フィリピン） 23, 39, 61, 70
Phuket Declaration on Oral Health in HIV/AIDS（HIV/AIDS の口腔保健に対するプーケット宣言） 63
plaque（歯垢） 23, 26, 27
poverty（貧困；oral diseases, economic impact of の項参照） 31, 42-43, 48-49, 56, 62
pregnancy（妊娠） 19, 27, 34
primary health care（プライマリ・ヘルスケア） 31, 60-61, 63
public health initiatives（公衆衛生イニシアティブ） 54-55, 62-63

respiratory disease（呼吸器疾患） 42
risk factors（リスク因子；tobacco, sugar, alcohol, nutrition, socio-economic status の項参照） 42-49

root caries（根面う蝕） 22

saliva（唾液） 14, 17, 18, 26, 84
low flow of（低流出（量）） 22, 23
use in diagnostics（診断への使用） 19, 76, 93
Sambo, Luiz Gomez（サンボ，ルイス ゴメス） 30
Satcher, David（サッチャー，ディヴィット） 18, 54
Scandinavia（スカンジナビア） 76
scorecard（スコアカード） 90-91
scurvy（壊血病） 18
Shanley, Diarmuid（シャンリー，ダーマッド） 74
Sheiham, Aubrey（シェイム，オーブリー） 40
socio-economic status（社会経済状況） 48-49, 105
assessment of oral services by（口腔サービスの評価） 90-91
cost of fluoride toothpaste（フッ化物配合歯磨剤の価格） 56
relation to oral health（口腔保健との関連） 48-49
risk factor for gum disease（歯周疾患のリスク因子；poverty, oral diseases, economic impact of の項参照）27
soft drinks（清涼飲料水） 44-45, 52
South Africa（南アフリカ） 39
South-East Asia（東南アジア） 28
Sri Lanka（スリランカ） 39, 75
Stein, Richard（ステイン，リチャード） 26
Streptococcus mutans（ミュータンス連鎖球菌） 23, 44
Sub-Saharan Africa（サハラ以南のアフリカ） 32, 33
sugar（砂糖）
consumption of（消費量） 44-45, 105
impact on dental caries（う蝕に対する影響） 22, 23, 24, 25
in blood（血中） 18
promotion of（促進） 45
risk factor for oral health（口腔保健のリスク・ファクター） 43, 52
substitutes（代用品） 23, 44, 45, 93
sugar-cane production（サトウキビ生産） 44-45, 84, 85
tax on（税） 87, 92
warning labels about（警告ラベル） 92
surgery（外科） 19, 29
dental（歯科） 58, 85
reconstructive（再建） 31, 34
Sweden（スウェーデン） 35
Switzerland（スイス） 55
syphilis（梅毒） 18

Tanzania（タンザニア） 39
The Journal of Dental Education（歯科教育雑誌） 74
teeth（歯） 14, 78
brushing/cleaning of（ブラッシング，清掃） 26, 27, 52-53, 22
canines（犬歯） 15, 17
crooked（(歯列）不正） 26
incisors（切歯） 15, 17
malformation of（奇形） 18
molars（臼歯） 15, 17, 23
periodontium（歯周組織） 26
permanent（adult teeth；永久歯） 17, 24, 25
primary（baby teeth, milk teeth, deciduous；乳歯） 16, 48
wisdom（智歯，親知らず） 17, 36
tetanus（破傷風） 18
Tetracycline（テトラサイクリン） 18
Thailand（タイ） 39
throat（咽喉） 28
tobacco use/smoking（タバコ，喫煙）
cessation of（中止，禁煙） 29, 47, 52, 92
consumption（消費） 46-47, 49, 105
effects on oral health（口腔保健への影響） 18, 26, 27, 28, 34, 42, 43, 46-47, 52, 81
pictorial pack warning（絵・写真入りのパック警告） 46
Tomes, John（トーマス，ジョン） 87
tongue（舌） 15, 28
tonsils（扁桃） 15
tooth（歯）
bleaching（漂白） 89
extraction（抜歯） 37, 39, 84, 85
loss（edentulousness；喪失，無歯顎） 17, 18, 19, 22, 26-27, 35, 47
worms（虫） 84, 86
tooth decay/dental caries（う蝕） 15, 17, 22-23, 104
common risk factors（共通リスク因子） 42, 43, 44-45
distribution of（分布） 24-25, 38-39,
early childhood caries（早期小児う蝕） 23
global assessment of（世界的評価） 90-91
toothache（歯痛；dental pain の項参照）
toothbrush（歯ブラシ） 26, 53, 85, 88, 93
toothpaste（歯磨剤） 23, 24, 47, 52-53, 54, 56-57, 60
composition of（組成） 56
cost of（価格） 56, 92
development of（開発） 84, 85, 88
market（市場） 57
training（訓練，養成） 66-67, 74-75
cost of（価格） 74-75
privatization of（民営化） 75
trauma（外傷） 35, 42, 52

treatment（治療；oral care services の項参照）

United Kingdom（イギリス） 35, 39, 45, 70, 76, 77
UN Millennium Development Goals（国際連合の 21 世紀の発展目標） 62, 92
United States of America（アメリカ合衆国） 23, 28, 35, 36, 38, 44, 54, 55, 58, 70, 74, 76, 77
uvula（口蓋垂） 15

Watt, Richard（ワット，リチャード） 40
WHO Framework Convention on Tobacco Control（タバコの抑制についての WHO 集会） 63, 89, 92
Willoughby, Dayton（ウィロビー，ディトン） 87
Winds of Hope Foundation（希望の風財団） 30
World Health Organization（WHO；世界保健機関） 14, 24, 26, 30, 31, 47, 48, 49, 54, 58, 62, 63, 71, 80-81, 89, 92
World Oral Health Day（世界口腔保健の日） 63, 89
Wound healing（創傷（抜歯窩の）治癒） 46

x-ray（X線） 87, 92

Yamada, Tadataka（山田忠孝） 62
Yoder, Karen（ヨーダ，カレン） 63

あとがき

FDIのプロジェクトの一つとして発刊された『The Oral Health Atlas』の日本語翻訳本が、世界の翻訳本の一冊としてできあがったことは、訳者一同喜んでおります。この書籍は、世界の口腔保健の最新知識を知ることにもなり、歯科の発展の歴史を知ることと共に世界の中の日本の状況を理解し、今後日本が世界の人類の口腔保健のためにどのように貢献できるのかを考える機会をも与えてくれます。歯科人の、また、一般有名人の歯科や口腔に対する言葉も、我々歯科関係者には、大変意味深い、参考になる言葉でもあります。さらに、我々日本の歯科関係者は、世界の口腔保健について知らないことが沢山あることも明らかです。大切なことは、今後の歯科界を考える上で、これらの背景を基に、すなわち現在の歯科医学がどこまで明らかにされており、どこが明らかでないのかを整理し、将来の口腔の健康のための新たなフィロソフィーを構築することが必要であると翻訳を行いながら訳者一同痛感いたしました。

忙しい時間を割いてこの翻訳に取り組んでいただき、短期間の間に本書が完成しましたことに対し、日本歯科医師会の国際学術交流委員会の諸氏の労をねぎらいたいと思います。また、短期間での翻訳であり、データの解説にもありますように、種々データから世界地図が作成されており、いろいろと翻訳に苦労した部分がありました。また、翻訳用語や格言等においても、諸兄からのご批判ご意見があろうかと思います。ご了解のほどをお願いするとともに、ご指摘賜りますようお願い申しあげます。

最後に、口腔保健協会の藤沼、千葉両氏に、相手出版社との交渉を初め、いろいろとお世話になりましたことに対し、FDI、翻訳者一同感謝いたしております。ありがとうございました。

監訳者、訳者一同

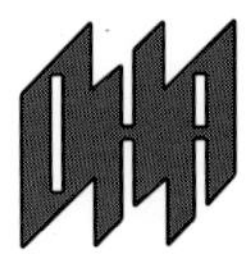

監訳：FDI 理事　神原　正樹
FDI 教育委員会委員　井上　　孝

翻訳：日本歯科医師会国際学術交流委員会
神原　正樹（大阪歯科大学口腔衛生学講座 教授）
井上　　孝（東京歯科大学臨床検査学研究室 教授）
和泉　雄一（東京医科歯科大学大学院医歯学総合研究科歯周病学分野 教授）
祇園白信仁（日本大学歯学部歯科補綴学教室Ⅰ講座 教授）
倉治ななえ（日本歯科大学附属病院小児歯科 臨床准教授、クラジ歯科医院）

（協力者）
南原　弘美（東京医科歯科大学大学院医歯学総合研究科歯周病学分野）
荒川　真一（東京医科歯科大学歯学部附属病院歯周病科 助教）
川崎　弘二（大阪歯科大学口腔衛生学講座 講師）

オーラル ヘルス アトラス ― 世界の口腔健康関連地図 ―

2011 年 1 月 28 日　第 1 版・第 1 刷発行

監訳：神原正樹　井上　孝
発行　財団法人　口腔保健協会
〒170-0003　東京都豊島区駒込 1-43-9
振替　00130-6-9297　Tel. 03-3947-8301㈹
Fax. 03-3947-8073
http://www.kokuhoken.or.jp

乱丁・落丁の際はお取り替えいたします.
印刷・製本／壮光舎印刷
Ⓒ Masaki Kanbara, et al. 2011. Printed in Japan〔検印廃止〕
ISBN978-4-89605-270-1　C3047

本書の内容を無断で複写・複製・転載すると，著作権・出版権の侵害となることがありますので御注意ください.

JCOPY〈(社)出版者著作権管理機構 委託出版物〉
本書の無断複写は著作権法上での例外を除き禁じられています．複写される場合は，そのつど事前に，(社)出版者著作権管理機構（電話 03-3513-6969，FAX 03-3513-6979，e-mail：info@jcopy.or.jp）の許諾を得てください.